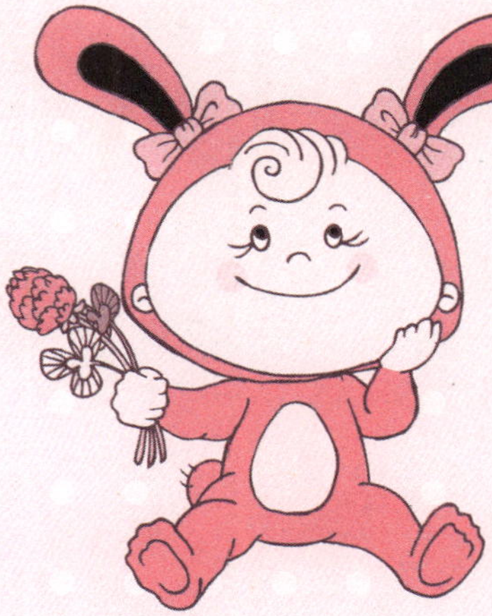

汉竹编著 ● 亲亲乐读系列

怀孕分娩育儿早教：协和专家特惠版

史宏晖、沈菁、李宁 主编

汉竹图书微博
http://weibo.com/hanzhutushu

读者热线
400-010-8811

江苏凤凰科学技术出版社 | 凤凰汉竹
全 国 百 佳 图 书 出 版 单 位

前言

forword

披上婚纱成为新娘的那一刻，你肯定设想过成为一个妈妈时的美好！孕育生命是一段奇妙的旅程，感受身体里有一个蠢蠢欲动的小精灵即将降临人间，这种奇妙的体验也许就是成为一个母亲的感受。

虽然已经做好了迎接他的准备，但面对即将到来的十月孕程，你还是会感到无所适从，担心自己能不能从容地面对，担心肚子里的宝宝能不能顺利成长，担心老公能不能胜任作为爸爸的角色，担心自己生产是否会顺利……

其实所有的这一切，只要你掌握科学的方法，就能从容地面对。有了这本书，准妈妈准爸爸可以根据协和医院妇产科、儿科、营养科专家团队的指导，为怀孕做好充足的身体和心理准备，在孕期也能时刻保证胎宝宝健康成长，而坐月子期间新妈妈也能尽快恢复身体，喂养宝宝。即使是初为人母，也能游刃有余地照顾宝宝。

翻开这本书，你想知道的孕产育儿知识都能找到。有了这本书，让孕育宝宝的过程少一点纠结，少一点烦恼，开开心心地当妈妈。

孕前宜忌速查

	✓	✗
准妈妈饮食宜忌	宜提前3个月补充叶酸	忌多吃胡萝卜
	宜适量补碘	忌高糖食物
	宜补钙	忌辛辣食物
	宜吃黑木耳、海带	忌多吃螃蟹
	宜吃红枣、黑豆	忌同时服用叶酸和维生素C
	宜通过饮食调整体重	忌吃油炸食物
准妈妈生活宜忌	宜在25~35岁受孕	忌生二胎超过35岁
	宜一胎与二胎相差3年或以上	忌蜜月旅行途中受孕
	宜7~9月受孕	忌吃药过程中受孕
	宜晚上9~10点受孕	忌过量补充叶酸
	宜孕前3~6个月做检查	忌私服促排卵药
	宜谨慎用药	忌喝咖啡
	宜了解家庭遗传病史	忌久坐
	宜适当运动健身	忌饮酒
	宜孕前检查口腔	忌吸烟
	宜远离X线	忌睡前长时间玩手机
	宜检查视力	忌多吃不动
	宜治疗痔疮	忌盲目吃中药治疗不孕
	宜胎停育3~6个月后再孕	忌用香水
	宜预防宫外孕	忌烫发、染发
	宜多吃苹果	忌过度疲劳
	宜预防妊娠糖尿病	忌仰卧睡姿

	✓	✗
准爸爸饮食宜忌	宜补充叶酸	忌吃腌制食物
	宜补锌	忌喝奶茶
	宜吃南瓜子提高精子质量	忌喝可乐
	宜补充维生素E	忌多吃肉
	宜补充优质蛋白	忌吃大蒜
	宜多吃蔬菜水果	忌喝啤酒
	宜吃海产品	忌吃油炸食品
	宜吃动物肝脏	忌过量喝咖啡
准爸爸生活宜忌	宜在27~35岁生育	忌桑拿浴、泡热水澡
	宜节制性生活	忌睡前长时间看手机
	宜定期运动	忌将笔记本放在腿上
	宜控制体重	忌吸烟
	宜按时休息	忌饮酒
	宜远离化学制剂	忌随意吃药
	宜戒烟半年后生育	忌将手机放在裤兜里
	宜做精液检查	忌用电热毯
	宜做泌尿系统检查	忌穿牛仔裤、紧身裤
	宜做传染病检查	忌做胸透
	宜做染色体检查	忌开车久坐
	宜做血型检查	忌蓄胡须
	宜远离高温环境	忌熬夜
	宜控制糖分摄入	忌趴着睡

怀孕宜忌速查

	✓	✗
孕1~2月饮食宜忌	宜多喝牛奶	忌偏食肉类
	宜吃蔬果和谷类	忌饮食不规律
	宜继续补充叶酸	忌吃油条
	宜多喝水	忌多吃味精
	宜多吃香蕉	忌不吃早餐
	宜适量吃鱼	忌喝碳酸饮料
	宜吃猕猴桃	忌长期服用温热补品
	宜喝清淡的肉汤	忌吃过咸的食物
	宜吃补钙、健脑食物	忌过量吃菠菜
孕1~2月生活宜忌	宜保持情绪稳定	忌用电吹风机
	宜预防尿道感染	忌用微波炉
	宜重视阴道出血	忌性生活
	宜早发现宫外孕	忌轻视腹痛
	宜散步有人陪同	忌去空气污浊的地方
	宜尽早办准生证	忌剧烈运动
	宜穿防辐射服	忌被动闻香
	宜站立淋浴	忌外出旅游或出差
	宜了解用药的高度敏感期	忌洗澡时间过长
	宜正确对待孕早期感冒	忌憋尿
	宜预防先兆流产	忌盲目保胎
	宜正确看待尿频	忌冬季门窗紧闭
	宜通过饮食减少便秘	忌随意服用泻药
	宜提高睡眠质量	忌自行服用止吐药
	宜热敷缓解乳房胀痛	忌站立太久
	宜穿宽松内衣	忌长时间用电脑
	宜向领导同事说明孕事	忌上下班高峰出门

	✓	✗
孕3~4月饮食宜忌	宜每周吃1~2次猪肝	忌过量吃柑橘
	宜吃抗辐射的食物	忌吃罐头食品
	宜补充维生素E	忌多吃西瓜
	宜吃苹果	忌吃桂圆、人参
	宜吃高蛋白食物	忌多吃山楂
	宜吃易消化的食物	忌吃烤牛羊肉
	宜喝孕妇奶粉	忌喝没煮开的豆浆
	宜补充热量	忌喝茶
	宜增加锌的摄入	忌吃生鱼片
孕3~4月生活宜忌	宜注意防晒	忌涂口红
	宜重视鼻出血	忌用风油精、清凉油
	宜早晨喝1杯温开水	忌戴隐形眼镜
	宜合理饮食缓解便秘	忌睡过软的床
	宜继续坚持散步	忌压到腹部和腰部
	宜预防小腿抽筋	忌穿高跟鞋
	宜按摩缓解腿抽筋	忌随意涂抹祛痘药膏
	宜做脚部运动	忌打麻将
	宜远离汽油味	忌久坐
	宜控制体重防止妊娠纹	忌长时间待在空调房
	宜按摩减轻妊娠纹	忌常用复印机
	宜坚持戴文胸	忌拔牙
	宜做唐氏综合征筛查	忌忽视B超检查
	宜工作间隙缓解眼睛疲劳	忌性生活压迫腹部
	宜把脚垫高缓解疲劳	忌仰卧
	宜避免繁重的体力劳动	忌轻视轻微出血
	宜预防感冒	忌超负荷工作
	宜坚持做胎教	忌接触X线

	✓	✗
孕5~6月饮食宜忌	宜继续补充维生素	忌过量摄入脂肪
	宜吃海鲜缓解抑郁	忌节食
	宜预防营养过剩	忌饮食太咸
	宜继续补铁	忌多吃黄油
	宜喝低脂酸奶	忌吃酸菜、腌菜、酱菜
	宜多吃瘦肉	忌吃方便面
	宜早餐吃麦片	忌吃饭过快
孕5~6月生活宜忌	宜重视上下楼梯的安全	忌过度清洗私处
	宜穿防滑鞋	忌提重物
	宜进行乳房保养	忌用卫生护垫
	宜纠正乳头凹陷	忌不拔电器插头
	宜用清水清洁乳房	忌长时间站立
	宜控制好睡眠时间	忌锁门洗澡
	宜定期检查宫高和腹围	忌忽视皮肤瘙痒
	宜及早发现胎位不正	忌服用安眠药
	宜做大腿肌肉伸展运动	忌常弯腰
	宜重视头疼	忌睡电热毯
	宜热敷缓解韧带疼痛	忌穿过紧内裤
	宜减少手的活动	忌突然吹风扇和空调
	宜出门戴遮阳帽	忌随意服用中药
	宜适度游泳	忌随意服用降压药
	宜性生活戴安全套	忌伏坐、趴睡
	宜左侧卧位睡觉	忌用电吹风吹干湿发
	宜和准爸爸保持亲密沟通	忌运动后马上睡觉
	宜坚持胎教	忌节食

	✓	✗
孕7~8月饮食宜忌	宜多吃谷物和豆类	忌过量吃葵花子
	宜补充B族维生素	忌过量吃荔枝
	宜吃南瓜	忌吃生的凉拌菜
	宜吃香蕉缓解疲劳	忌过量吃葡萄
	宜吃西蓝花	忌喝糯米甜酒
	宜预防营养过剩	忌饭后马上吃水果
孕7~8月生活宜忌	宜避免仰卧或躺位防头晕	忌忽视孕期水肿
	宜用生姜水泡脚	忌忽视发热
	宜勤洗脸	忌去人多的地方
	宜及早发现妊娠高血压	忌穿需要系鞋带的鞋
	宜做简单家务	忌体重过重
	宜为工作交接做准备	忌用发泡地垫
	宜准备待产包	忌长时间徒步行走
	宜提前布置宝宝的房间	忌起身过猛
	宜采取左侧卧位	忌高处取物
	宜为分娩做好心理准备	忌迷信胎梦
	宜了解分娩知识	忌留长指甲
	宜保持外阴清洁	忌腹部受到挤压
	宜使用铁炊具	忌独自去做产检
	宜保持乐观心态	忌过度运动
	宜学会听胎心音	忌孕晚期不运动
	宜保持正确坐姿	忌过于担心胎宝宝健康
	宜警惕早产	忌不按时吃饭

	✔	✘
孕9~10月饮食宜忌	宜吃鱼防早产	忌吃辛辣食物
	宜适量补钙	忌在外就餐
	宜继续补充蛋白质	忌饮食嗜盐
	宜适量吃零食调节情绪	忌饭前大量饮水
	宜产前吃巧克力	忌吃发芽土豆
	宜产前饮食清淡	忌患妊娠糖尿病吃香蕉
	宜坚持少食多餐	忌产前暴食
	宜待产期适当进食	忌剖宫产前吃东西
孕9~10月生活宜忌	宜视情况使用托腹带	忌饥饿
	宜坚持数胎动	忌一个人出行
	宜了解需提前入院的情况	忌性生活
	宜提前清洗宝宝的衣物	忌过于担心分娩疼痛
	宜做好分娩准备	忌心理压力过大
	宜重视泌尿系统感染	忌轻视孕晚期尿频
	宜预防早产	忌起床动作太猛
	宜做呼吸运动释放压力	忌久站
	宜正确对待阵痛	忌忽视分娩征兆
	宜舒缓分娩前的焦虑	忌过于在意分娩时放屁、排便
	宜臀位不正提前2周入院	忌产前疲倦劳累
	宜预防羊水早破	忌生产时大喊大叫
	宜仰卧缓解下腹紧缩	忌滥用催产素
	宜了解临产前的常识	忌择日分娩

二胎妈妈宜忌速查

	✓	✗
二胎妈妈饮食宜忌	宜补充叶酸	忌偏食、挑食
	宜补充蛋白质	忌不吃早饭
	宜吃全麦饼干、牛奶缓解恶心	忌吃红参等大补之物
	宜将全麦食品当主食	忌过量吃甜食
二胎妈妈生活宜忌	宜两胎相差3岁或3岁以上	忌在40岁之后要二胎
	宜剖宫产后3年再孕	忌吸烟、喝酒
	宜做产前检查	忌随意吃药
	宜定期产检	忌体重增长过快
	宜起床时先侧身	忌腹部受压
	宜腹痛及早就医	忌有疾病史怀二胎
	宜采取左侧卧姿	忌穿紧身裤、牛仔裤
	宜做放松运动促进血液循环	忌太过操劳
	宜做双脚抬高练习	忌催生
	宜预防胎宝宝畸形	忌引产
	宜提早入院	忌仰卧
	宜采取剖宫产	忌看电视时间过长
	宜照顾一胎宝宝的感受	忌孕早期性生活
	准备怀二胎的妈妈除了上述之处，其他事项可参考本书“怀孕宜忌速查”。还要注意的是，有一部分二胎妈妈是高龄产妇，所以在生活中尤其要注意身体的一些变化，多学习孕产知识，对自己即将发生的改变有所准备，以便能孕育出一个健康宝宝。	

坐月子宜忌速查

	✓	✗
坐月子饮食宜忌	宜吃羊肉、黄芪补气	忌产后立即服用人参
	宜吃鲫鱼排恶露	忌饮食中不加盐
	宜吃红豆消水肿	忌喝红糖水超过10天
	宜吃猪蹄美肤催乳	忌产后1周内喝老母鸡汤
	宜用热水烫温水果再吃	忌只喝汤不吃肉
	宜吃公鸡帮泌乳	忌产后第1天喝催乳汤
	宜喝豆浆益智	忌只喝小米粥
	宜吃玉米促进排便	忌立即吃阿胶补血
	宜饭后或睡前食用香蕉	忌每天吃鸡蛋超过2个
	宜吃菠菜滋阴补血	忌过量吃酱油
	宜吃南瓜清毒素	忌过量食醋
	宜吃黑芝麻滋肾养血	忌吃味精、鸡精
	宜吃核桃健脑	忌边吃饭边喝汤
坐月子生活宜忌	宜用软毛牙刷刷牙	忌大声哭泣
	宜淋浴后擦干头发	忌过早穿塑形内衣
	宜保持会阴清洁	忌用冷水刷牙
	宜穿有后跟的拖鞋	忌长时间不洗头
	宜留意观察恶露变化	忌盆浴
	宜作息与宝宝同步	忌用香皂洗乳房
	宜多种睡姿交替进行	忌长时间看电视、上网
	宜保持居室空气清新	忌触碰冷水
	宜及时释放不良情绪	忌情绪波动大
	宜选择舒适的纯棉衣物	忌过早开始性生活
	宜穿着袜子睡觉	忌睡过软的床

	✓	✗
剖宫产特殊宜忌	宜术前禁食	忌因伤口疼痛不喂奶
	宜术后6小时喝萝卜汤排气	忌术后因疼痛大喊大叫
	宜术后6小时尽早翻身	忌不排气就立刻进食
	宜术后6小时采取侧卧位	忌吃胀气食物
	宜尽早开奶	忌术后6小时内进食
	宜穿大一号的内裤	忌长时间平卧
	宜早下床活动	忌术前吃人参
	宜防止腹部缝线断裂	忌术前吃鱿鱼
哺乳妈妈宜忌	宜在哺乳后滋润乳房	忌因乳汁少放弃哺乳
	宜选用最舒服的姿势哺乳	忌让宝宝只吸一侧奶
	宜按需哺乳	忌从宝宝嘴里强拔乳头
	宜纯母乳喂养宝宝至少6个月	忌每次喂奶超过30分钟
非哺乳妈妈宜忌	宜吃多样化的回奶食品	忌选择不恰当的西药回奶
	宜适当吸奶缓解回奶胀痛	忌回奶过急
	宜用热敷缓解回奶胀痛	忌把宝宝完全托给家人照顾
冬季坐月子宜忌	宜保持室内温度、湿度适宜	忌室内密不透风
	宜注意足部保暖	忌床太软
	宜穿高腰裤护脐	忌被子太厚
	宜在产后1周洗浴	忌洗头后不及时擦干
夏季坐月子宜忌	宜多补充水分	忌空调开得太低
	宜喝解暑开胃汤	忌随意使用蚊香
	宜饮食清淡	忌洗澡贪凉
	宜常清洁身体	忌食冷饮

新生儿宜忌速查

	✓	✗
新生儿喂养宜忌	宜按需哺乳	忌丢弃初乳
	宜吃奶时含住乳晕	忌用开水冲调配方奶
	宜产后2小时内开奶	忌给宝宝喂糖水
	宜母乳不足时添加配方奶	忌配方奶粉罐放在冰箱储存
	宜遵照说明冲调配方奶	忌配方奶、母乳混在一起
	宜选用玻璃奶瓶	忌一次喂几种奶
	宜选用硅胶奶嘴	忌夜间哺乳受凉
	宜准备2个奶瓶	忌给奶粉额外加糖
	宜用圆孔S号奶嘴	忌只用一侧乳房喂奶
	宜每天消毒1次奶瓶、奶嘴	忌频繁转奶
	宜吃奶后拍嗝防溢乳	忌哺乳时乳房挤压宝宝鼻子
	宜养成正确的哺乳姿势	忌在微波炉内加热母乳
	宜哺乳时让宝宝的脸正对乳房	忌吃奶时逗弄宝宝
	宜让宝宝多吸吮	忌哺乳期随意用药
	宜喂奶前热敷乳房	忌因奶水少轻易停止哺乳
	宜一次让宝宝吸空乳房	忌母乳喂养限定次数
	宜及时给宝宝补充鱼肝油	忌夜间喂奶睡着
	宜挤奶喂给早产宝宝	忌给宝宝喂已凉的奶

新生儿护理宜忌	✓	✗
	宜从前向后擦女宝宝屁股	忌频繁亲吻宝宝
	宜每天洗1次澡	忌给刚出生的宝宝用枕头
	宜大小便后用温水清洗宝宝屁股	忌让宝宝含着乳头睡觉
	宜用婴儿专用指甲剪	忌给宝宝佩戴饰物
	宜出生后3~4周服用鱼肝油	忌用闪光灯给宝宝拍照
	宜给宝宝接种疫苗	忌宝宝啼哭时置之不理
	宜抱宝宝时托住颈部	忌抱着宝宝摇晃睡觉
	宜调整宝宝头侧方向以免睡偏头	忌给宝宝穿得太多
	宜喂奶后采取侧卧睡姿	忌给宝宝挤乳头
	宜纸尿裤、尿布换着用	忌训练排便
	宜选透气性好的纸尿裤	忌给宝宝剔“满月头”
	宜气温或室温较低时戴帽子	忌夏天出汗扑爽身粉
	宜做好脐带护理	忌居室长时间不通风
	宜注意眼部护理	忌绝对安静的睡眠环境
	宜预防尿布疹	忌白天睡太多
	宜穿棉织品	忌睡软床
	宜根据季节增加衣物	忌噪音环境
	宜保证充足睡眠	忌睡前逗乐
	宜生病时擦浴	忌生病时洗澡
	宜经常抚触按摩宝宝	忌给宝宝绑腿
	宜抚触安排在2次喂奶之间	忌冬季使用电热毯

目录

Part 1 孕前准备

优生知识

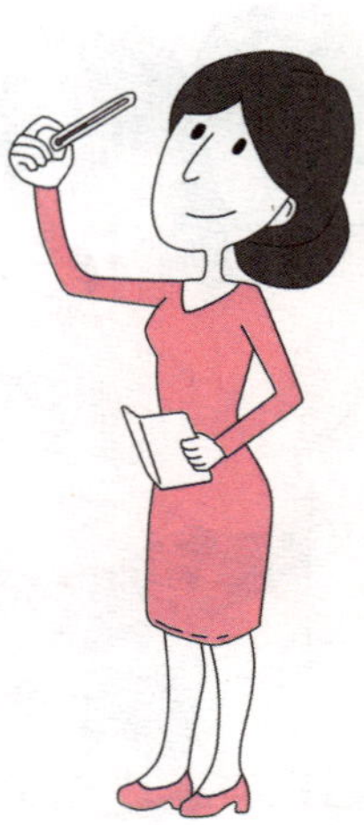

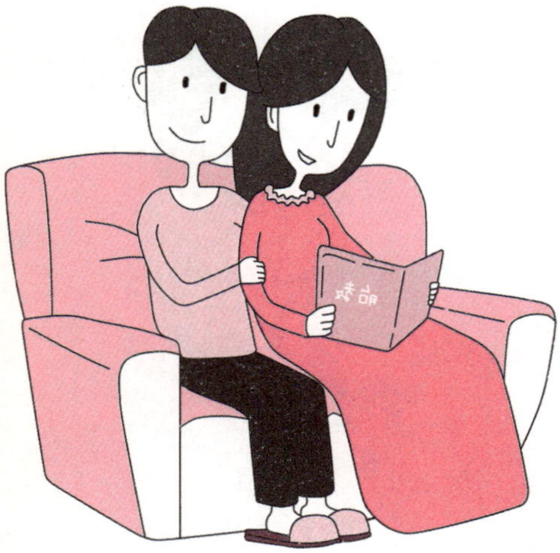

准妈妈

准爸爸

Part 2 孕早期

孕1月（1~4周）

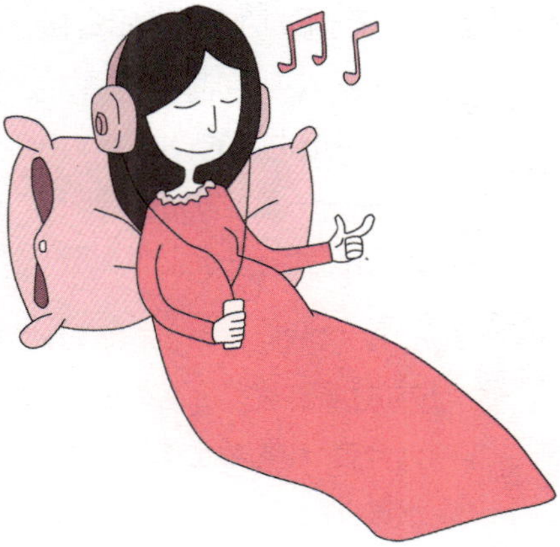

孕2月（5~8周）

孕3月（9~12周）

Part 3 孕中期

孕4月（13~16周）

孕5月（17~20周）

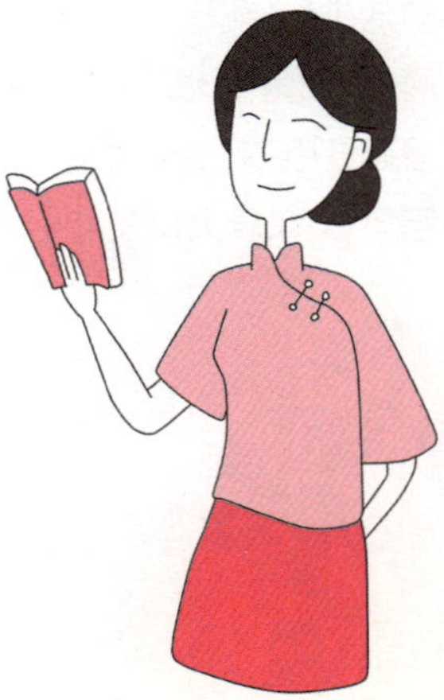

孕6月（21~24周）

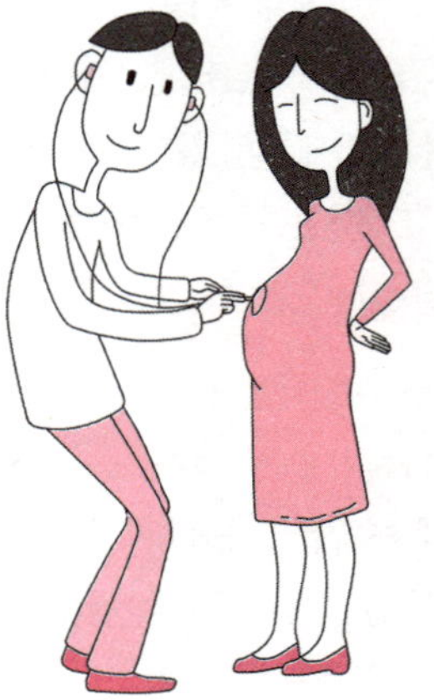

孕7月（25~28周）

Part 4 孕晚期

孕8月(29~32周)

孕9月（33~36周）

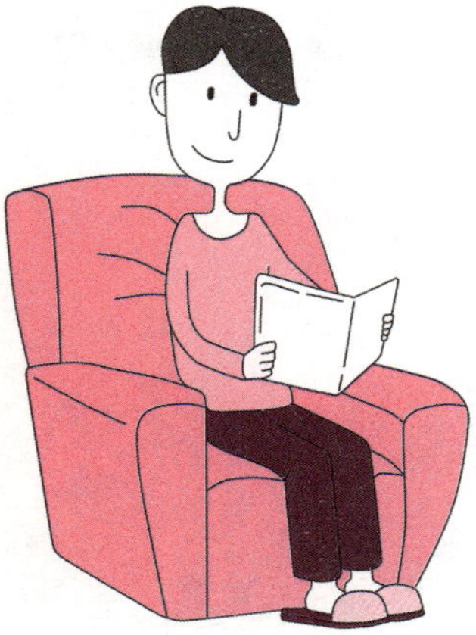

孕10月（37~40周）

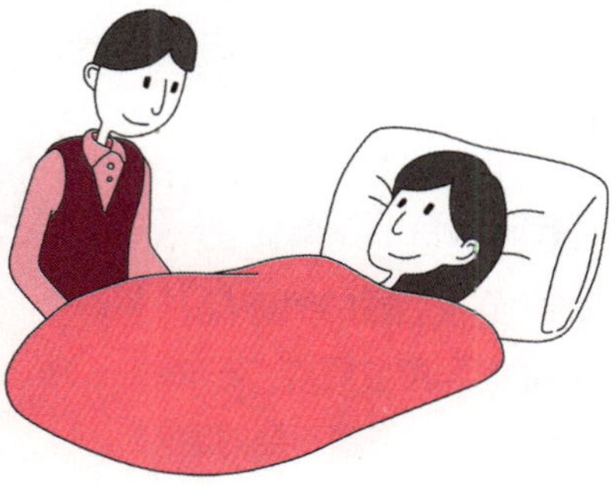

Part 5 分娩当天

自然分娩与剖宫产的护理

Part 6 坐月子

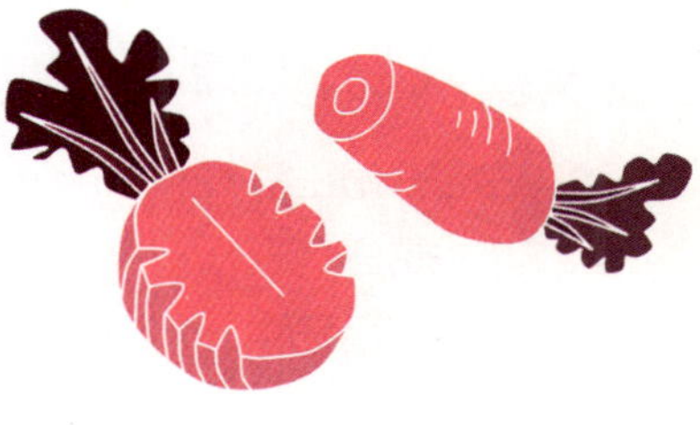

非哺乳妈妈的特殊饮食与护理

产后恢复

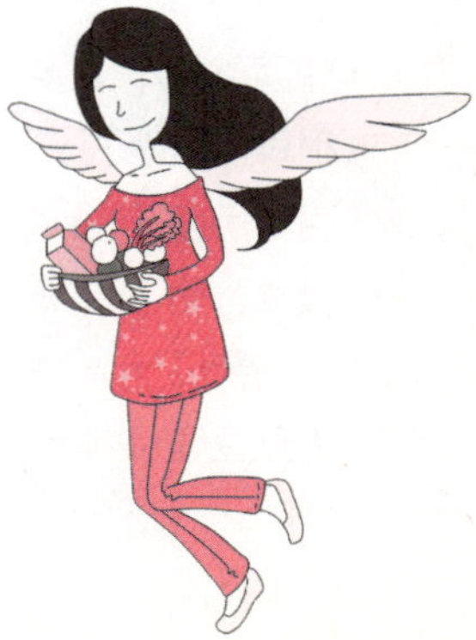

产后瘦身

从容面对产后抑郁

Part 7 宝宝的喂养与护理

新生儿（1~28天）

2~4个月宝宝

5~8个月宝宝

9~12个月宝宝

宝宝常见问题与疾病

Part 1
孕前准备

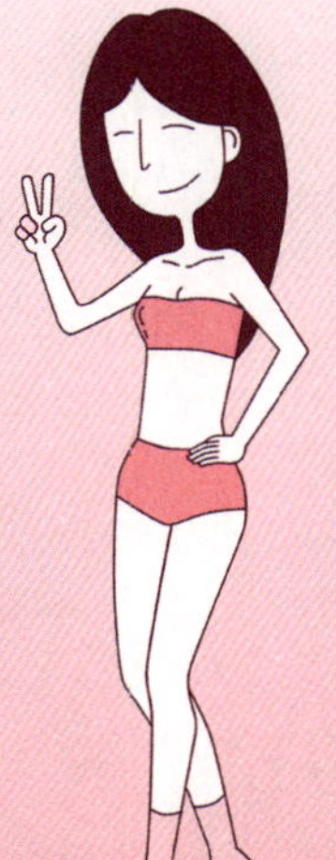

优生知识

通过阅读本部分内容你可以了解到

- 多大年龄生宝宝最合适
- 哪些家庭可以生二胎
- 生二胎的最佳年龄
- 一胎与二胎相差多少岁最好
- 女性不同年龄段生育的优势和劣势
- 最佳受孕季节是什么时候
- 哪些情况下不能怀孕
- 二胎妈妈怀孕应该注意什么
- 怀孕对女性的好处
- 养成记录月经时间的好处
- 排卵期怎么算
- 怀孕的第一个信号是什么
- 确定怀孕最简便的方法是什么
- 停经1周，怀孕试纸测不出来怎么办
- 预产期怎么算
- 有必要做孕前检查吗
- 孕前为什么一定要检查牙齿
- 也许你不是不孕不育，只是怀孕困难
- 为什么会发生胚胎停育
- 什么情况容易发生先兆流产
- 高龄准妈妈备孕要注意什么

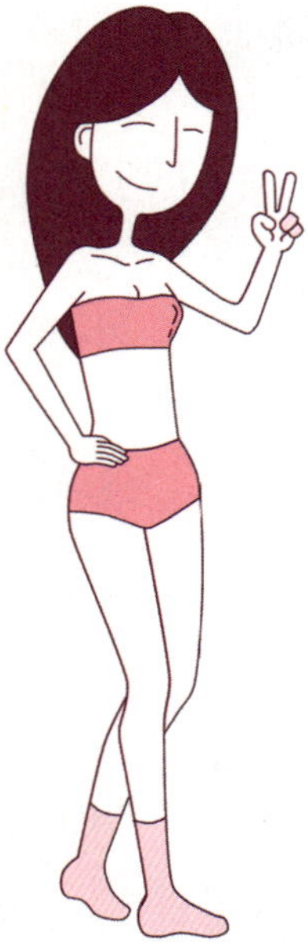

最佳生育年龄

0001 男性27~35岁

男性最佳生育年龄是27~35岁，这一时期男性精子质量达到高峰，而且这个年龄段的男性不仅心智成熟，生活经验丰富，还会关心爱护妻子，也有能力抚育好宝宝。一般来讲，男性过了35岁，体内的雄性激素开始衰减，精子的数量和质量都得不到保证，对胎宝宝的健康也会产生不利影响。

0002 女性23~35岁

女性年龄在23~35岁时，生理成熟，卵子质量高，精力充沛，容易接受孕产育儿方面的知识。若怀孕生育，分娩危险小，胎宝宝也会在健康的母体环境中生长发育。这个年龄段产后恢复也会较好，也有利于抚育宝宝。因此女性的最佳受孕年龄是23~35岁，其中以25~30岁为最佳。

协和专家告诉你

法国遗传学家摩里士认为，人类最佳的生育组合年龄为男性比女性大7岁左右。国内有关专家则认为，男女最佳婚配年龄差并不一定就是7岁左右，只要稍微大上几岁就可以了。

0003 生二胎最好不超过35岁

女性超过35岁就属于高龄产妇。因此，尽管是二胎，生育年龄也最好不要超过35岁。一旦超过35岁，由于卵子的持续老化，生育能力与年龄的增长成反比，这种衰老不可逆转，目前没有任何办法可以延缓这种趋势。因此，是否能生二胎不能由着性子来，而要依靠孕前评估，主要评估有无内科、外科、妇产科的疾病，年龄越大越需要做孕前评估。

0004 一胎后3年生二胎最好

一胎与二胎的年龄差距在3年或3年以上，准爸妈孕前准备中就会更好地为二胎宝宝做打算，以后也能花更多的时间来照顾宝宝，而且不会感觉压力很大。另外，跟年龄较大的宝宝解释将要发生的事情也会更容易些，这能帮助他为小宝宝的到来做好心理准备。一胎与二胎的年龄差距越小，在最初的几个月和几年里，爸爸妈妈的负担就越重，可能会觉得跟养了一对双胞胎似的，要同时照顾两个小宝宝。

0005 不同年龄段生育的优劣势

年龄是优生优育的关键，每一个年龄段都会遇到不同的孕产育儿问题。年轻时担心经济能力不够，太晚生又怕不易受孕；有了宝宝，又担心带宝宝的体力不足，跟宝宝会有很大的代沟。准备要宝宝的准爸妈要正确认识各年龄段生育的优缺点，以便更好地备孕。

年龄	优势	劣势
20~30岁	①流产概率小。 ②有关母婴健康的顾虑少，患妊娠综合征的概率小；宝宝畸形率低，怀上先天痴呆儿的概率也低。 ③精力充沛，夜间也能很好地照顾宝宝。 ④身体恢复较快。 ⑤即使因为妊娠辞职，生完宝宝后的职业选择范围也比较宽。	①如果工龄太短，可能享受不到产后福利。 ②财富积累少，经济上可能会比较紧张。
30多岁	①夫妻关系更趋于稳定，有利于共同养育宝宝。 ②工作稳定，容易享受完全的产后福利。 ③经济上较宽裕，支付得起高品质的育儿费用。	①生育畸形儿的概率较高。 ②35岁以上早产情况较多。容易发生妊娠高血压、妊娠糖尿病和其他并发症。 ③35岁以后生育能力急剧下降，流产概率升高，达4%~5%。
40多岁	①40多岁时的女人年长且聪慧，多半不是初为人母，有带宝宝的经验。 ②无论是经济上还是心理上都比较可靠，夫妻关系也比较稳定。 ③经济上较宽裕，支付得起高品质的育儿费用。 ④很多女人在40多岁时已经完成了职业上的心愿，不会认为宝宝是事业的障碍。	①流产概率高达13%~15%。 ②宝宝遗传缺陷的概率更高。 ③两代人之间的代沟会较大，且带宝宝的体力会有限。

受孕的最佳时段

0006 7~9月是受孕的最佳季节

第一，夏末秋初各类新鲜的蔬菜瓜果大量上市，准妈妈可以获取丰富的营养，有利于胎宝宝健康成长。第二，此时风疹、流感等流行性病毒感染的发病率比较低。第三，宝宝在来年的4~6月份出生，避开酷暑寒冬，有利于妈妈的身体恢复和宝宝的喂养。

0007 受孕的最佳日子

卵子排出后，一般只能存活12~24小时；而精子在女性生殖道内通常只能活1~3天。因此排卵日当天及排卵前3天至排卵后1天最容易受孕。

0008 受孕的最佳时刻

根据人体生理周期变化，人的身体机能晚上9~10点达到顶峰。经过晚餐时间的稍事休息，体能也逐渐恢复。此时夜幕降临，睡意还没有袭来，在双方心情愉悦的情况下，加上下午生成的高活力精子，绝对是一天当中受孕的最佳时刻。

0009 受孕的最佳姿势

最好的“孕体位”其宗旨就是保证精子射出时，尽可能地靠近女性子宫颈。要达到这种效果，传统的男上位被认为是最好的受孕姿势。与此同时，女性可以用枕头垫高臀部，使精子以最快最强的爆发力抵达子宫颈，能有效地提高受孕概率。

0010 蜜月旅行中不宜怀孕

如今蜜月旅行已成时尚，但你不知道的是，蜜月旅行中最为关键的其实是避孕。新婚后性生活频繁，精子质量不高。同时，蜜月旅行一路疲乏，更不利于优生。最适宜蜜月旅行期避孕的方法是携带安全套和短期避孕药。准妈妈要注意，如果服用避孕药，应在停药6个月后再准备怀孕。

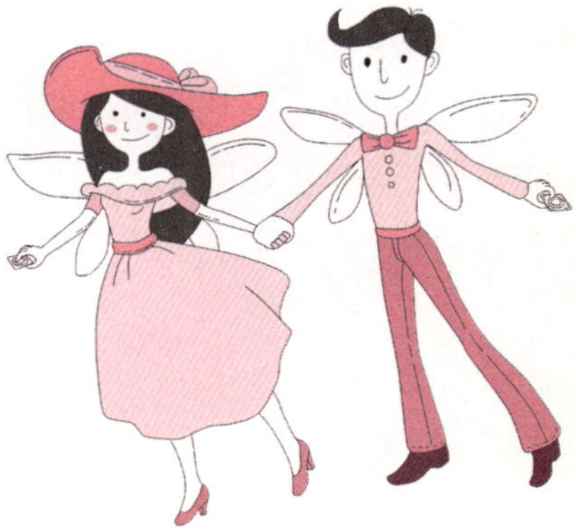

0011 吃药过程中不宜受孕

很多治疗慢性疾病的药物，不仅在体内停留和作用的时间比较长，而且还会影响精子和卵子的质量，对胎宝宝造成不良影响。因此，在准备怀孕前，准妈妈用药必须特别谨慎，而且应以病愈停药半年后受孕为宜。

0012 吸烟喝酒后不宜受孕

烟中含有大量毒素，可对女性机体造成永久性损伤，容易导致流产、新生儿缺陷和婴儿猝死综合征等不良后果。吸二手烟同样危害极大，有研究表明，长期吸入二手烟的女性，受孕困难或流产的概率超过其他女性。

酒后怀孕可造成胎宝宝发育迟缓、反应迟钝和智力障碍，还可导致胎宝宝面部、骨骼、四肢和心脏等器官的畸形。所以，准备怀孕的准爸妈应避免在酒后受孕。

0013 新婚之夜不宜立即怀孕

结婚前后，夫妻双方都在为婚事操劳，精力消耗很大。特别是新婚之夜，双方都处于疲劳状态，且准爸爸容易饮酒过度，进而影响精子的质量，使畸形儿或低智儿的发生率增加，正所谓："举杯之际不可忘，酩酊之后莫同房。"

协和专家告诉你

最好不要在新装修好的居室里受孕，因为装修材料中的有害气体，如甲醛、苯等无法在短时间内散发掉，会损伤精子，进而危及胎宝宝健康，增加先天性畸形、白血病的发病概率。

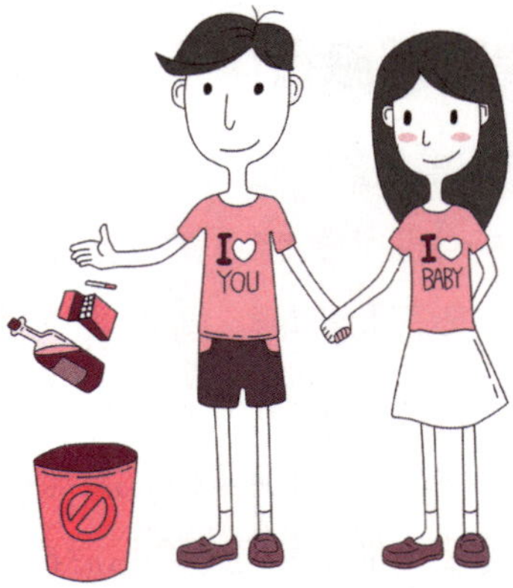

0014 怀孕对女性的好处

十月怀胎的过程虽然很辛苦，但在迎来可爱宝宝的同时，怀孕分娩还可以改善女性体质，塑造出更曼妙的身材，同时降低多种妇科疾病的发生概率，推迟更年期的到来。

好处	原因
降低妇科疾病的发生概率	准妈妈分娩后正确哺乳能保持乳腺通畅，对乳腺癌的发生有预防作用。
治疗痛经及月经不调	孕育宝宝的过程中，准妈妈的身体，如子宫、乳房等器官会再次发育，内分泌也能得到自发的调节，痛经自然也会得到改善。
让准妈妈更美丽	孕期准妈妈基础代谢会增加，身体的内分泌能得到更好的调节。雌激素水平高，导致皮肤更光洁，弹性更好。
改善体质	对于身体虚弱的准妈妈来说，怀孕期间休息更多，身体更易接受调节，是休养身心的好机会。
更年期推迟	孕期卵巢暂停排卵，哺乳后第4~6个月恢复。这期间大约有20个卵子推迟了排出时间，这会使卵巢的衰退时间推迟，从而让更年期推迟。
股骨更强壮	准妈妈在怀孕过程中体位发生自然改变，身体的施力点产生了变化，影响到股骨支撑的力学结构，最终强化了股骨支撑，使准妈妈股骨更加强壮。
夫妻感情更融洽	宝宝是夫妻间最稳固的纽带，在照顾宝宝、陪伴宝宝成长的过程中，夫妻俩齐心协力，更容易找到共同关心的话题，夫妻间的感情会更加融洽。
别给人生留下遗憾	人生的每个年龄段想法都不同，千万不可因为年轻时的“丁克”理念，错过生育时机。

了解受孕过程

0015 女性的卵子

在女性的一生中，尽管有10万个原始卵泡，但每个月只有一个卵细胞能发育成熟。这个月被选中的卵细胞沐浴在雌激素中渐渐长大。等到完全成熟，就会生成大量黄体酮，而后从卵巢中飞跃出来，走上了和精子相会的旅程。

计划妊娠，既是对自己负责，也是对宝宝负责。准妈妈可以适当运动，保持良好的心情；不要暴饮暴食，饮食上要多注意补铁；经期避免性生活，身体欠佳就暂缓怀孕计划；生活中还要注意远离电脑辐射，可以用笔记本电脑，少用台式电脑，用笔记本电脑时尽量使用电池而不是电源。

0016 利用月经周期算排卵期

此方法适用于月经周期比较规律的准妈妈。大部分女性会在下次来月经前2周左右（12~16天）排卵，准妈妈可以根据自己以前月经周期的规律算出排卵期。计算公式为：

●排卵期第1天＝最短一次月经周期天数－18天

●排卵期最后1天＝最长一次月经周期天数－11天

在采用此公式计算之前，准妈妈要连续8次观察、记录自己的月经周期，得出最长天数和最短天数，代入以上公式得出的数字分别表示排卵期的开始和结束时间。

0017 其他排卵期自测法

除了根据规律的月经周期推算排卵期外，没有记录月经周期习惯的准妈妈也可以根据其他方法推算出排卵期。

●观察白带：接近排卵期的白带清亮、滑润，富有弹性，如同鸡蛋清状，拉丝度高，不易拉断，出现这种黏液的最后一天的前后48小时之间是排卵日。

●测量基础体温：每天早晨睡醒后用基础体温计测量体温，一般情况下，月经前半段时间体温较低，到达排卵期时更低，排卵后会逐渐上升。这种方法只能提示排卵已经发生，不能告知何时发生。若月经不规律或生活不规律，则不能用此法判断有无排卵。

0018 男性的精子

正常的精液呈乳白色或淡黄色，每毫升精液中的精子数一般在6千万至2亿个。有活动能力的精子占总数的60%以上，畸形精子占总数的10%以下。在室温下精子活动力持续3~4小时。

0019 禁欲未必能提高精子质量

若男性长时间没有性生活，精子便会失去活力，最后在输精管内解体，衰老精子的比例也会不断增大。因此，男性若长时间禁欲，前几次射出的精液中便会含有较多的老化精子，不容易让妻子受孕；即使可以受孕，质量低下的精子也容易造成胎宝宝智力低下、畸形，或导致流产。由此可见，禁欲并不能提高精子的质量。

0020 如何提高精子质量

准爸爸精子的数量和质量是优生的关键要素，凡是影响精子质量的因素，准爸爸应尽量排除；凡是有利于优生的条件，准爸爸应积极创造。

- 立即戒烟。每天吸1包烟的人，精子活力明显弱于不吸烟者的精子。戒烟后，切忌焦躁，以免精子减少。
- 夜间起来排尿。这是一种好习惯，因为它会对精子的产生有好处。
- 多吃含有维生素E和微量元素的食物，有抵御破坏精子病菌的作用。
- 宽大的棉质内裤可以使阴囊免受损伤，有利于精子生成。
- 慎用补品。补品必须在医生指导下才能使用，否则可能会出现阴差阳错的结果，危害生育。
- 缩短洗澡时间，控制水温。缩短洗澡时间，洗澡用水不要过烫，水温一般不超过38℃，最好不泡澡。
- 一天开车时间不超过3小时。因为睾丸贴着身体时间过长，会使温度升高，影响精子的生成。

协和专家告诉你

准爸爸在进行运动锻炼的时候，注意不要进行激烈的跑步运动，因为这样会降低精子活力。

0021 受精卵的形成与着床

精子与卵子在输卵管里会合后，形成一个受精卵，生命就开始了。受精卵靠输卵管的收缩来到子宫，输卵管内壁的纤毛也在不断推动管内的液体，输送受精卵。受精后第6~7天，胚泡开始着床。着床位置多在子宫上1/3处，植入完成意味着胚胎已安置，并开始形成胎盘，孕育胎宝宝了。

受精卵从受精到着床这一过程，几乎都是无声无息的进行，有少数准妈妈此时会有生理性的着床出血和轻微的痉挛。

0022 怀孕的第一个信号——停经

怀孕的第一个信号是停经。有性生活的健康育龄准妈妈，平时月经规律，一旦月经超过10天以上没来，就应考虑是否怀孕。停经是怀孕最早，也是最重要的症状，但不是特有的症状。其他原因也可能引起停经，如情绪波动、压力过大、环境改变等。

0023 早孕还有哪些反应

约60%的准妈妈会在孕早期出现头晕、乏力、嗜睡、厌食、恶心，或伴有呕吐等早孕反应，其中恶心、呕吐常在早晨出现，在数小时内消失，这即是“孕期晨吐”，也可在其他时间出现。早孕反应一般在停经6周出现，至12周后自然消失，也有少数可持续至妊娠末期。

准妈妈还可通过以下特征来判断是否怀孕：①乳房变得敏感，乳头会变黑。②身体极度疲劳，有时还会嗜睡。③对气味极为敏感，原本喜欢的食物不爱吃了，原本不爱吃的倒想尝试。④有时体温过高，怀疑自己是不是发热。⑤尿意频繁，小便的频率升高。

0024 早孕试纸，一招确定怀孕

一般来说，早孕试纸如果呈阴性（“一条杠”）就表示未孕，如果呈阳性（“两条杠”）就表示怀孕，如果是弱阳性就表示有可能怀孕。弱阳性即早孕试纸上的检测区色带仅隐隐出现。想要提高早孕试纸的准确率，就要掌握正确的使用方法：

- 在进行测试前先仔细阅读使用说明书。
- 从包装袋中取出的试纸必须在1小时内尽快使用。
- 将试剂条按箭头方向插入尿液标本中，尿液液面不能超过试剂条的标记线。
- 至少5秒钟后取出，平放于干净平整的台面上观察结果。
- 等待紫红色条带的出现。测试结果应在3分钟时读取，10分钟后无效。

0025 试纸测不出来怎么办

用早孕试纸测一下，如果是阳性，就是怀孕了。如果是阴性，也不能完全排除怀孕的可能，要过1个星期再测试一次。1周后月经未来，也没有早孕症状，早孕试纸检测还是阴性，可以做B超检查，进一步了解子宫内情况。

协和专家告诉你

对于刚刚怀孕的准妈妈，一般建议用早晨的第一次尿液检测，结果更准确。但对于月经长时间不来，已怀孕一段时间的准妈妈，一天中任何时刻的尿液均可用于检测。

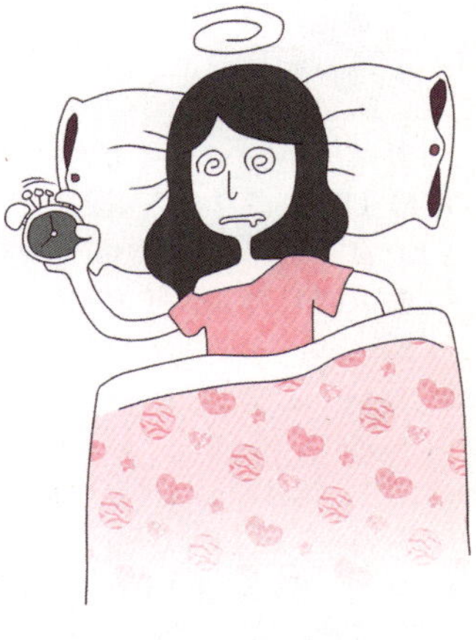

0026 推算预产期

一旦确定怀孕，下一个问题肯定是“我的宝宝什么时候出生”。那么，宝宝的预产期怎么推算呢？

预产期的计算公式

月份 = 末次月经月份−3（相当于第2年的月份）或 +9（相当于本年的月份）

日期 = 末次月经日期 +7（如果得数超过 30，减去 30 以后得出的数字就是预产期的日期，月份则延后1个月）

预产期表格的使用

举例说明：第1行是末次月经的月份和日期；第2行对应的即为预产期的月份和日期。如末次月经时间为2月20日，预产期即为11月27日。（预产期并不是精确的分娩日期，大部分宝宝会在预产期前后2周内出生，还有小部分会早于38周或迟过42周出生）

1月	1	2	3	4	5	6	7	8	9	10	11	12	13	14	15	16	17	18	19	20	21	22	23	24	25	26	27	28	29	30	31
10月	8	9	10	11	12	13	14	15	16	17	18	19	20	21	22	23	24	25	26	27	28	29	30	31	1	2	3	4	5	6	7
2月	1	2	3	4	5	6	7	8	9	10	11	12	13	14	15	16	17	18	19	20	21	22	23	24	25	26	27	28			
11月	8	9	10	11	12	13	14	15	16	17	18	19	20	21	22	23	24	25	26	27	28	29	30	1	2	3	4	5			
3月	1	2	3	4	5	6	7	8	9	10	11	12	13	14	15	16	17	18	19	20	21	22	23	24	25	26	27	28	29	30	31
12月	6	7	8	9	10	11	12	13	14	15	16	17	18	19	20	21	22	23	24	25	26	27	28	29	30	31	1	2	3	4	5
4月	1	2	3	4	5	6	7	8	9	10	11	12	13	14	15	16	17	18	19	20	21	22	23	24	25	26	27	28	29	30	
1月	6	7	8	9	10	11	12	13	14	15	16	17	18	19	20	21	22	23	24	25	26	27	28	29	30	31	1	2	3	4	
5月	1	2	3	4	5	6	7	8	9	10	11	12	13	14	15	16	17	18	19	20	21	22	23	24	25	26	27	28	29	30	31
2月	5	6	7	8	9	10	11	12	13	14	15	16	17	18	19	20	21	22	23	24	25	26	27	28	1	2	3	4	5	6	7
6月	1	2	3	4	5	6	7	8	9	10	11	12	13	14	15	16	17	18	19	20	21	22	23	24	25	26	27	28	29	30	
3月	8	9	10	11	12	13	14	15	16	17	18	19	20	21	22	23	24	25	26	27	28	29	30	31	1	2	3	4	5	6	
7月	1	2	3	4	5	6	7	8	9	10	11	12	13	14	15	16	17	18	19	20	21	22	23	24	25	26	27	28	29	30	31
4月	7	8	9	10	11	12	13	14	15	16	17	18	19	20	21	22	23	24	25	26	27	28	29	30	1	2	3	4	5	6	7
8月	1	2	3	4	5	6	7	8	9	10	11	12	13	14	15	16	17	18	19	20	21	22	23	24	25	26	27	28	29	30	31
5月	8	9	10	11	12	13	14	15	16	17	18	19	20	21	22	23	24	25	26	27	28	29	30	31	1	2	3	4	5	6	7
9月	1	2	3	4	5	6	7	8	9	10	11	12	13	14	15	16	17	18	19	20	21	22	23	24	25	26	27	28	29	30	
6月	8	9	10	11	12	13	14	15	16	17	18	19	20	21	22	23	24	25	26	27	28	29	30	1	2	3	4	5	6	7	
10月	1	2	3	4	5	6	7	8	9	10	11	12	13	14	15	16	17	18	19	20	21	22	23	24	25	26	27	28	29	30	31
7月	8	9	10	11	12	13	14	15	16	17	18	19	20	21	22	23	24	25	26	27	28	29	30	31	1	2	3	4	5	6	7
11月	1	2	3	4	5	6	7	8	9	10	11	12	13	14	15	16	17	18	19	20	21	22	23	24	25	26	27	28	29	30	
8月	8	9	10	11	12	13	14	15	16	17	18	19	20	21	22	23	24	25	26	27	28	29	30	31	1	2	3	4	5	6	
12月	1	2	3	4	5	6	7	8	9	10	11	12	13	14	15	16	17	18	19	20	21	22	23	24	25	26	27	28	29	30	31
9月	7	8	9	10	11	12	13	14	15	16	17	18	19	20	21	22	23	24	25	26	27	28	29	30	1	2	3	4	5	6	7

备孕前3~6个月做孕前检查

0027 备孕妈妈必备孕前自测表

怀孕是两个人的事，准备孕育宝宝的准爸妈最好制订一个“造人计划”。准妈妈可根据下表提出的问题，依据自身情况整理一份孕前自测表。医生会根据这份自测表了解你的身体状况，对你们的“造人计划”给出有效的建议。

经期史	①记住自己正常的月经周期。②是否有不规律的月经周期？③月经周期的出血量会不会过多或过少？④在两次月经周期之间是否有出血现象，或者有不明原因的出血？⑤来月经的那几天是否会感到剧烈的骨盆痛或是腹部绞痛？⑥第1次来月经是在18岁以后吗？
疾病史	①是否会感觉骨盆有沉重感？②是否被诊断出患有子宫内膜异位症？③是否被诊断患有多囊卵巢综合征？④有在骨盆或腰部进行过手术吗？例如阑尾炎手术。⑤进行过输卵管结扎吗？⑥是否患有慢性疾病，例如糖尿病、甲状腺疾病或是高血压？⑦是否正在服用某种药物？⑧是否曾经怀过孕，或者分娩过，或是出现过孕期并发症？⑨是否出现过流产？一共有过多少次？对于流产的原因，医生是如何诊断的？
性生活史	①是否使用过宫内节育器？②是否感染过性传播疾病？如果有，是哪一种？③在和老公亲热时，是否有痛感？是否会流血？
家族病史	家族里是不是有人生育过有遗传缺陷的孩子，或是出现过死产？
生活习惯	①平均每天会饮用多少杯含有咖啡因的饮料，例如茶、咖啡或者苏打水？②是否吸烟喝酒？③体重偏低或超重？

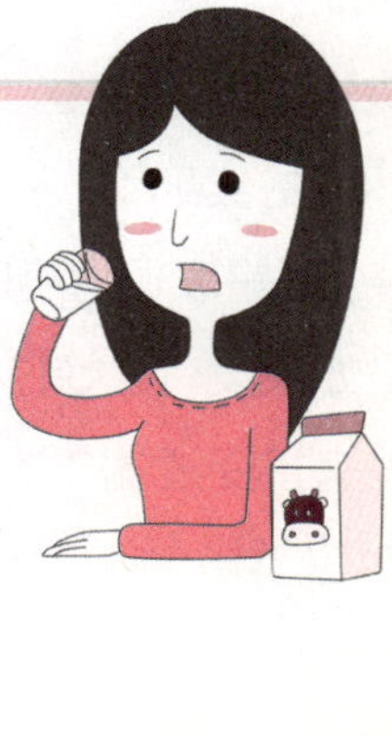

0028 孕前检查项目与费用参考表

类别	项目	目的	费用预估
生殖系统检查	白带常规	检查女性阴道环境内是否存在滴虫、霉菌等细菌性炎症。	60元
优生四项检查	风疹、巨细胞和弓形虫等	这四种主要的病毒对胎宝宝伤害较大，易引起流产和胎宝宝的畸形。	240元
肝功能检查	大、小功能两种等	甲肝、乙肝、大小三阳等会通过准妈妈遗传给胎宝宝，建议治疗好后再怀孕。	70元
尿常规检查	尿色、酸碱度等	在怀孕期间肾脏起到了不可忽视的重要作用，需要对肾脏进行状况检查。	10元
口腔检查	牙周病、龋齿、阻生智齿、残根、残冠	孕期很容易发生牙病，不但给准妈妈带来痛苦，而且服药不慎也会给胎宝宝造成不利影响。	100元
妇科内分泌检查	促卵泡激素等	检查卵巢功能是否正常，是否有病毒感染等。	300元
ABO溶血检查	血型和溶血度	避免胎宝宝出现溶血症。	25元
染色体检查	染色体	检查是否有遗传性疾病，染色体是否有异常。	110元
总计			915元

0029 ABO溶血一定要做吗

如果准妈妈是O型血，那么准妈妈的红细胞里就没有A、B抗原。如果同时准爸爸不是O型血，那么胎宝宝的血型就有可能为A型或B型，这时就有发生ABO溶血的可能性。假设胎宝宝的血型是B型，当他的红细胞进入母体时，准妈妈体内就会产生抗B抗体，而这些抗B抗体就有可能在怀孕或分娩过程中通过脐带进入胎宝宝体内，破坏他的红细胞，从而引起ABO溶血性疾病。由ABO溶血病引起的症状一般也比较轻，通常表现为溶血性黄疸和溶血性贫血。

如果没有分娩过黄疸或水肿宝宝的历史，没有反复流产、早产、胎死宫内的病史，也没有接受过输血的女性，可以查ABO血型。但是不提倡对女性常规筛查抗A或抗B血型抗体，也就是说，没有必要在普通人群中进行常规的ABO溶血检查。

0030 准爸爸也要做孕前检查

健康的宝宝首先必须是健康精子和卵子的结晶，所以准爸爸也不能忽视身体的检查。

项目	目的
精液检查	通过精液的颜色、液化情况、活力等方面确定精子质量。
泌尿生殖系统检查	查看是否有生殖道感染、生殖器官疾病等。
传染病、性病筛查	长时间未做过体检，或曾有过传染病，还应该进行肝病、肺结核、梅毒、艾滋病等筛查，以防对胎宝宝造成伤害。
染色体和血型检查	如果家族有遗传病史或妻子为O型血等情况，还需要做染色体检查和血型检查等。

0031 解读精液报告

去医院检查前，为了采集精液，准爸爸必须停止性生活2~7天，并且不得有手淫等情况，还应禁烟戒酒，忌服对生精功能有影响的药物。

- 正常情况下，一次射精的精液量为2~6毫升。少于2毫升或大于8毫升为异常。
- 精液的pH值正常在7.2~8.0，pH值小于7.0或大于8.0，均视为异常情况。
- 精液液化通常在15分钟内完成，如60分钟还未完全液化应考虑是否有前列腺疾病。
- 精子密度标准应大于2000万/毫升，低于标准为少精子症。
- 精子活力正常值为：正常男性a级精子大于25%，a+b级精子大于50%（a级为快速向前运动的精子，b级为慢速或呆滞向前运动的精子，c级为原地不动的精子，d级为死精）。
- 精子正常形态应大于70%。

0032 准爸爸应避开高温

高温会杀死精子，而且，因为精子需要3个月的时间才能更新，所以，如果准爸爸1月份泡了很长时间的热水澡，可能要到4月份才会产生全新健康的精子。为了保护准爸爸的精子，在尝试怀孕之前的3个月内，不要泡热水澡，也不要蒸桑拿。

0033 孕前莫忘检查牙齿

准妈妈在孕期雌激素会迅速增加，免疫力降低，原本不太严重的牙龈、牙周疾病等也会变得严重，易引发早产或导致新生儿低体重。

准妈妈除了要忍受这些身体上的疼痛外，还会因为牙齿的疾病不能正常进食，胎宝宝和准妈妈都无法得到足够的营养，不利于胎宝宝发育。所以准妈妈应在孕前就消灭这些隐患。值得注意的是，如果准爸爸患有牙周炎，也必将影响精子质量，所以准爸爸也要未雨绸缪，早做检查。

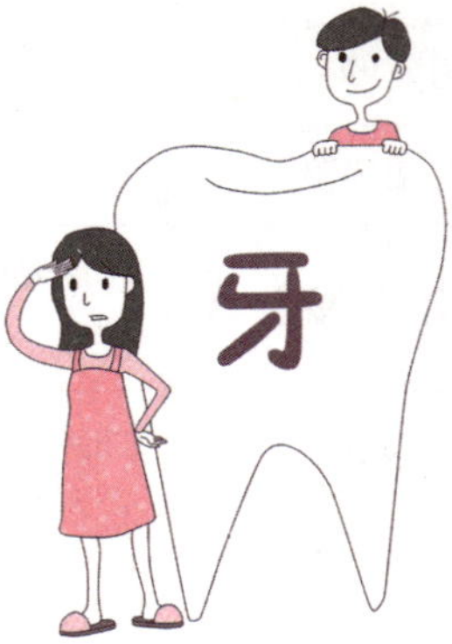

0034 孕前视力检查很有必要

妊娠期间和分娩、哺乳过程中准妈妈视力容易下降，甚至会出现一些和妊娠、分娩相关的眼部并发症，所以孕前的视力检查非常重要。尤其是长期戴眼镜的准妈妈，一定要去查一下眼底。视力检查一般包括眼肌检查、裂灯检查、眼压检查、瞳孔检查、眼底检查。如果做全面的眼部检查，一般花费是200元左右，仅仅检查一下视力一般十几元就够了。

0035 高龄准妈妈孕前检查

高龄准妈妈在孕前可以去妇产医院做个怀孕评估，确认可以怀孕后再进行。高龄准妈妈的孕前检查除了妇科检查、血常规、尿常规等，还包括妇科疾病，尤其是性传播疾病及牙周疾病的检查治疗。还应戒掉不良的生活习惯，多吃蔬菜水果，不要随便吃药，要注意家居清洁。

协和专家告诉你

准妈妈在备孕期间也可以拔牙，但拔完牙后需要最起码1个月的缓冲期再预备怀孕，这期间准妈妈要做好避孕措施。

0036 孕前该不该接种疫苗

准妈妈如果有接种疫苗的需求，应该向医生说明自己的身体情况以及过敏史等，让专科医生决定究竟该不该接种，这是最安全可靠的方法。一旦决定接种疫苗，还应警惕疫苗接种后多久才能怀孕，尽可能避免疫苗接种对胎宝宝的影响。凡有流产史的准妈妈，为安全起见，均不宜接种任何疫苗。

疫苗	接种时间	免疫效果	特别提醒
风疹疫苗	至少在孕前3个月接种	有效率达98%左右，可达到终身免疫	怀孕前未接种疫苗，怀孕早期怀疑可能感染风疹病毒，应尽快到医院做免疫性抗体IgM测定。一旦确定患有急性风疹，医生会劝说终止妊娠。
乙肝疫苗	按照“0–1–6”的程序接种，建议在孕前9个月进行	免疫率可达95%以上，有效期5~9年	部分人在打完第三针后还是不能产生抗体，或者产生抗体的数量很少，还需进行加强接种。如果出现这种情况，最好把接种乙肝疫苗的时间提前到孕前11个月。
甲肝疫苗	至少在孕前3个月接种	接种后8周左右获得良好的免疫力，接种疫苗后3年可进行加强免疫	怀孕后准妈妈抵抗病毒的能力减弱，很容易受到感染，所以接种甲肝疫苗很有必要。
流感疫苗	如果准备怀孕的前3个月正好是在流感疫苗接种期，则可考虑接种。如果已怀孕，应询问医生再做决定	1年左右	流感疫苗毕竟是降低活性的病毒，虽然有效，但并不是打得越多越好。
水痘疫苗	至少在受孕前3~6个月接种	10年以上	由于对水痘–带状疱疹病毒没有特效药物治疗，主要是以预防感染为主，准妈妈在怀孕前后应避免接触水痘患者。

0037 白带异常对怀孕有影响吗

轻度的白带异常不会影响怀孕。白带异常可能由阴道炎所致，此类准妈妈可以怀孕，但是可能受孕率要比没有阴道炎的准妈妈低一些，因为炎症分泌物不利于精子穿透。建议最好能在怀孕之前治好，如果孕期复发阴道炎，准妈妈会很难受，而孕期要顾虑胎宝宝又不方便用药。

0038 不做“糖妈妈”

除少数准妈妈孕前就患有糖尿病以外，随着高龄准妈妈的增多，以及孕期营养过剩、运动缺乏现象的日益严重，患妊娠期糖尿病的准妈妈越来越多。罹患糖尿病，会增加患高血压、受各种感染的风险，重症时甚至危及生命；同时还容易导致流产、胎儿子宫内发育迟缓、畸形儿、巨大儿等，还可能造成高胆红素血症、低血糖、呼吸窘迫综合征等多种新生儿并发症。另外，准妈妈患糖尿病，宝宝成年以后患糖尿病的风险也比其他人大。

如果备孕的准妈妈患有糖尿病，除了要把血糖控制到正常范围，还要排除高血压等糖尿病并发症，这些疾病在怀孕后很容易加重。此外，还要调整用药。首先，在医生指导下，提前1~3个月把口服降糖药（可导致胎儿畸形）换成胰岛素，胰岛素不通过胎盘，不用担心药物会对胎宝宝产生不良影响。其次，停用降血脂、降血压的药物，这些药物可能导致胎宝宝流产、畸形。如果准爸爸患有糖尿病，只需将血糖控制达标即可，尚未有研究表明男性口服降糖药会通过精子对胎宝宝产生影响。

协和专家告诉你

妊娠24~28周，准妈妈要做一次糖筛检查，特别是易患妊娠期糖尿病的准妈妈最好早一点做检查。一旦糖筛异常，必须做糖耐量检查来确诊是否患了糖尿病。

0039 孕前积极治疗痔疮

准妈妈在孕期患有痔疮，会影响孕期情绪，严重的甚至会导致胎宝宝流产、早产或其他产科并发症。此外，随着胎宝宝不断生长，子宫体日益增大，在压迫盆腔的同时，也压迫了直肠静脉，导致腹腔内压力增加，如果痔疮没有得到治疗，此时就会影响胎宝宝发育。由于怀孕期间不利于治疗，所以准备怀孕的准妈妈，如果已经患有痔疮，在怀孕前一定要先去检查治疗。

0040 患哮喘的准妈妈能要宝宝吗

大量资料表明，多数患哮喘的准妈妈都能比较顺利地度过怀孕及分娩期。患哮喘的准妈妈哮喘发作的次数与严重程度大致与怀孕前相似。准妈妈孕前采取有效的措施，控制或预防哮喘发作，可以减少甚至消除哮喘对妊娠的不良影响。另外，在孕前患哮喘的准妈妈尽可能寻找到引起自己哮喘的原因，妊娠时避开这些哮喘原。

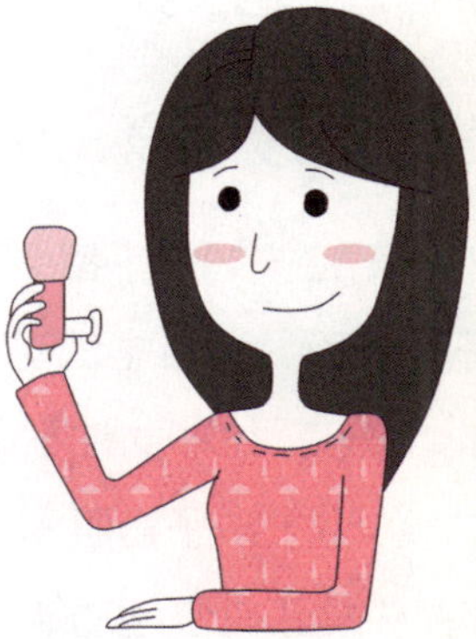

0041 乙肝妈妈可以生宝宝吗

患急性乙肝的准妈妈经过适当治疗和合理调养后，数月内即可获得痊愈。再休养一段时间，等体力完全恢复，即可怀孕。患慢性乙肝的准妈妈首先应该搞清自己病情的轻重程度，再咨询医生决定是否怀孕。如果准妈妈属于病毒携带者，长期随访检查肝功能始终正常，B超检查不提示肝硬化，可以考虑怀孕。

如果乙肝炎症正处于活动阶段，检查肝功能异常，自觉疲乏、食欲缺乏、腹胀等，这时应该避免受孕。如果此阶段怀孕，会使身体负担加大，反而容易导致重型肝炎，危及准妈妈生命，对于胎宝宝的生长发育也不利。乙肝“大三阳”的准妈妈应该在怀孕的第7、8、9月，分别注射1支高效价乙肝免疫球蛋白，以预防乙肝病毒的子宫内感染，利于胎宝宝健康出生。

不孕与不育要辨清

0042 分清不孕不育与怀孕困难

不孕不育，分为不孕症和不育症。一对成年男女在没有采取任何避孕措施的情况下，超过1年以上仍然没有怀孕的，可以认为是不孕。不育则是女方曾妊娠，但因习惯性流产、早产或胚胎停育等原因而不能顺利生育的，由男方原因造成的不育症或不孕症叫作“男性不育症”或“男性不孕症”，一般将其统称为不育症。

怀孕困难，是指夫妻双方在检查均正常的情况下，无法怀孕。此时，放松心情、减轻焦虑是最好的办法。

0043 确诊不育，不可盲目吃中药

不育症夫妇几乎都会采用中医药的治疗，许多医疗机构也开展以中医药为主的不孕不育门诊。但科学证明不孕不育不是一种疾病。在多种病因中，95%以上的病变是器质性病变，比如女性不孕主要病因包括：输卵管阻塞、宫外孕、多囊卵巢综合征、子宫内膜异位症、子宫肌瘤、盆腔粘连等。这些疾病只能通过宫腹腔镜外科手术解决原发病，恢复正常生理功能，才有可能正常怀孕和分娩。

中医的辨证施治能对某些功能性疾病起到一定的调理作用（如精神心理性因素），但不孕症患者应遵循科学治疗不孕不育的原则，不要盲目用药，要先确诊、后治疗，依据不同的病种选用不同的助孕措施。

0044 爱吃胡萝卜也会致不孕

如果准妈妈特别喜欢吃胡萝卜，又想拥有自己的小宝贝，那就要“忍痛割爱”，不能食用过多的胡萝卜。过量的胡萝卜素会影响卵巢的黄体素合成，使其分泌量减少，有的甚至会造成无月经、不排卵、月经紊乱。

0045 治好“隐私病”，更好做妈妈

古话说得好：“百病不占胎。”就是说，女人无论得什么病，都应该能生育。但现实生活中，越来越多的女性承受着不孕带来的巨大痛苦。不管是不是不孕，首先都应调理好身体。一些“隐私病”可能会成为准妈妈怀孕路上的“拦路虎”。

●若准妈妈患有心脏病，应在医生允许的情况下怀孕，不可盲目怀孕。

●若准妈妈患有肝脏、肾脏疾病，怀孕前一定要去医院检查并听取医生的建议，不可贸然怀孕。

●准妈妈治疗阴道炎期间不可怀孕，治愈后不复发方可怀孕。

●盆腔炎会导致输卵管粘连而引起不孕，若已怀孕则无其他影响。但盆腔炎症状若在怀孕期间加重，不能盲目用药，所以在怀孕前最好彻底治愈。

●轻度宫颈糜烂对顺产的影响不大。但中度和重度患者因为糜烂面比较广，宫颈口还存在大量的黏稠分泌物，在分娩时很可能遭到细菌感染，所以怀孕前需治愈或控制。

●患地中海贫血的准妈妈要在专业医生的指导下判断是否适合怀孕，如果一旦怀孕，要对胎宝宝进行检查，若经检查证实胎宝宝有重度地中海贫血，最好终止怀孕。

0046 睡前长时间玩手机不可取

玩手机本身不会导致不孕，但如果长期沉溺其中，就像上网成瘾一样，势必会养成不规律的生活习惯，造成内分泌紊乱。内分泌紊乱会导致排卵功能异常，从而影响准妈妈受孕。

协和专家告诉你

有些准爸爸会把手机长期放到裤兜里，这也可能使精子活力不足，因此，最好改掉这个习惯。

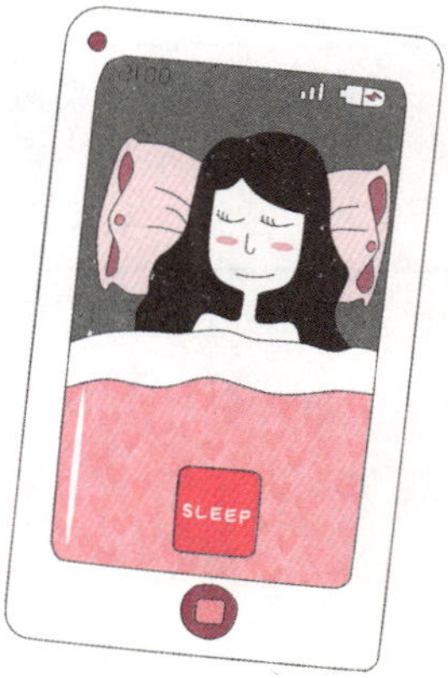

0047 月经不调会导致不孕吗

通常情况下月经不调本身不会导致不孕，但是长时间的月经不调会引起其他并发症，这就有可能会影响生育。月经不调的原因有很多，如果是卵巢早衰、多囊卵巢综合征、子宫肌瘤等，若治疗不及时很可能导致准妈妈不孕。

0048 月经不调对症调理

每个准妈妈体质都不一样，出现月经不调的原因也各不相同。准妈妈可以针对自己的体质对症下药，正确调理月经。

类型	表现	对症调理
血热型	经血色红，有紫块，质黏稠；心胸烦闷，面红口干，尿黄便结，舌红苔黄。	宜清热凉血，可服固经丸、清经散胶囊等。
肝郁化热型	经血色红或紫，口苦咽干，苔薄黄；经行不畅，乳房及小腹胀痛，胸闷不舒，善叹息，嗳气食少。	宜疏肝解郁清热，可服调经止带丸、逍遥丸、丹栀逍遥丸等。
气虚型	经期延长，量多色淡；肢软乏力，心悸气短，小腹空坠，舌淡苔薄。	宜补气摄血，可服补中益气丸、归脾丸等。
血虚型	经期延后，量少色淡；头晕眼花，少寐多梦，面色萎黄无华，舌淡少苔。	宜补血益气，可服妇科调经片、妇科十味片、女金丹丸等。
血寒型	经期延后，色暗量少，小腹冷痛，畏寒肢冷，面色苍白，舌苔薄白。	宜温经祛寒，可服十二温经丸、温经丸等。
气滞型	月经延后，量少色暗有块，小腹胀甚而痛，乳房胀痛，舌质暗。	宜理气活血，可服七制香附丸、调经丸、妇康宁片、妇宝冲剂等。
血瘀型	月经延后，或量少，色紫黑有块，小腹胀痛拒按，或刺痛，血块排出后其痛减轻，舌质紫暗或有瘀点、瘀斑。	宜活血化瘀，可服田七痛经散、妇科回生丸、坤灵丸、鸡血藤膏、桂枝茯苓丸、益母丸等。

0049 为什么胚胎长着长着就不长了

通常，受精卵在孕后40~50天就会长出胎芽和胎心，若没有胎芽和胎心，就意味着胚胎发育异常，胎宝宝停止了发育，就叫胚胎停育。发生胚胎停育可能是人体自然淘汰的结果，比如染色体异常，或者在胚胎发育早期，某些重要的结构器官没有正常发育形成。除此之外，母体免疫系统异常、子宫环境、胎盘内分泌和生殖内分泌因素都会影响胎宝宝早期的发育。

0050 胚胎停育后3~6个月再试孕

准妈妈千万不要在胎停育后3个月内再次怀孕，这样失败的概率很高。建议过3~6个月以后试孕。试孕前要监测体温、黄体功能，做女性激素水平检测，注意要把黄体功能放在检查的第一位。

0051 预防胚胎停育的再次发生

即使不幸地发生了胚胎停育，也不要灰心，只要找出原因，对症治疗，即可避免再次发生。此时要做到：

- 同时接受染色体检查：女方做血型鉴定，男方做生殖系统的检查。
- 补充叶酸：从怀孕前3个月到怀孕3个月，每天补充0.4毫克叶酸。
- 放松心情：紧张、压力会导致机体内分泌的失衡，对于胚胎的健康发育也不利。
- 适当休息：过重的工作负担，会增加早产、流产、死产等的概率。
- 注意流行疾病：在疾病流行期间，尽量避免到公共场所，以免被传染。
- 再次怀孕后要按时产检：一般胚胎8周左右有胎心，胚胎停育现象在8~12周就有可能出现。所以建议8周左右去做B超，如果有胎心，大致可以放心。

协和专家告诉你

胚胎停育多见于高龄准妈妈，此类人群压力大，内分泌易失调，易出现如黄体功能不足等不利于早期胚胎着床和发育的问题。准妈妈怀孕前后一定要把心态调整好，避免过度劳累。

0052 从早期症状辨别宫外孕

正常情况下，精子与卵子在输卵管内相会，形成受精卵。之后，受精卵在输卵管肌肉的蠕动及纤毛的作用下，运行至子宫内“安家落户”，逐渐发育成胎宝宝。如果在中途受到某种因素的干扰，受精卵在进入子宫的途中就会被阻止在输卵管或卵巢、腹腔、子宫颈等处“定居”，形成异位妊娠，即我们平常所说的宫外孕。

宫外孕极早期没有特殊症状，和正常宫内孕没有区别。但是因为生长部位不对，不能摄取到足够的营养，发育到一定阶段胚胎就长不下去了，这时候准妈妈就出现了早期表现：下腹坠痛，有排便感，伴有冷汗，恶心呕吐，一旦破裂，会有撕裂样疼痛。宫外孕早期，有些准妈妈甚至会出现少量阴道出血、白带带血情况。由于腹腔内急性出血，可引起血容量减少及剧烈腹痛，轻者常会晕厥，重者可能会出现休克。

所以，准妈妈用试纸测出自己怀孕后，就要马上到医院做个检查，排除宫外孕的可能。若没有进行检查，并伴有阴道不规则流血或下腹疼痛，则要立即去医院排除宫外孕的可能。

0053 有效预防宫外孕

引起宫外孕最常见的原因是慢性输卵管炎。所以，首先准妈妈应针对炎症进行治疗。其次准爸妈应在双方心情和身体状况最佳的情况下怀孕，这些措施都可有效预防宫外孕。

- 及时治疗生殖系统疾病。炎症是造成输卵管狭窄的罪魁祸首，人工流产等宫腔操作更是增加了炎症和子宫内膜进入输卵管的概率，进而导致输卵管粘连狭窄，增加了宫外孕的可能性。子宫肌瘤、子宫内膜异位症等生殖系统疾病也都可能改变输卵管的形态和功能。及时治疗这些疾病可以减少宫外孕的发生。
- 生活作息良好，不抽烟不喝酒。尼古丁和酒精对准妈妈及胎宝宝都有不良的影响。

0054 发现宫外孕要及时治疗

宫外孕一旦处理不及时，很可能危及生命。一旦发现宫外孕，应依据病情的急重程度不同和有无生育要求积极治疗。宫外孕的治疗包括药物治疗和手术治疗。一般手术会切除发生宫外孕的地方，但往往一侧输卵管发生宫外孕后，另一侧发生宫外孕的概率也很高。如果决定不再生育，可以实施两侧结扎手术；倘若尚未生育，可选择不切除输卵管和卵巢术式，但在疾病突然发作时应立即实施急症手术。早期发现可在B超引导下，向输卵管内的孕囊注射药液或通过腹腔镜做手术。当然，要防止宫外孕的发生，注意经期、产期和产褥期的卫生，防止生殖系统感染最重要。

0055 做了宫外孕手术后要保养

宫外孕手术后2周内适当休息，不做重体力劳动，尽量减少腹压。注意饮食和营养，保证蛋白质的摄入。经常保持外阴部清洁，防止输卵管炎症。注意经期卫生，预防感染。做好避孕，1个月内禁止性生活，以防生殖器官感染。如果手术后有发热、腹痛或阴道分泌物有异味，要及时就诊。

0056 只有一侧输卵管能要宝宝吗

女性身体内有两侧输卵管，而且卵巢轮流排卵，如果一侧切除而另外一侧正常，正常受孕的机会也是很大的。若是没有切除的一侧输卵管也不通畅，则可以考虑做试管婴儿。

协和专家告诉你

宫外孕术后半年之内要避孕，让身体逐渐恢复，同时要经过检查，确定是否具备再次怀孕的条件。

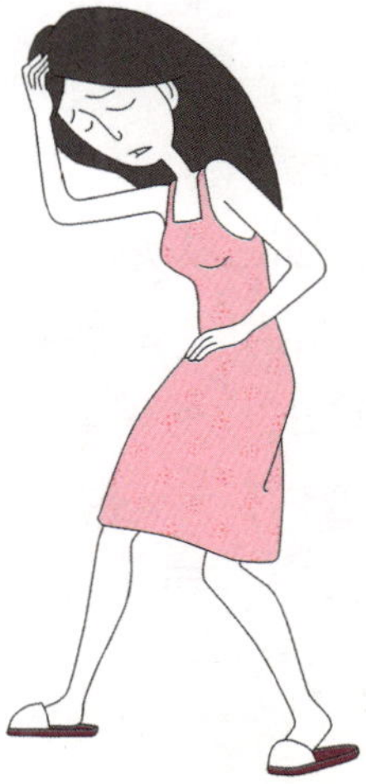

0057 哪些人不宜做试管婴儿

有些准爸爸准妈妈在不得已的情况下，会选择做试管婴儿。试管婴儿技术虽然成熟，却并非人人适合，应慎重选择。如果夫妻双方任何一方有以下症状，都不宜做试管婴儿。

- 提供卵子及精子的任何一方患生殖、泌尿系统急性感染或性传播疾病。
- 提供卵子及精子的任何一方有酗酒、吸毒等不良嗜好。
- 提供卵子及精子的任何一方接触致畸量的射线、毒物、药品，并处于作用期。
- 女方患有不宜生育的严重遗传性疾病、严重躯体疾病、精神障碍等。
- 女方子宫不具备妊娠功能，或有严重躯体疾病不能承受妊娠。

0058 试管婴儿也是健康宝宝

有些不孕夫妇担心试管婴儿长大后会弱智或弱能，这也是他们拒绝做试管婴儿的一大心理障碍。实际上，经过多年的发展，全世界已诞下几十万试管婴儿，早期的试管婴儿也诞下了自己正常健康的下一代，更有大规模追踪调查及研究证实，试管婴儿与自然受孕婴儿在出生缺陷及身智发育上并无显著性差异。

0059 试管婴儿成功率在提高

早期的试管婴儿技术成功率低，但随着科学的进步，技术日益成熟，成功率不断提高。目前国内开展该技术时间比较长，经验丰富的大医疗机构成功率可达40%左右，接近国际先进水平。这个成功率并不是指100对做试管婴儿的夫妇只有40对可成功，而是指做100次手术可能有40次成功的机会，这远比正常夫妇同房受孕的概率高。各医院收费不同，国内目前开展该技术费用平均在每次15000元人民币。

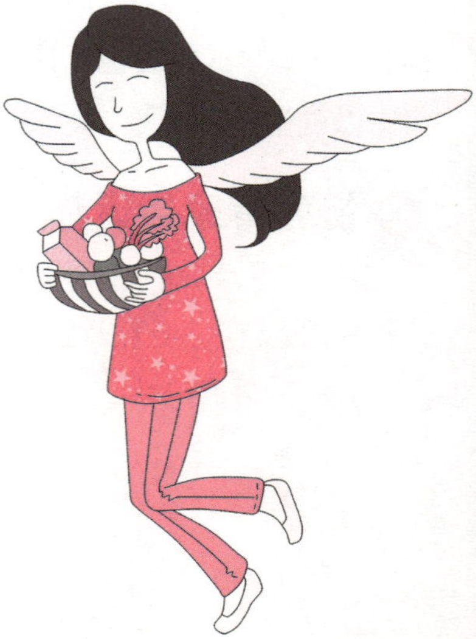

避免先兆流产

0060 最易发生先兆流产的情况

所谓先兆流产是指停经后少量流血，下腹轻微疼痛，宫口未开，胎膜未破，早孕反应仍然存在，胚胎存活，如及时卧床休息和对症处理，妊娠可继续。那么，哪些情况下准妈妈最易发生先兆流产？

- 高龄准妈妈年龄大，卵巢功能逐渐退化，孕育胎宝宝的能力也有所下降。
- 常年在机房工作的准妈妈。电磁辐射、空气污染等都会导致卵子质量下降，出现先兆流产。
- 压力过大会导致内分泌失调，从而引起先兆流产。
- 准爸爸年龄大，精子大量出现染色体异常。多数怀孕前三个月就流产的主要原因是胎宝宝的染色体有缺陷。

0061 如何预防先兆流产

准妈妈一旦怀孕，在孕前3个月一定要注意保胎。尤其是高龄准妈妈，要排除一切可能发生的因素。生活中应做到：

- 不要做过重的体力劳动，尤其是增加腹压的负重劳动，如提水、搬重物。
- 保持心情愉快，情绪稳定。鲜牛奶、橘子、芹菜等高纤维的蔬菜水果，既能补充维生素，还能使心情愉悦。
- 保持会阴部的清洁。怀孕期间阴道分泌物增多，准妈妈每晚都应坚持清洗外阴，必要时可一天清洗两次。
- 均衡的营养。不吃辛辣的食品，尽量少食多餐，保持大便通畅。
- 防止外伤。出门最好穿平底鞋，孕期尽量不要外出旅游，做家务时避免危险性动作，如登高取物。
- 节制性生活。妊娠早期应禁止性生活。妊娠中期可以有适当的性生活，但次数和频率都应少于孕前。

协和专家告诉你

自然流产是一种去劣存优的选择，只有当胚胎发育正常时才能进行保胎治疗。保胎期应作连续监护，如发现异常应及时终止妊娠，而不应盲目保胎。

0062 孕酮、hCG协同作用

孕酮是人体天然分泌的一种孕激素，主要作用是确定卵巢有无排卵及了解黄体的功能。准妈妈如果孕酮低，很可能流产。未婚的女性孕酮低很可能会不孕不育。在孕期，孕酮是支持胎宝宝早期生长发育的一种激素。

hCG就是人绒毛膜促性腺激素，其主要功能就是刺激黄体，有利于雌激素和黄体酮持续分泌，以促进子宫蜕膜的形成，使胎盘生长成熟。hCG在妊娠的前8周增值很快，以维持妊娠。在大约孕8周以后，hCG逐渐下降，直到大约20周达到相对稳定。

hCG和孕酮协同作用，一方面让胚胎获得养分，一方面保证胚胎的安全，所以缺一不可。hCG翻倍不好，胚胎就会缺少养分，可能会发育迟缓甚至停育。孕酮不够，胚胎就会着床不稳，造成出血甚至流产。所以一般在医院检查，若出现以上的问题，除了服药，静养非常重要。静养可以使血流量尽量不分配到四肢，流向子宫的血流就会增加，保证胎宝宝的营养。

孕酮不同时期的正常值（由于不同医院的检验单位有可能不同，以下数值仅供参考）

测定时间	标本	旧制单位正常值	旧→新系数	法定单位正常值	新→旧系数
卵泡期	血	0.2~0.6纳克/毫升	3.18	0.6~1.9纳摩尔/升	0.3145
黄体期	血	6.5~32.2纳克/毫升	3.18	20.7~102.4纳摩尔/升	0.3145
孕7周	血	24.5±7.6纳克/毫升	3.12	76.4±23.7纳摩尔/升	0.32
孕8周	血	28.6±7.9纳克/毫升	3.12	76.4±23.7纳摩尔/升	0.32
卵泡期	血	24.5±7.6纳克/毫升	3.12	89.2±24.6纳摩尔/升	0.32
孕9~12周	血	38.0±13.0纳克/毫升	3.12	118.6±40.6纳摩尔/升	0.32
孕13~16周	血	45.5±14.0纳克/毫升	3.12	142.0±43.7纳摩尔/升	0.32
孕17~20周	血	63.3±14.0纳克/毫升	3.12	197.5±43.7纳摩尔/升	0.32
孕21~24周	血	110.9±35.7纳克/毫升	3.12	346.0±114.4纳摩尔/升	0.32
孕25~34周	血	110.9±35.7纳克/毫升	3.12	514.8±114.4纳摩尔/升	0.32
孕35周	血	202.0±47.0纳克/毫升	3.12	630.2±146.6纳摩尔/升	0.32
绝经期	血	<1.0纳克/毫升	3.18	<3.2纳摩尔/升	0.3145
孕13~36周	血	55纳克/毫升	3.12	171.6纳摩尔/升	0.32
足月妊娠	血	26纳克/毫升	3.12	81.1纳摩尔/升	0.32

0063 认清孕酮、黄体酮

孕酮可使子宫肌纤维松弛，兴奋性降低，减少子宫收缩，有利于受精卵在子宫内生长发育。如孕酮水平不足，则易致流产。黄体酮是一种孕激素类的药物，一旦孕妈妈体内孕酮过低，可以帮助孕酮提升，使孕酮达到标准值。

0064 药补黄体酮不可过量

黄体功能不足者，为了受孕，可从基础体温上升的3~4天，开始注射黄体酮，并不间断地使用9~10周，直到母体可自然分泌孕酮为止。一般情况下，使用黄体酮不会带来危险，但若在孕早期使用大量黄体酮，胎宝宝脊柱、肛门、四肢等部位发生畸形的危险可增加8倍。如果使用人工合成的孕酮，约有18%的女性胎宝宝会男性化。

0065 看懂hCG、孕酮检查结果

情况一：hCG翻倍不好或者孕酮低

若母体血液循环不好，胚胎着床后就难以获得充足的养分。而胚胎如果本身有问题，就难以抓住子宫壁，那么也会造成hCG翻倍不好。而无论是母体问题还是胎儿问题，都有可能导致流产。

情况二：hCG翻倍很好，孕酮下降

这说明胚胎是在正常发育，但是hCG促孕酮的功能不行。出现这个情况，如果有条件就静养，尽量躺，只要孕酮不是特别低，不补充也可以保胎。

情况三：孕酮正常，hCG翻倍不好

这种情况非常少，因为hCG促进孕酮的产生，hCG不好，孕酮一般也就不好了。首先要排除宫外孕的可能，然后就可能是胚胎出现了问题。

情况四：孕酮下降，hCG翻倍不好

hCG不翻倍反而下降，孕酮也在降低，这种情况医生会建议先保胎；如果采取保胎措施后仍然没有起色，也会建议准妈妈尽早放弃。

0066 孕酮低是不孕的重要原因

孕酮是由卵巢黄体分泌的一种天然孕激素，它能促使子宫发育，为怀孕做好准备。缺乏孕激素会导致子宫内膜厚度和营养支持不够，导致受精卵不能很好地附着于子宫内膜，不能获取足够的营养，不利于怀孕。

0067 孕酮缺乏的原因

医学上将孕酮低称为“黄体功能不全”，是指女性卵巢黄体分泌的雌孕激素不足。女性若黄体功能不全，可导致黄体期出血、受精卵着床障碍、女性不孕或流产的发生。造成孕酮缺乏的原因有：

- 先兆流产、宫外孕、早产、闭经、不孕症。
- 卵巢黄体发育不全时，孕酮含量相应降低。
- 肾上腺、甲状腺功能严重失调会使排卵发生障碍，孕酮含量也会相应降低。
- 身体出现胰岛素抵抗。
- 饮食中包含大量糖分，但是缺乏足够的营养。
- 缺乏锻炼，受到某些长期服用的药物的影响。

0068 以食补辅助治疗孕酮缺乏

怀孕后孕酮低怎么办？首先要定期孕检，合理作息，平衡膳食，如有不适就到医院就诊，遵医嘱治疗。同时，可以吃些大豆、猕猴桃、草莓、柚子之类的食物，它们含有较多的植物黄酮，可辅助增加黄体酮。但是应注意，这些食物中的类黄酮不足以纠正缺乏症状，应以医学治疗为主。

协和专家告诉你

孕酮低常表现为：精神抑郁、体重增加、低血糖、月经周期不规律、月经期间血液凝块、阴道干燥、乳房胀痛、甲状腺功能不全等。

生男生女的奥秘

0069 性别由父母的性染色体决定

人体的细胞内均有46条染色体，其中23条来自父亲，23条来自母亲。在46条染色体中，只有2条起决定性别的作用，故被称为“性染色体”。

男性的性染色体为XY，女性的为XX。胎宝宝从妈妈那儿只能得到X染色体，从爸爸那儿可以得到X染色体或者Y染色体。如果从爸爸那儿得到的是Y染色体，胚胎第8周就会出现睾丸发育，将来发育成男孩。如果得到的是X染色体，在胚胎第8周时不会出现睾丸发育，将来发育成女孩。

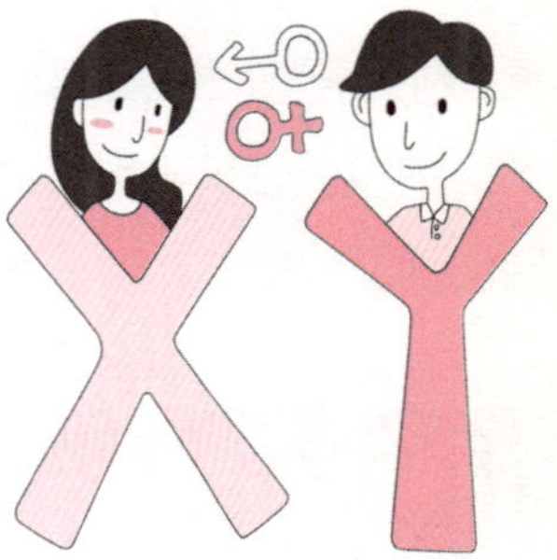

0070 影响生男生女的因素

	因素	原因
易生男宝宝	排卵期	带Y染色体的精子耐力差，易受外界不良因素伤害，存活时间短；带X染色体的精子对不良环境耐力好，存活时间较长；所以越接近排卵期同房，生男宝宝可能性越大。
易生女宝宝	职业	司机、飞行员、潜水员等生女宝宝的概率都特别高。这是因为睾丸受到高温、气压或水压的强烈影响，导致生命力较不强韧的Y精子先行死掉。
	年龄	男性的精子数会随着年龄的增加而减少，所以生女宝宝的概率随着年龄增长变大。同样，女性的年龄越大，子宫内的碱性分泌物逐年降低，生女宝宝的机会也大幅提高。
	精神压力	男性长期精神压力大，会使精子数目减少；女性太紧张会产生强烈的酸性环境，不利Y精子存活。所以，工作压力过大的准爸妈，特别容易生女宝宝。

0071 “转胎药”千万不可用

很多“转胎药”都号称是祖传秘方，其实药物的成分并不明确，准妈妈盲目服用这些毒性或者具有活血化瘀作用的药物，很容易造成大出血、流产或者胎儿畸形。

如果“转胎药”中含有过多的雌激素，会造成男宝宝女性化或者男性假两性畸形，女宝宝患乳腺疾病和子宫恶性疾病的概率也会增加。如果“转胎药”中含有大量的雄激素，则会导致女宝宝男性化或者女性假两性畸形。

目前没有任何一种药物可以控制生男生女，因此育龄女性应该以平常心看待胎宝宝的性别，不要寄希望于通过药物来控制或改变胎宝宝的性别。

0072 勿信饮食决定生男生女

当今，没有任何科学的实验和确切的证据，能证明通过改变饮食酸碱度可以控制胎宝宝的性别。备孕期饮食应该多样化，为了追求宝宝的性别而长期吃一种食物，可能会使人体的营养摄入严重不均衡，影响准妈妈和胎宝宝的健康，得不偿失。

0073 不要迷信“酸儿辣女”

怀孕期间，由于准妈妈身体的内分泌活动较平时有所改变，新陈代谢活动也随之发生变化，继而对消化系统产生了影响。所以会出现例如食欲缺乏、对气味敏感、嗜酸或嗜辣等正常的妊娠生理反应。这与胎宝宝的性别根本沾不上边。

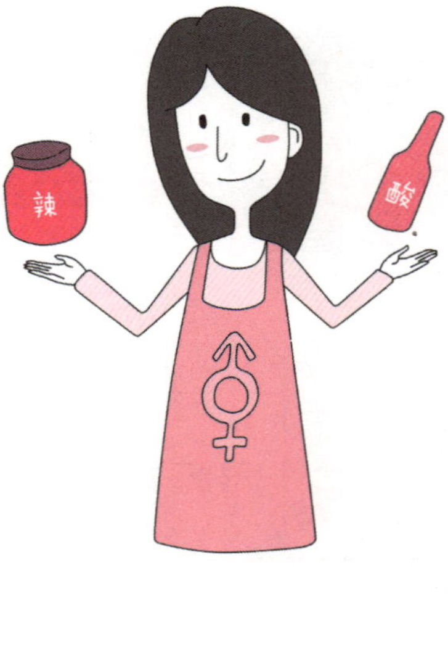

0074 房事体位能决定宝宝性别吗

在自然情况下受孕，生男宝宝和生女宝宝的概率各占50%。有研究表明，房事时的体位能影响宝宝的性别。

若想生个男宝宝，在行房事时男方插入较深，能导致女方性高潮的出现，使子宫颈分泌较多的碱性分泌物，有利于Y精子存活，提高生男宝宝的概率。若想生个女宝宝，就要将精液射到阴道浅部，有意增加Y精子长距离穿越困难，使X精子遥遥领先，抢先和卵子结合。

0075 排卵日同房就能生男孩吗

其实越接近排卵日，阴道和子宫的碱性越强，所以Y精子和卵子结合的概率越高，越容易生男孩；反之，离排卵日越远，则越容易生女孩。

0076 清宫表到底可不可信

清宫表是民间流行的一种测男孩女孩的方法。很多人想要知道清宫表准不准，其实所谓的“准”，大多数时候也仅仅是巧合，毫无科学依据。众所周知，性别是由染色体来决定的。当精子与卵子结合时，性别就已经决定了。如果男性含有Y染色体的精子与卵子结合发育，就会生男孩。所以生男生女不是通过表格能够预测的。

协和专家告诉你

上述内容只是影响生男生女的因素，不足以改变生男生女的概率。所以，准爸妈要知道，不论男孩女孩，生一个健康宝宝最重要！

0077 用小苏打水能生出男孩吗

不管用什么方法去影响生男生女，说到底都是改变阴道酸碱度，从而改变XY染色体的生存状态，以达到生男生女的目的。房事前用小苏打水冲洗阴道，也不外乎是这个原理。准妈妈轻易不要尝试这些方法，使用不当，极易破坏阴道的酸碱平衡，患上阴道炎。

0078 肚子形状能判断宝宝性别吗

民间很多人认为，从准妈妈肚子的形状可以判断宝宝是男是女。怀男宝宝肚子尖，怀女宝宝肚子圆，其实这个说法没有科学根据。实际上准妈妈肚子的形状，很大程度上是由胎儿体位以及准妈妈的体型决定的。胎宝宝在妈妈肚子里会翻转、移动，所以在不同的孕期，准妈妈的肚子会呈现不同的形状。

当胎宝宝在体内翻转时，要么是纵位，要么是横位。横位时，准妈妈的肚子看起来就是圆圆的；而纵位时，准妈妈的肚子就变得尖尖的了。如果准妈妈本身较胖，腹腔内脂肪多，肚子的形状看起来基本都是圆的；而原本体型较瘦的女性怀孕，其肚子的形状看起来就是尖尖的。所以，靠肚子形状判断胎儿性别的说法，实际上并没有科学依据。

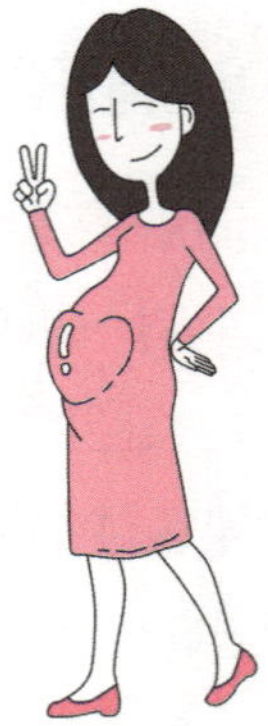

0079 听胎心来分辨男女可信吗

从怀孕一直到生产，对于肚子里宝宝性别的疑惑会始终缠绕着准爸妈。网络上也流行着根据胎心率辨别男女的说法。其实，毫无科学根据。

按照网络上的说法：一般心率在产检5次以上都是140次/分左右，特别是140次/分以下的一般是男孩。在150次/分左右，特别是150次/分以上的女孩占据大多数。事实上，一般胎心正常范围为120~160次/分，那些通过胎心来分辨男女的说法不正确。

0080 孕产数字提前了解

为了迎接宝宝的到来，准爸妈全身心地投入其中。那么，了解一些有关孕产的数字，对实现优生优育和保证准妈妈身体健康十分有益。

	项目	时间
孕期	早孕反应	受孕后40天左右。
	首次孕检	停经1个月内或出现早孕反应时。
	产检	6~7月每月检查1次；8个月后每半月检查1次；最后1个月每周检查1次。
	准妈妈洗澡适宜水温	38~42℃。
	准妈妈整个孕期增加体重	不宜超过12.5千克。
	自然流产	怀孕5个月以内，大多数发生在怀孕3个月内。
	人工流产	停经后2个半月内；7~9周最适宜。
	中期引产	16~24周。
	自觉出现胎动	16~20周。
	胎动最频繁最活跃	28~34周。
	胎动正常次数	每12个小时30~40次，不应低于15次。
	早产发生	妊娠28~37周。
	胎心音正常次数	120~160次/分。
	过期妊娠超过预期天数	14天。
产后	可以下床活动	顺产后24小时。
	可以轻微活动	产后2周。
	可以做一般家务	产后5~6周。
	身体完全恢复正常	产后6~8周。
	可恢复性生活	产后6~8周。
	新生儿开奶	出生后半小时。

遗传之谜

0081 儿子像妈妈，女儿像爸爸

从遗传学角度看，性染色体上同样存在某些特征性基因。性染色体X比性染色体Y大得多，故X染色体上所承载的基因比Y染色体上的要多得多。

男性的性染色体为XY，其中的X染色体来自妈妈，Y染色体来自爸爸。由于Y染色体所含的基因很少，所以儿子像妈妈；而女性的性染色体为XX，其中一条X染色体来自爸爸，另一条来自妈妈，来自妈妈的X染色体往往被来自爸爸的X染色体所“掩盖”，这就是“女儿像爸爸”的奥妙所在。

0082 宝宝智商之谜

与人类智力有关的基因主要集中在X染色体上，妈妈有2个X染色体，而爸爸只有1个，所以妈妈的智力在遗传中占更重要的位置。那么，除了遗传，还有哪些后天因素会影响宝宝的智商呢？

- 母乳：母乳中含有多种促进婴幼儿智力发育的活性物质，特别是对智力发育有重要影响的牛磺酸比例很高。
- 饮食：饮食健康并且饮食有规律的宝宝会更聪明，吃肉过多或贪吃的宝宝智力会减低。不吃早餐的宝宝智力会受到影响。
- 肥胖：身体摄入过多脂肪，会进入大脑，妨碍神经细胞的发育和神经纤维增生。体重超过正常儿童20%的宝宝，在视觉、听力、接受知识的能力方面都会受到影响。

协和专家告诉你

如今，胎教越来越引起人们的关注。科学研究发现，胎宝宝在成长发育的时候，具有惊人的能力，胎教就是为开发这一能力而施行的早期教育。所以，准爸妈要积极地进行胎教，可以听音乐，也可以讲故事等。但是，也要注意在身心愉悦下做胎教，不要让胎教成为负担。

0083 爸妈都不高，宝宝能长高吗

奥地利遗传学家孟德尔认为，妈妈对宝宝身高的遗传作用更大一些。妈妈高，爸爸矮，宝宝多数也比较高，至少不矮。妈妈矮，爸爸高，宝宝多数是中等身材，有可能会偏矮一点。如果爸爸中等身高，妈妈矮，宝宝有可能就是矮个子了。下面提供一组预测未来宝宝身高公式，仅供参考。

男宝宝未来可能身高(厘米)=(父高+母高)×1.08/2(厘米)

女宝宝未来可能身高(厘米)=(父高×0.923+母高)/2(厘米)

0084 宝宝血型与遗传的关系表

人的血型分为A型、B型、AB型、O型等4种类型。通常，根据父母双方的血型以及血型遗传规律，可以推算出宝宝的血型。

血型遗传规律表

父母血型	子女会出现的血型	子女不会出现的血型
O与O	O	A/B/AB
A与O	A/O	B/AB
A与A	A/O	B/AB
A与B	A/B/AB/O	——
A与AB	A/B/AB	O
B与O	B/O	A/AB
B与B	B/O	A/AB
B与AB	A/B/AB	O
AB与O	A/B	O/AB
AB与AB	A/B/AB	O

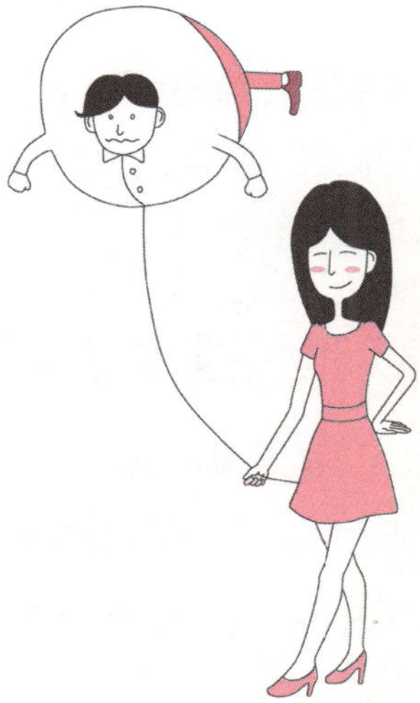

0085 爸爸比较胖，宝宝也会胖吗

爸爸妈妈都较胖，宝宝有53%的可能成为小胖子。如果一方肥胖，宝宝肥胖的概率便下降到40%。其实肥胖完全可以通过后天合理饮食、充分运动改变，所以“爸爸肥胖更容易遗传”的可信度并不高。

0086 肤色是怎样遗传的

一般肤色的遗传总是遵循“中和”色的自然法则。如果爸爸妈妈皮肤较黑，一般不会生出肌肤白嫩的子女；若爸爸妈妈一方白一方黑，那么，很可能会给子女一个不白不黑的“中性”肤色，但也有更偏向一方的情况发生；如果爸爸妈妈皮肤都比较白皙，那么将来也会生出白白嫩嫩的小公主或者小王子了。

0087 怎样生出皮肤白的宝宝

爸爸妈妈都希望生出个白白胖胖的宝宝，特别是本身皮肤偏黑的爸爸妈妈。如果爸爸妈妈皮肤偏黑，准妈妈应该经常食用富含维生素A的食物。因为维生素A能保护皮肤上皮细胞，使宝宝的皮肤细腻有光泽。含维生素A的食物如动物肝脏、蛋黄、牛奶、胡萝卜、番茄以及绿色蔬菜、水果、干果和植物油等。

除了维生素A，准妈妈还可以多吃一些富含维生素C的食物。因为维生素C对皮肤黑色素的生成有干扰作用，从而可以减少黑色素的沉淀。含维生素C丰富的食物有番茄、葡萄、柑橘、苹果等，其中尤以苹果最佳。苹果富含维生素和苹果酸，常吃能增加血色素，不仅能使皮肤变得细白红嫩，更对贫血的准妈妈有极好的补益功效。

0088 宝宝会是大眼睛还是小眼睛

爸爸妈妈眼睛的形状对宝宝的影响是显而易见的，经常会有人对着某个宝宝说：“你的眼睛长得和妈妈一模一样。”是的，眼形是遗传的，而且大眼睛相对小眼睛是显性遗传。所以说，爸爸妈妈只要有一方是大眼睛，生大眼睛宝宝的可能性就会大一些。

协和专家告诉你

如果爸爸妈妈均为高度近视，那么宝宝天生近视眼的概率会更大些。但是即使宝宝一出生并非近视眼，也会受后天环境的影响，而发展为近视眼。

0089 宝宝是双眼皮还是单眼皮

一般来讲，单眼皮与双眼皮的人结婚，宝宝极有可能是双眼皮。而且只要爸爸是双眼皮，就基本上会遗传给子女。所以，一些宝宝刚出生时是单眼皮，成年后又会“补”上像父亲那样的双眼皮。但如果父母都是单眼皮，一般宝宝也会是单眼皮。

0090 宝宝会遗传酒窝吗

宝宝那胖胖的小脸颊有没有可爱的小酒窝，很大程度上是由爸爸妈妈共同决定的。因为酒窝属于显性遗传特征，也就是说，只要宝宝的基因有一个小酒窝的显性基因，宝宝的小脸颊就会出现小酒窝了。

0091 哮喘极有可能遗传给宝宝

过敏性哮喘发病原因错综复杂，是由遗传和环境共同决定的。如果爸爸妈妈有哮喘病史，宝宝患哮喘的机会就会增加。若准妈妈患有哮喘，在妊娠期间则应该尽量减少对已知过敏原的接触，尽可能不吸烟，家中成员也应该戒烟，创造良好的无烟环境。宝宝出生后应避免滥用抗生素，提倡母乳喂养，积极防治呼吸道感染，积极治疗过敏性鼻炎等。另外，肥胖本身就是哮喘的危险性因素，所以在保证宝宝营养的同时，不要过量摄入糖类和脂肪。

0092 如何降低宝宝患哮喘的概率

准妈妈在怀孕期间多吃蔬菜水果，能保护宝宝在日后的生活中免受哮喘侵扰。研究认为，苹果可以帮助准妈妈和宝宝补充维生素A、维生素E、维生素D和锌元素，它们能降低宝宝患哮喘的概率。此外，苹果中的黄酮类化合物也有助于治疗哮喘、支气管炎症等呼吸道疾病。由此可以认为，富含胡萝卜素、锌和黄酮类的蔬菜水果有助于减少宝宝哮喘的发生概率。

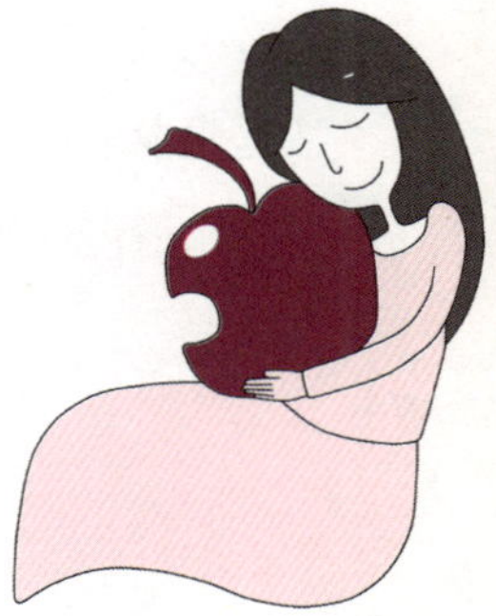

高龄准妈妈备孕

0093 不要“等”成高龄准妈妈

35岁以上第一次妊娠的准妈妈就是高龄准妈妈。女性年龄一旦超过35岁，生育能力就会明显降低，不但卵子容易老化，早产、畸形儿和痴呆儿的发生率也会提高。

女性年龄	不孕率
20~24岁	5.7%
25~29岁	9.3%
30~34岁	15.5%
35~39岁	29.6%
40~44岁	63.5%

协和专家告诉你

高龄准妈妈孕12~13周做一期彩超进行排查，孕14~20周抽血做唐氏筛查，孕20~22周做二期彩超，以排除先天畸形的可能，孕20~24周做羊膜腔穿刺筛查。

0094 高龄准妈妈要做好孕前准备

高龄准妈妈只要从孕前开始加强孕期保健，就有可能把“高龄初产”的消极影响降到最低。高龄准妈妈孕前要做好全面体检，如果正在服用某些药物，也要事先咨询医生是否需要更换。从孕前3个月开始就补充叶酸片，这样可有效降低胎儿神经管畸形的风险。同时也要了解一些孕期知识，调整好自己的心态，避免到时候手足无措。

0095 孕期要勤检查

对于常见的小毛病，像感冒、拉肚子，高龄准妈妈在看病时除了看相关科室，同时也要看妇产科。因为像拉肚子这种小病也可能引起高龄准妈妈的子宫收缩，导致妊娠前功尽弃。

- 进行绒毛、羊水或脐血等检查，以排除胎儿染色体异常的情况。
- 按医生要求进行B超检查，尽早发现胎儿结构异常。
- 有家族遗传性疾病的准妈妈可进行基因及代谢病的产前诊断。

0096 预防妊娠糖尿病

大约有2%~3%的准妈妈在怀孕期间会发生糖尿病，多发生于妊娠的中晚期，一般生产后即可消失，多见于肥胖和高龄准妈妈。患妊娠糖尿病的准妈妈发生早产、难产、巨大儿、先天畸形儿等的概率明显增高。妊娠24~28周是筛查的最佳时期。高龄准妈妈是糖筛的重点检查对象。

高龄准妈妈产下巨婴(体重超过4000克)的概率是适龄准妈妈的2倍。所以高龄准妈妈孕晚期要严格控制体重，避免吃巧克力、可乐、冰淇淋、含糖花生酱或人工添加甜味素的果汁饮料等食物。

0097 提前入院监护

高龄准妈妈发生妊娠高血压、前置胎盘、早产、胎膜早破、妊娠糖尿病、产后出血等并发症的概率明显高于适龄准妈妈。

由于高龄准妈妈身体素质不再处于高峰期，生下的宝宝出现问题的可能性也比适龄准妈妈要大。因此，高龄准妈妈应加强围产期保健，积极处理妊娠合并症及并发症，提前入院监护，确保母婴安全。

0098 选择何种生产方式

高龄准妈妈和双胞胎准妈妈一样属于妊娠高危人群，通常建议剖宫产。但是只要宝宝不过大，胎位正，准妈妈各项指标都无异常，也可以考虑顺产。

35岁以上虽是高龄产妇，但是条件具备的话还是建议顺产，如果超过了40岁建议选择剖宫产。医生会根据每位准妈妈的具体情况来建议。

高龄准妈妈一旦选择剖宫产，术后24小时即可下床活动，在48~72小时后还可以走得更多一些。这样可促进肠蠕动，减少肠粘连、便秘及尿潴留的发生。

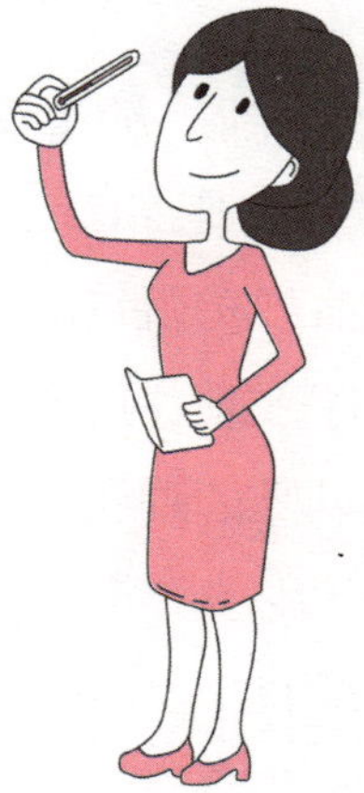

二胎备孕进行时

0099 要有详细的孕前准备

充分科学的备孕犹如高楼大厦的地基一样重要，所以蠢蠢欲动的想“二”族们，想要孕育二胎宝宝，一定要有详细的孕前准备。

●生育能力评估。准备怀孕前到相关医院，根据年龄、健康情况、既往病史、生活方式、职业状况等，进行一个综合的生育力评估。评估是否存在孕前高危生育因素，并根据评估结果积极进行试孕时间调整和进一步孕前检查。

●孕前检查。包括一般体格检查、生殖器官检查、TORCH全套检查、感染类指标、染色体检查等。如有需要，还应进行如甲状腺功能检测、心脏等的检查。

●身体及心理调整。在排除影响受孕的疾病存在的同时，也要积极锻炼身体，调整健康饮食，改变不良生活习惯。

0100 剖宫产妈妈何时要二胎

一般来说，剖宫产妈妈身体完全恢复大约需要2~3年的时间，因个人体质及身体状况的不同会相应延长或缩短。总的来说，间隔3年比较保险。第一胎是剖宫产的准妈妈要第二胎时应该注意：

●在第二次怀孕时一定要按时进行产前检查，平时要注意是否有宫缩、子宫是否敏感、子宫瘢痕部位是否有压痛等现象。

●准妈妈最好提前住院待产。应提前两天住院待产，以便发现问题及时处理。

●再次分娩应以剖宫产为宜。第一次剖宫产术后再孕的准妈妈，第二次分娩有80%做剖宫产，比阴道分娩安全。

协和专家告诉你

生产第一胎后上环的准妈妈要注意，准备孕育第二胎须取出内置环。一般要经过3~6次正常的月经后，损伤的子宫内膜才会得到比较好的修复。也就是说，取环后3~6个月怀孕相对安全。

0101 前一胎早产，何时要下一胎

早产后宜在半年至一年后再怀孕。这样母体才能得到充分的休息和调养，各系统功能恢复正常，才能为胎宝宝提供充足的营养供给，保障胎宝宝在母体内的正常发育和成长。

如果第一次早产是因受精卵异常或患病所致，那么两次妊娠的间隔时间越久，再次发生异常情况的机会就越少。所以，为了妈妈和宝宝的健康，早产后的女性要坚持避孕，母体得到充分的休养后再怀孕也不迟。

0102 助孕两大方案

高龄准妈妈属于孕期的高危人群，比较容易出现妊娠并发症或其他问题，因此在怀孕的过程中更加要注意。在此，针对高龄准妈妈备孕二胎，给出两个方案，助力高龄准妈妈更好备孕。

方案一：让身体处于最佳状态

高龄准妈妈一旦打算要二胎宝宝，最好尽早准备。准备怀孕前要积极治疗身体存在的一些疾病，最好先去做个健康检查。平时不仅要保证充足的睡眠，还要吃得营养健康，给孕育宝宝创造一个良好的生理环境。

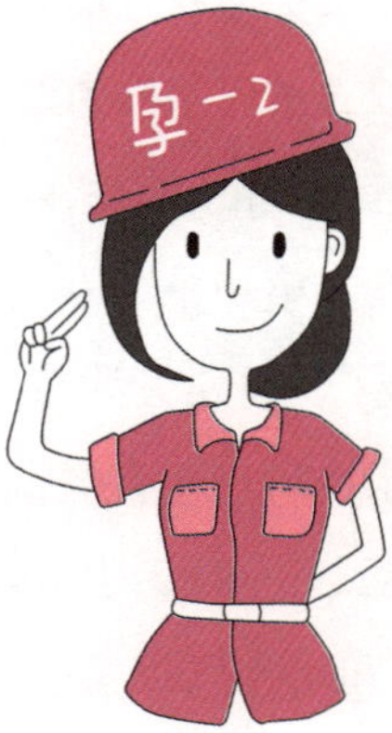

方案二：怀孕后做产前诊断

年龄超过35岁的准妈妈需要进行产前诊断，检查包括母血筛查化验、绒毛膜绒毛细胞检查、羊水穿刺检查、B超检查等。

你必须知道的政策法规

0103 一胎准生证怎么办

现行国家法律规定，男女双方均未生育，经依法登记结婚后，可以自愿安排生育第一个子女。生育第一个子女的育龄夫妻，应当按照下列程序办理《生育服务证》：

●到女方工作单位（无工作单位的到户籍所在地居民、村民委员会）领取《生育服务证》，填写夫妻双方基本情况。

●由双方工作单位（无工作单位的由户籍所在地居民、村民委员会）签署意见并盖章。

●由女方户籍所在地乡（镇）人民政府、街道办事处计划生育主管机关审核批准，并对《生育服务证》统一登记、编号、加盖公章后，交由当事人保存。

0104 哪些家庭可以生二胎

依据《人口与计划生育条例》第十九条第一款第二项规定：国家机关和企业事业单位职工，城镇居民符合下列条件之一，申请生育第二个子女的，可以按计划安排。

（一）夫妻双方均为独生子女的；

（二）夫妻一方为独生子女的；

（三）经市(地)级以上病残儿医学鉴定组确诊第一个子女为非遗传性残疾，不能成长为正常劳动力的；

（四）曾患不育症，依法收养了一个子女后又怀孕申请生育的；

（五）夫妻双方均为少数民族的；

（六）夫妻一方从事矿工井下作业连续五年以上，现仍从事该项工作，只生育一个女孩的；

（七）夫妻一方是烈士的独生子女或者二等乙级以上残废军人的；

（八）夫妻一方系非遗传性残疾或者因公致残失去劳动能力，只生育一个女孩的；

（九）夫妻一方从事外海、远洋捕捞业连续五年以上，现仍从事该项工作，只生育一个女孩的；

（十）再婚夫妻一方只生育一个孩子，另一方系未生育的。

0105 农村户口可以生二胎吗

根据相关规定，女方为农村居民的夫妻，符合下列条件之一的，可以申请生二胎：

（一）一方为独生子女，只有一个孩子的；

（二）只生育一个孩子，男方的其他兄弟均无生育条件的；

（三）男方到无兄弟的女方落户并赡养女方父母，只有一个女孩的（本项规定只适用于女方姐妹中一人）；

（四）男方无兄弟且只有一个姐姐或者妹妹，只有一个女孩的；

（五）双方定居在人均土地五亩以上（以村计算）的沿海垦区，只有一个女孩的；

（六）一方以海洋捕捞为业五年以上，现仍从事海洋捕捞业，只有一个女孩的。

农村居民转为城镇居民但仍在农村居住生活的，以及在小城镇户籍制度改革中由农村居民转为城镇居民的，自转为城镇居民之日起五年内适用前两款规定。

0106 晚婚晚育应该享有的权利

男年满25周岁，女年满23周岁的初婚为晚婚。女年满24周岁以上生育第一个子女的为晚育。那么符合晚婚晚育的人应该享有哪些权利呢？

晚婚奖励：

- 除国家规定的婚假3天外增加婚假15天；双方达到双方享受，一方达到一方享受；晚婚假应当在婚假后连续使用。
- 所享受的休假视为出勤，工资照发，其奖金额由享受者所在单位自行规定。

晚育奖励：

- 给予女方增加产假30天，给予男方护理假7天。女方30天假期应当在规定的产假90天后连续使用。男方7天假期应当在女方产假期间使用。
- 在产假期间办理《独生子女父母光荣证》的，给予女方增加产假15天。
- 难产的（剖宫产），增加产假15天；多胞胎生育的，每多生育一个婴儿，增加产假15天。
- 增加假期期间的工资、奖金照发，其奖金额由享受者所在单位自行规定。

胎教从备孕期开始

0107 什么是胎教

胎教就是对胎宝宝进行各种定时定量的良性信息刺激。比如，准妈妈欣赏美的事物，多与大自然接触，阅读优美的散文、诗歌，听动听的音乐，吃健康的食物，经常抚摸胎宝宝，把胎宝宝当作一个有生命、有思想、有感情的谈话对象，使胎宝宝的感觉更加丰富和充实。同时通过这一系列活动，准妈妈能够心情愉悦地顺利地度过孕产期。

其实，胎教并不是为了生出一个高智商的宝宝，胎教的目的就是让准妈妈和胎宝宝共同体验一次奇妙并且快乐的孕育之旅。在快乐的氛围中完成胎教，实现爱的传递，生出一个健康快乐的宝宝。准妈妈千万不可以为了孕育一个期待中的聪明宝宝，而把胎教当成一项任务，以至于把自己的孕期生活弄得犹如一场冲刺高考的战争。这样不仅准妈妈累，胎宝宝更是无形中生活于充满压力的环境下，反而得不偿失。

0108 胎教让宝宝更聪明

受过良好胎教的宝宝，如果在出生后继续坚持系统的感觉教育，进步会更加迅速：

- 听到音乐很高兴。一听见在胎儿期听过的音乐表现得非常高兴，甚至会随着韵律和节奏扭动身体。
- 情绪稳定。夜里能睡整觉，很少哭闹。
- 说话早。有的宝宝2~3个月就能发“a、u、ba、ma”等音，半岁时会发“爸、妈、爷、奶、姨”等音，1岁时会说2~4个字的词句。
- 走路早。宝宝抬头、翻身、坐、爬、站等动作都早，动作敏捷、协调，走路也较早。
- 小手灵活。手抓、握、拿、取、拍、打、摇、对击、捏、扣、穿、套、绘画等能力强。
- 喜欢看书。学习兴趣高，喜欢听儿歌、故事，喜欢看书、识字。有的宝宝还不会说话，就拿着书要妈妈讲。

0109 胎教越早越益于优生优育

从准备怀孕，准爸妈其实已经开始了胎教，制订详细的备孕计划，养成有规律的作息习惯，吃有营养的食物，进行详细的身体检查，以最佳的状态迎接小生命的到来，这都是胎教。

0110 准爸爸参与胎教宝宝更聪明

备孕时，准爸爸调养好身体，以最佳的状态孕育胎宝宝，这是孕前准爸爸送给宝宝最好的胎教。而到了孕期，准爸爸低沉、宽厚的嗓音总是能让胎宝宝表现得更积极。

准爸爸参与胎教不仅能让准妈妈感受到重视与疼爱，还能唤起胎宝宝的热情，帮助胎宝宝智力发育，使胎宝宝也能感受到愉快的情绪，日后成长为一个快乐的孩子。准爸爸参与胎教，还可以为准妈妈创造良好的孕期环境，关心爱护准妈妈，主动承担家务，陪准妈妈散步，欣赏音乐，一起胎教，并纠正自己的不良生活习惯等，都能间接给胎宝宝以积极影响。

0111 每天什么时候做胎教最合适

广义来讲，胎教从怀孕之初就应该开始。在不影响准妈妈和胎宝宝休息的情况下，随时随地都可进行胎教。到了孕期，有两个时间点最适宜做胎教。

- 中午12点：此时人的视力处于最佳状态，可以清晰地看到美丽的风景，准妈妈可以在这段时间欣赏优美的绘画作品。
- 晚8点左右：这是准妈妈听觉神经最敏感的时间，也是最佳胎教时间。此时最好能和准爸爸一起进行胎教，效果更佳。

协和专家告诉你

胎宝宝也有休息时间，不要无时无刻都逗弄他。音乐、故事类胎教实施时间以10分钟左右为宜。准爸妈要记住，胎教的方式应该以间歇性刺激为好。

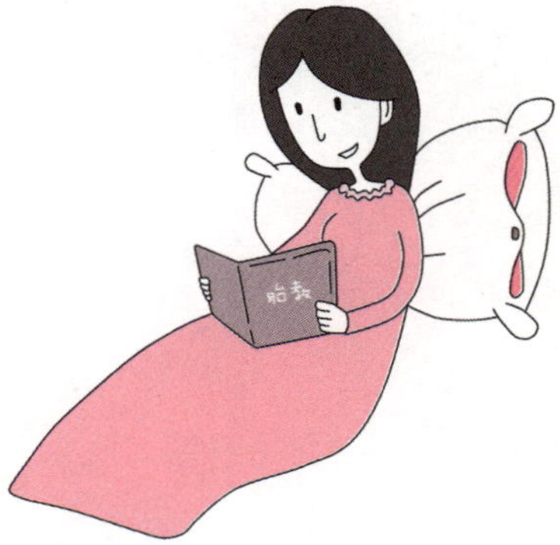

准妈妈

通过阅读本部分内容你可以了解到

- 补充叶酸可预防胎儿神经管畸形
- 叶酸怎么补
- 叶酸吃多了也不好
- 准备要宝宝提前6个月停服避孕药
- 吃了避孕药，宝宝还能不能要
- 吃了感冒药，宝宝还能不能要
- 备孕期就要穿防辐射服吗
- 有过流产史怎么备孕
- 正确的睡姿也有利受孕
- 偏胖偏瘦其实都不利受孕
- 体重多少最适宜受孕
- 孕前就要吃防辐射食物
- 偏爱甜食的准妈妈要忌口
- 孕前排毒、补血都重要
- 要避免X光照射
- 过度疲劳不利受孕
- 备孕前半年内不能染发、烫发
- 素食的准妈妈要适当“开荤”
- 生个孩子得花多少钱
- 一周参考食谱

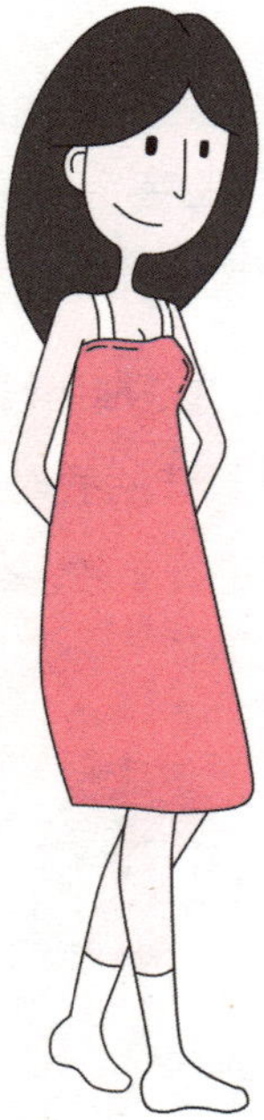

身体与心理准备

0112 算算生孩子得花多少钱

孕产期的主要费用

产检	全程约4000元，但大多数生育保险能报销。
分娩	自然分娩约3000元，无痛分娩约4000元，剖宫产约8000元。
住院	每天150~200元，一周约1500元。
健康俱乐部	参加一些专为准妈妈组织的俱乐部活动，相关费用每月200元左右。

宝宝第1年的主要费用

纸尿裤	质量较好的每片1.2~1.5元，前3个月每天消耗10片。
配方奶粉	普通配方奶粉的售价每罐（800克）在300元左右，进口配方奶粉售价则在300~400元。
就医	宝宝可能会出现发热、腹泻，甚至肺炎等病症，治疗、药物、交通等也是一笔开支。
避免浪费	可以到购物网站购买一些八成新的二手用品（婴儿床、摇篮、小推车），更可以从亲戚朋友那里得到一些旧衣服。一般来说，宝宝出生后会收到亲朋好友送的一些成套的宝宝服、纸尿裤、洗浴用品、毛巾被等，所以，自己只要准备一些小被褥、奶瓶等物品就行了。随着宝宝的生长需要再进行购买，不要准备过多，造成浪费。

哺乳期妈妈的相关费用

营养品	哺乳妈妈对营养素的需要量较高。因选择的营养补充食品品牌不同，相应的费用支出每月200~300元。
保姆	月嫂的费用每月1500~3000元，普通保姆的费用每月800~1000元。

0113 备孕也要穿防辐射服吗

如果备孕的准妈妈长期处在辐射的状态下，自然会有不利的影响。为了对抗辐射，保证胎宝宝的健康，备孕的准妈妈可以穿上防辐射服装。有专家认为，日常生活中的电磁波辐射方向往往杂乱无章，屏蔽布料一旦被加工成服，衣领、袖口等处都有可能成为电磁波辐射的入口。因此，如要选择防辐射服，也要选择有权威机构认定的知名品牌，最好选择能像内衣一样穿在里面的防辐射服。

0114 防辐射服能穿多久，怎么洗

防辐射服一般能用8~12个月，主要有金属纤维面料和银离子纤维面料之分。专家建议少洗或是不洗，如果的确很脏，可以参考下面方法。

- 金属纤维防辐射服大部分可以水洗，但一般不要加洗涤剂，避免揉搓，且只能手洗，不能机洗。
- 银纤维防辐射服不建议水洗。
- 洗后不要拧绞，直接从水中拎起晾干即可。
- 水温不要超过50~60℃。
- 中温熨烫，温度不超过90℃。
- 洗涤时不可漂白。

0115 防辐射服多少钱

目前市面上，防辐射服主要分为肚兜、吊带和马甲三款。大多数准妈妈怀孕初期喜欢穿肚兜，到了中晚期更喜欢穿吊带和马甲。银纤维的肚兜价格在200~400元，银纤维吊带在400~800元，金属纤维马甲在300~600元。准妈妈在购买防辐射服时，特别要注意服装品牌的款式、面料，以及采用的技术。

0116 提前6个月停服避孕药

准妈妈要提前6个月停服避孕药。因为在停药的前几个月，卵巢的分泌功能尚未恢复正常，子宫内膜也相对薄弱，不能给受精卵提供良好的孕床。因而，至少应提前6个月停药，以代谢体内残留的药物，恢复卵巢功能和子宫内膜的周期。此期间可采用避孕套进行避孕。

0117 吃感冒药后发现怀孕怎么办

普通的感冒药对胎宝宝产生的不良影响很小，服药致胎宝宝发育畸形还只是少数，就算以后到一定时期发现有畸形，也不能肯定是因为早期服用感冒药所致。因吃感冒药就认定不能要宝宝的观念不科学，轻易地进行人工流产对准妈妈自身有一定伤害，也存在引起长期并发症甚至不孕的可能。

准妈妈一旦发生这种情况，先保持心情愉快，不要轻易打胎。要先去医院进行专科检查，咨询医生，严格做好孕期的检查，可以在孕19周左右做唐氏筛查，在孕24周左右做四维彩超排畸检查，以确定胎宝宝是否健康。

0118 吃了避孕药，宝宝还能要吗

吃了避孕药还怀上了，是否一定要终止妊娠，夫妇双方一定要到正规医院进行咨询，参考有经验的医生根据具体情况所提出的合理建议，将风险降到最低。

如果要留下宝宝，建议在孕7~13周抽血验1期唐氏筛查，孕11~13周做NT（胎儿颈部透明度检查）。由于有不良药物接触史，建议在孕18~24周进行羊膜穿刺，了解有无染色体异常；孕20~24周需做产前诊断超声，了解胎宝宝有无发育异常。

0119 将宠物长期寄养或送人

准妈妈一旦感染弓形虫，病原可以通过胎盘传染给胎宝宝，直接影响胎宝宝发育，致畸形严重，这已经成为人类先天性感染中最严重的疾病之一。尤其是在孕早期3个月，一旦发生先天性感染，大约40%的胎宝宝可能有严重损害，出现流产、死胎或新生儿疾病。

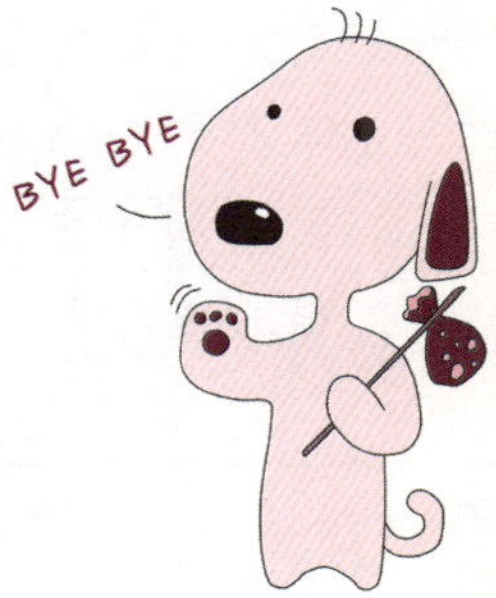

0120 提前了解孕期将经历的事

从打算要宝宝那天起，准妈妈可能就希望对孕期有一个整体的了解，那么下面的这些数据，也许会帮助准妈妈对280天孕期有一个初步了解。

项目	时间
第1次检查	停经1个月后（发现自己怀孕后，最好立即去医院检查）
第1次心跳	5周（120~160次/分钟）
准生证/第1次B超	12周
建小卡	10~12周
唐氏筛查	16~18周
第1次胎动	16~20周（每12小时30~40次，最少不低于15次）
建大卡	24周
三维彩超	24~26周
糖筛	24~28周
过期妊娠	超过预产期14天

胎宝宝的变化	准妈妈的变化
第5周……心脏跳动	第6周……早孕反应
第6周……头部形成	第12周…早孕反应缓解
第7周……唇腭发育	第18周…便秘
第8周……耳朵发育	第20周…水肿
第10周…牙齿形成	第22周…皮肤瘙痒
第12周…声带形成	第27周…初乳分泌
第14周…指纹出现	第32周…腹胀
第22周…指甲形成	第33周…尿频
第24周…眉毛长出	第34周…体重微减
第33周…生殖器官成熟	第37周…食欲好转
第37周…胎宝宝足月	第40周…宫缩、破水或见红

0121 暂时停用香水等化妆品

许多化妆品均是很复杂的化学制剂，特别是美白护肤品有很高的不安全因素。有一些化妆品还能够通过皮肤吸收，进入到血液循环，让卵子受到不良的影响。

备孕期的准妈妈可以选用孕妇专用的护肤品，它们天然无刺激，无副作用，也有利于备孕期皮肤的洁净和保湿补水。

0122 半年内不要染发、烫发

准妈妈如有备孕计划，就提前半年不要染发、烫发。染发和烫发不仅有害于头发、头皮和毛囊，而且会对备孕期的卵子产生致畸的影响。不仅是备孕期，有了小宝宝的准妈妈更不应染发、烫发，轻者也会导致皮炎、皮肤红肿，瘙痒、溃烂，重者会使体内的胎宝宝畸形。

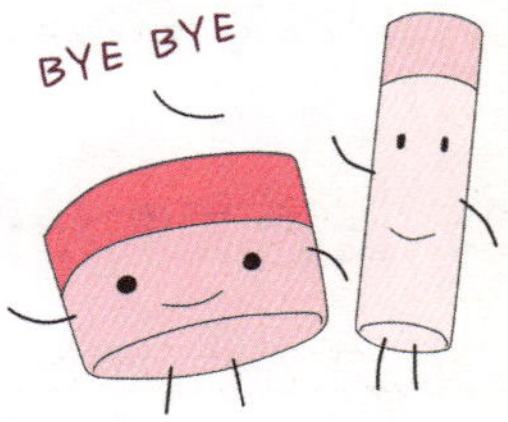

0123 要“好孕”，私处护理很重要

温暖健康的子宫是让受精卵顺利着壁的首要条件。所以想要顺利怀孕，就得保证自己的子宫处于一个温热的状态。

●让腹部保持温热。宫寒已经成为影响都市女性受孕的头号敌人。宫寒的关键就是下半身受凉，会手脚冰冷、痛经等。只有子宫温暖了，气血通了，宝宝才会自然地到来。

●让“她”呼吸新鲜空气。不要再穿紧身裤了，让阴部通风透气，让全身血液畅通，能降低感染妇科病的概率。

●让下半身的血液循环畅通。长时间在办公室里坐着，很多职场准妈妈的下半身盆腔处于瘀血状态，不仅对于心脏和血管不好，还会导致乳房下垂。所以，备孕的准妈妈工作1小时左右就要休息10分钟，可以看看远方，欣赏下办公室里的植物。除此之外，每周还要有一定的运动量，可以游泳、跑步、打羽毛球等。

0124 经期尤其要注意私处卫生

月经期间，由于全身抵抗力下降，容易感染疾病。另外，子宫颈口微张、子宫内膜剥落、阴道酸性分泌物被经血冲淡，从而丧失了抑制细菌生长的自然防御功能，让细菌有机可乘，极易导致生殖器官发炎，严重时甚至造成不育。因此，备孕的准妈妈月经期间必须注意以下几点：

- 勤换卫生巾。每次如厕都要换卫生巾，早晚温开水清洗阴部。
- 忌房事。月经期间最好不要发生性行为，以免细菌进入阴道引起发炎，或由于房事刺激使经血增多或经期延长。
- 洗澡宜淋浴。经期洗澡禁止盆浴，只能淋浴或擦澡。
- 注意下半身保暖。月经期间下半身的保暖更为重要，避免用冷水洗澡、洗头、洗脚。

0125 正确清洗私处

清洗不到位，或清洗过于频繁，都会使私处的安全受到影响。那么，女性的私处应该怎样清洗才是正确的呢？

- 私处每天至少清洗1次。
- 清洗阴部前应先洗净双手，然后从前向后清洗外阴，再洗大小阴唇，最后洗肛门周围及肛门。
- 温水淋浴。如无条件，也必须专盆专用。
- 备孕女性可遵医嘱使用清洗液，平时无需每天使用。

协和专家告诉你

每个月的“那几天”私处湿气太大，容易导致霉菌性阴道炎。平时尽量少使用卫生护垫，勤换内裤。洗澡之后一定要擦干阴部。大小便后，要从前面向后面擦，以免将肛门附近的脏东西带入阴道，滋生细菌。

0126 避免X光照射

备孕的准妈妈在怀孕前4周内最好不要受X光照射，否则会对身体造成伤害，影响受孕。接受X光透视的准妈妈，尤其是腹部透视的准妈妈，过了4周怀孕较为安全。

如果在孕早期，准妈妈还不知道自己怀孕的情况下接受过X线检查，在孕检时就要告诉医生，医生将会通过诸如B超等检查手段，来判断腹中的胎宝宝是否已经受到X光的影响。

0127 孕前尽量不用洗涤剂、肥皂

含有AS或LAS之类的化学物质，可通过皮肤吸收到达输卵管。当准妈妈体内此成分达到一定浓度时，可使刚刚受精的卵细胞变形，最后导致受精卵死亡。据有关部门测定，目前市场上销售的洗涤剂之类物质中含AS或LAS的浓度较高。因此，准妈妈应在月经周期的后半期尽量少用或不用此类物质，以免受精卵遭破坏引起不孕。

0128 想怀孕别用润滑剂

有研究表明，阴道润滑剂不但对精子有害，还会干扰宫颈黏液的作用。正常情况下，阴道自身的酸性分泌物会杀死精子，但排卵前宫颈黏液分泌的碱性物质则会保护精子。

然而，人工阴道润滑剂能够阻挡精子快速进入宫颈黏液，所以精子在进入子宫前就会死在阴道的酸性环境中。

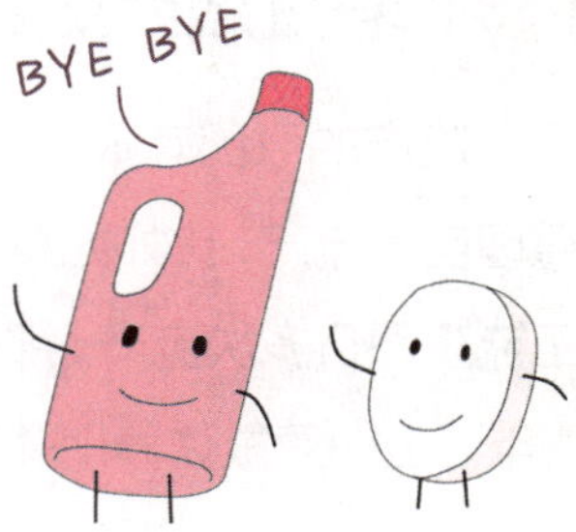

任何一种人工阴道润滑剂，都有一定的潜在问题。所以，准备怀孕的准妈妈尽量不要用。如果阴道分泌物很少，可以试试用温水做阴道润滑剂。水对精子无害，而且也不会妨碍精子到达子宫颈。

0129 过度疲劳不利怀孕

连续夜班、长途旅行、沉迷于夜生活、过度体力劳动、剧烈体育运动、过于集中并持久的脑力劳动等过度疲劳的状况下，均不宜受孕，应选择双方精神饱满、心情舒畅之时受孕。准爸妈要善于安排适宜的生活节律，使受孕氛围轻松，以孕育最健康宝宝。

0130 越轻松，宝宝来得越快

人体内的激素只有在大脑皮层的控制下才能正常工作。如果背负压力，使精神始终处于紧张焦虑的状态，大脑皮层就无法使激素正常分泌，就会抑制卵巢正常的排卵功能，从而使受孕成为一种奢望。准爸妈最好调整好双方的心理状态，在良好平和的状态下受孕。此外，注意不能太劳累，同时尽量避开有毒有害物质。

各种压力常常令职场女性精神紧张，甚至不少人怀疑自己得了“不孕症”而四处打听求子的秘方。其实这种担心是多余的。由于职场女性长期处于紧张焦虑的情绪中，出现了内分泌失调和月经紊乱的状况，于是严重影响了正常排卵，大大降低了受孕的概率。因此，职场准妈妈备孕，更需要缓解工作压力，释放紧张的情绪，让自己在轻松、愉快的氛围中受孕。

0131 有过流产史怎么备孕

流产的原因有很多种，要先弄清楚，才能更好地去备孕。如果是因为身体的原因自然流产，比如妇科问题等，那么一定要积极检查和治疗这些疾病。如果是人工流产而且多次流产，那么需要做一个孕前检查。无论是哪一种流产，都需要经过1年以上的康复休养期才能再受孕。

0132 避免仰卧睡姿

准妈妈采取仰卧睡姿时，子宫的纵轴与床面大约成45°，加上膀胱内尿液的重量，也会向后压迫子宫，使固定子宫的韧带受损，从而造成后位子宫。

后位子宫容易导致痛经、月经量多等问题，严重的甚至导致不孕。此外，准妈妈如果长期采取仰卧睡姿，可因子宫重量压迫下腔静脉，影响下腔静脉血的回流。

0133 右侧睡姿最利怀孕

一般来说，睡姿通常有仰卧、俯卧、侧卧三种，侧卧又分左侧卧和右侧卧。因为我们的心脏在左边，所以左侧卧会压迫心脏，可能引起不适。对于女性来说，合适的睡眠姿势，就是最趋于自然的侧卧位。右侧卧位不会压迫心脏，也不会影响胃肠蠕动，一般情况下要优于左侧卧位。

准妈妈要知道，最利于怀孕的姿势就是向右侧卧。对于备孕准爸爸来说，仰卧位或右侧卧位，既不压迫精囊，也不压迫心脏，有利于休息，对身体最好。

0134 好心情带来好“孕”

心情不好、精神紧张常常导致准妈妈内分泌失调，出现月经紊乱、卵巢排卵障碍，导致不孕。同时紧张也造成子宫和输卵管发生痉挛性的收缩，子宫颈分泌发生异常，从而影响受精，导致不孕。而准爸爸如果过度紧张，则可能出现阳痿、早泄、暂时性的功能障碍，也会影响精子的质量，导致男性不育。

生活中经常可见一些备孕的准妈妈精神高度紧张，整天忧心忡忡、精神焦虑，四处求医，治疗效果往往都不理想。当心里彻底放弃或打算领养一个孩子后，心情放松，不再纠结生育问题时，却意外怀孕了。原因就在于准妈妈心情放松后，内分泌恢复正常，造成不孕的因素解除了，这时就可以顺利怀孕了。

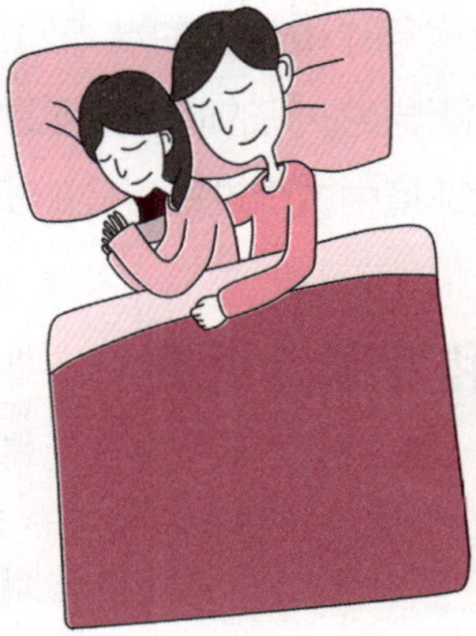

0135 如何判断过敏体质

正在备孕的准妈妈应及时了解自己是否为过敏体质，适时调整，更好地迎接宝宝的到来。下面几种症状可作为备孕准妈妈的参考，如有疑虑，可及时到医院确诊。

- 小的时候皮肤上长湿疹，身上经常发痒，且有疙瘩。
- 经常揉眼睛、抠鼻子、流鼻涕、打喷嚏，连续打喷嚏是更为明显的症状。
- 有青眼圈。
- 哭的时候眉毛处泛红。
- 多汗、多动、夜惊、易感冒。
- 跑步或者大笑以后会咳嗽。
- 晚上睡觉，刚睡下半小时到两小时经常容易出汗。
- 活动的时候精力很充沛，但是走路或上楼梯的时候容易气喘。
- 有家族病史。爸爸妈妈或兄弟姐妹有过敏病史。

0136 如何防过敏

宠物身上的毛发会成为加重过敏体质病情的罪魁祸首，因为毛发本身就是由蛋白质组成，对于人体而言，其本身就是一种异物。

除了送走宠物，准妈妈还要做的是清洁家居、隔离过敏原。现在就给家里做一个彻底的打扫和清理吧！吸尘器会是一个不错的帮手。清洁完把过敏原打包，如地毯、抱枕、填充毛绒玩具一类的。对于一些没有办法避免的物件，可以用高温处理，经常晒晒或者煮沸。除此之外，真空包装也是不错的收纳这些物品的方式。

拥有多年过敏体质的准妈妈都知道，温度和湿度对于吸入性过敏的人是两大伤害，尤其是湿度较高的时候更容易滋生细菌。因此，利用除湿机、空气净化器等设备，可以从大环境中减少过敏反应的机会。

协和专家告诉你

过敏体质的准妈妈需补充维生素C和黄酮素，这主要是因为维生素C有抗组织胺的效果（组织胺是很重要的诱发过敏物质），而黄酮素可以阻碍组织胺的释出。

0137 孕12周不能再吃药了

过敏体质的准妈妈一旦怀孕，12周以内要严格忌药。因为在这个阶段胎宝宝各种器官都在发育，任何外界的阻碍都可能造成发育不良或者是畸形儿的出现。

除了有哮喘的准妈妈一定要遵照医师的指示服药外，其他过敏症状的准妈妈可以用喷雾等进行保守的局部性治疗。

0138 户外花粉要远离

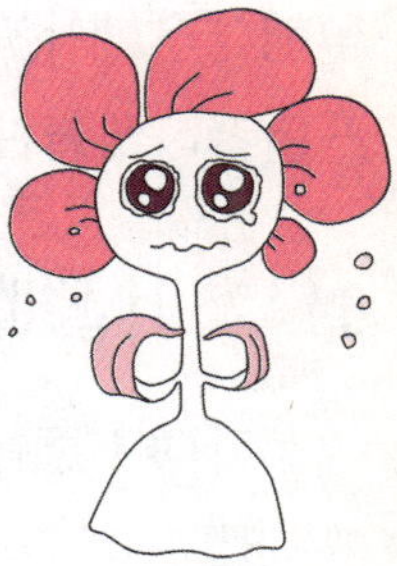

有花粉过敏史的准妈妈要严格远离花粉，尤其是在孕晚期更不要接触花粉一类的物品。有研究发现，在孕晚期接触花粉的准妈妈，宝宝患哮喘的可能性会大大增加。

0139 食用海产品时需小心

不只是螃蟹，大多数海产品在食用的时候都要小心。因为虾蟹类海产品含有较多的组氨酸，会分解成组胺，容易引发过敏。有过敏体质的准妈妈，特别是有荨麻疹、过敏性哮喘和过敏性皮炎的准妈妈要特别注意。

此外，鲍鱼、田螺及鲍贝也容易引发过敏。除此以外，准妈妈还要避免食用辛辣刺激性的食物，动物肉、肝、肾、蛋类等都应熟透再吃。

0140 切勿滥用“多仔丸”

因为求子心切，或因为想要双胞胎，很多准妈妈会考虑服用促排卵药。“多仔丸”就是一种促排卵药物。

“多仔丸”的学名为克罗米芬，在医学上被称之为“促生性排卵药物”，属于激素类药物。一般用于治疗女性患者因不排卵而造成的不孕症。

正常女性使用“多仔丸”有很大的副作用，容易导致内分泌紊乱。而且“多仔丸”使用不当，胎宝宝容易早产。

营养准备

0141 叶酸利于胎儿神经管发育

叶酸是一种B族维生素，对细胞的分裂、生长及核酸、氨基酸、蛋白质的合成起着重要的作用。因此叶酸是胎宝宝生长发育中不可缺少的营养素。准妈妈若不注意孕前与孕期补充叶酸，会影响胎宝宝大脑和神经管的发育，有可能造成神经管畸形，严重者可致脊柱裂或无脑畸形儿。

0142 叶酸吃多了也不好

叶酸不是补得越多越好，更不能滥补。无叶酸缺乏症的备孕女性，每日服用叶酸的剂量在400~800微克，最多不宜超过1毫克。目前市售的叶酸片有两种规格，一种为400微克的小片，一种为5毫克的大片。小片适用于孕妇，大片适用于治疗叶酸缺乏所致的贫血。准妈妈购买和服用叶酸之前要咨询医生。

0143 富含叶酸的食物

了解了叶酸的好处，知道了补充叶酸对孕育宝宝的重要性。那么，生活中哪些食物富含叶酸，最利于孕育健康宝宝呢？

类别	食物
绿色蔬菜	莴苣、菠菜、西红柿、青菜、扁豆、豆荚、蘑菇等。
新鲜水果	橘子、草莓、樱桃、香蕉、柠檬、桃子、葡萄、猕猴桃、梨等。
动物食品	动物的肝脏、肾脏，禽肉及蛋类，如猪肝、鸡肉、牛肉、羊肉等。
豆类、坚果类食品	黄豆、豆制品、核桃、腰果、栗子、杏仁、松子等。

0144 别同时服用叶酸和维生素C

很多准妈妈怀孕后，因怕营养缺乏，在补充叶酸的同时还服用一些维生素C制剂。殊不知，叶酸在酸性环境中易被破坏，而维生素C制剂要在酸性环境中才能比较稳定。如果在吃含叶酸的食物或叶酸补充剂的同时，服用维生素C制剂，由于两者的稳定环境相抵触，因此吸收率都会受影响。补充叶酸和维生素C，两者之间最好间隔1小时以上，不要同时服用，以免事倍功半。

0145 孕前就要开始补钙

很多人以为，补钙是怀孕后的事，其实不然。首先，准妈妈本来就有可能钙摄入不足；其次，储备钙质要从孕前开始。怀孕后，准妈妈骨骼里的钙质会大量转移到胎宝宝的身体里，满足胎宝宝骨骼的发育需要，这样会大量消耗自身的骨钙。

中国营养学会推荐，中晚期准妈妈每天摄入钙量应为1000毫克。整个妊娠期间，准妈妈都要特别注意补钙。所以，最理想的补钙时机应该从准备怀孕时开始，这样才能做到有备无患。

协和专家告诉你

5条钙补充剂选择的“金标准”：①合适的钙元素含量。②含有适量维生素D。③安全可靠，适宜人群广泛。④具有经循证医学验证的临床效果。⑤服用方便，性价比高。

0146 孕前怎么补钙

孕前妈妈钙量充足，小宝宝出生后较少出现夜惊、出牙迟、烦躁及佝偻病等缺钙症状，而准妈妈也能缓解小腿抽筋、腰腿酸痛、骨关节痛、水肿等孕期不适，还能预防骨质疏松。补钙需要持之以恒，才能收到明显的效果，而且补钙的方式也十分重要。

多喝豆浆和牛奶，多吃蔬菜肉类等含钙量高的食物。如果准妈妈懒得计算食物中的钙含量，也没时间顿顿准备补钙大餐，或者害怕大量摄取食物的同时，摄入大量的热量，那么建议按照科学的方式补充钙制剂，这样既补足了钙，又省却了许多麻烦。

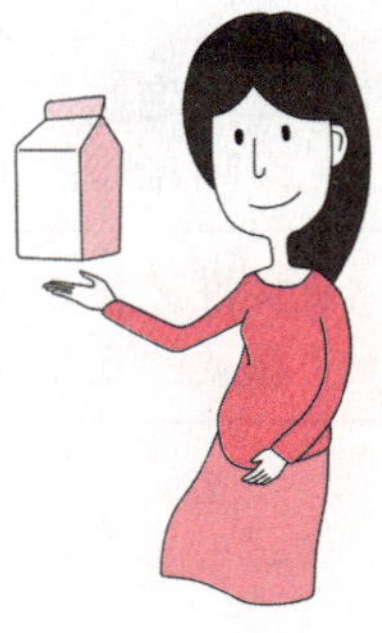

0147 孕前补碘储备智力营养素

碘堪称智力营养素，孕前补碘比怀孕期补碘对胎宝宝脑发育的促进作用更为显著。所以，准妈妈最好能检测一下尿碘水平，以判断身体是否缺碘。缺碘准妈妈宜在医生的指导下，服用含碘酸钾的营养药，或者食用含碘盐及经常吃一些富含碘的食物，如紫菜、海带、海参、蛏子、干贝等，以满足体内碘的需求，从而促使胎宝宝大脑得到充分发育。

0148 备孕时不能吃的食物

日常生活中，准爸妈还要养成良好的饮食习惯，避免食用不利受孕的食物。生活中做个有心人，才能养出健康身体，迎接宝宝的到来。

食物	原因
大蒜	大蒜有一定的杀灭精子的作用，备孕期如食用过多，对生育有着不利的影响。
酒	酒里的乙醇会导致生精功能发生改变，雄性激素分泌不足，最终导致男性不育，即使生育，下一代发生畸形的可能性也较大。女性饮酒可导致月经不调、闭经、卵子生成变异、无性欲或停止排卵等。
烤肉	经过调查和现代医学研究，爱吃烤牛羊肉的少数女性所生的畸形儿都是弓形虫感染的受害者。
过量葵花子	葵花子中的蛋白质部分会抑制睾丸成分，影响正常的生育功能，故备孕期夫妻双方都不宜多食。
过量咖啡	研究显示，适量的咖啡因（一天少于300毫克，或2~3杯咖啡的咖啡因含量）不会影响女性的生育能力。但是如果一天摄入多于300毫克，会比在这水平下的女性花更多的时间才能怀孕。所以备孕女性应控制每天喝咖啡的量。
胡萝卜	女性进食过量胡萝卜后，胡萝卜素在体内大量积蓄，易引起闭经和抑制卵巢的正常排卵功能。因此，正在备孕的准妈妈不宜过量吃胡萝卜。

0149 孕前吃点黑木耳、海带

准妈妈要少吃辛辣肥腻的食物，以免“藏毒”。而打算怀孕的准妈妈，最好在孕前好好排一下毒，以免让毒素在体内积聚过久。

- 动物血：动物血液中的血红蛋白被胃液分解后，可与侵入人体的烟尘和重金属发生反应，提高淋巴细胞的吞噬功能。
- 韭菜：韭菜的膳食纤维可助吸烟饮酒者排出毒素。
- 鲜蔬果汁：它们所含的生物活性物质能阻断亚硝胺对人体的危害，有利于防病排毒。
- 海藻类：海带、紫菜等所含的胶质能促使体内放射性物质随大便排出。
- 豆芽：能清除体内致畸物质。

0150 多吃红枣、黑豆补补血

备孕期间吃红枣，中医认为可以补血补铁、安神养血，建议备孕期间每天吃7颗红枣。除了红枣外，阿胶、当归、枸杞子、桂圆肉、黑豆、黑木耳、黑芝麻等，补血养颜效果也都非常好。

协和专家告诉你

准妈妈要注意多喝烧开后自然晾温的白开水，这样的水具有独特的生物活性，少喝含咖啡因、色素、香精等人工制作的饮料。

0151 注意补充水分

身体有了充足的水分，可以帮助清除体内的各种代谢物，增强免疫功能和抗病力，特别是在夏季，尤其要注意补水。备孕的准妈妈有良好的补水习惯，才能排出体内毒素，为胎宝宝提供一个良好的生长发育环境。

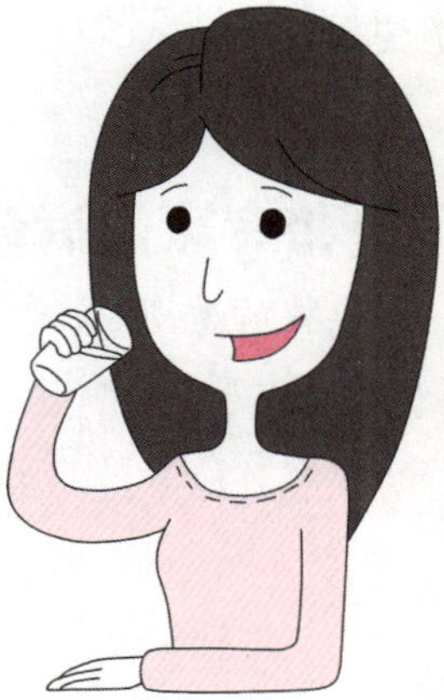

0152 偏瘦偏胖都不利受孕

过于骨感的女性容易营养不良，子宫内膜就像一片贫瘠的土壤，受精卵很难着床。太胖的女性排卵会不正常，除了卵子数量会减少外，卵子发育会缓慢，受精卵也不容易在子宫内膜上着床。肥胖有时还会导致女性雌激素水平降低，雄激素水平升高，不容易受孕。要想成功怀孕，偏瘦的准妈妈要注意加强营养，偏胖的准妈妈要注意控制体重。

0153 怀孕前体重多少最合适

BMI指数，即体重指数：体重指数（BMI）=体重（千克）/〔身高（米）^{2}〕。健康的体重指数在18.5~24.9之间，BMI ＜ 18.5则为消瘦，BMI ＞ 25则为超重或肥胖。

但对于中国人来说，骨骼比西方人小，所以中国肥胖问题工作组专门制订了更适合中国人的标准，即中国人健康的体重BMI在18.5~23.9之间，当BMI ＞ 24时则为超重或肥胖。举例来说，某女士，身高162厘米，体重64千克，则其BMI = $64/1.62^2$，数值为24.4，为超重。

0154 素食的准妈妈要适当“开荤”

女性经常食素，会对体内激素分泌造成破坏性影响，严重的甚至可能导致不育。所以准备怀孕的准妈妈，即使平时只吃素，现在也应当吃些荤菜，这样才能营养均衡，为宝宝的生长提供一个良好的生理环境。

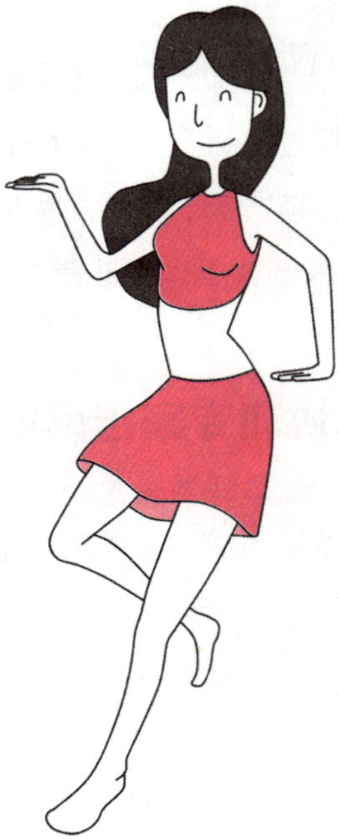

协和专家告诉你

偏胖的准妈妈减肥不能操之过急，一定要循序渐进。研究显示，一年内体重下降超过10%，就有可能导致月经紊乱。

0155 芝麻酱可防胎宝宝畸形

芝麻酱有抗氧化、防畸变、健脑、护心降脂、补钙、养血等功效。芝麻酱吃法多样、可甜可咸，可以与主食搭配，拌面条、抹馒头、掺在粥里等。芝麻酱也可做蘸料或拌菜吃，还能用来拌馅料。要注意的是，芝麻酱热量较高，准妈妈每天吃1勺，大约20克即可。

0156 孕前不吃棉籽油

如果备孕的准妈妈长期食用棉籽油，其子宫内膜及内膜腺体就会逐渐萎缩，导致子宫变小；子宫内膜血液循环量逐年下降，不利于受精卵着床。即使受精卵已经着床，也会因营养物质缺乏，使已植入子宫内膜的胚胎或胎宝宝不能继续生长发育，甚至出现死亡现象。所以，有食用棉籽油习惯的准妈妈，最好从现在开始就换用其他食用油。

0157 多吃抗辐射的食物

生活在城市中的准妈妈难免要被迫接受各种辐射，下面这些食物可以帮助准妈妈抵抗辐射，强健身体。

- 西红柿、西瓜、橘子、猕猴桃、鲜枣。
- 油菜、芥菜、卷心菜、萝卜、海带、西蓝花、胡萝卜、菠菜、蘑菇。
- 动物肝脏、鱼肝油、鸡肉、鸡蛋黄、芝麻。
- 豆类、橄榄油、葵花子油。

0158 备孕期要少吃甜食

甜食含有高脂肪、高卡路里，经常吃甜食会导致体重增加，增大患糖尿病和心血管疾病的风险。同时，大量吃甜食会引起蛀牙，这对怀孕会有不利的影响。因此，准备怀孕的准妈妈最好少吃甜食，可以吃水果来解馋。

一周食谱参考

0159 骨汤奶白菜 补钙

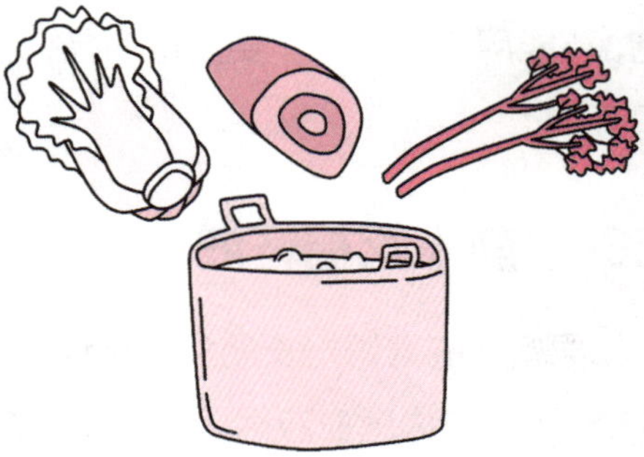

原料：

奶白菜1棵，猪里脊肉100克，香菜2棵，骨头汤、盐、香油、水淀粉各适量。

做法：

❶将猪里脊肉洗净，切丝；香菜择净，切段；奶白菜洗净，对半切开，焯水后装盘。❷锅中倒入适量骨头汤烧开，再放入肉丝打散，加盐、水淀粉，再放香菜，淋香油。❸将做好的汤浇在奶白菜上即可。

功效：

骨头汤可以补充钙质，搭配奶白菜能更好地促进钙的吸收。

0160 鱿鱼炒芦蒿 补充叶酸

原料：

鲜鱿鱼1条，芦蒿1把，葱段、姜丝、盐、香油、料酒、植物油各适量。

做法：

❶鱿鱼去头，洗净切丝，汆水捞出；芦蒿择洗干净，切段。❷油锅烧热，下入葱段、姜丝爆炒，再放入芦蒿煸炒至变软，加入鱿鱼丝、盐、料酒，稍加翻炒，淋上香油，出锅装盘即可。

功效：

此菜既含蛋白质又富含叶酸，能为受精卵的着床以及胚胎的快速发育提供充足的营养。

0161 鸭肉白菜 提高免疫力

原料：

鸭肉250克，白菜300克，料酒、姜片、葱花、盐各适量。

做法：

❶ 将鸭肉洗净，切块；白菜择洗干净，切段。❷ 将鸭块放入锅内，加水煮沸，撇去血沫，加入料酒、姜片，用小火炖至八分熟时，将白菜段倒入，一起煮熟，加入盐、葱花调味即可。

功效：

鸭肉有滋阴养胃、利水消肿的作用。备孕女性吃此菜能提高身体免疫功能，加强抗病能力。

0162 鸡血豆腐汤 补铁

原料：

豆腐600克，熟鸡血50克，熟瘦肉、胡萝卜各20克，水发黑木耳10克，鸡蛋半个，高汤、香油、盐、葱花各适量。

做法：

❶豆腐、鸡血洗净，切条；黑木耳洗净，切丝，肉、胡萝卜切丝。❷锅内放高汤，下入所有原料。❸烧开后，撇去浮沫，加入香油、葱花、盐即可。

功效：

动物血是最好的补铁食品之一，而且容易消化。在保证食品卫生安全的前提下，可为准妈妈选用。

0163 香蕉蜂蜜粥 排毒

原料：

香蕉2根，大米100克，蜂蜜适量。

做法：

❶香蕉去皮，切片；大米淘洗干净。❷将大米放入锅中，加适量水，大火煮沸，调至小火，煮15分钟。❸放入香蕉，煨5~10分钟。粥微凉后，加入适量蜂蜜即可。

功效：

香蕉富含钾和维生素，有利于准妈妈排出体内多余水分和通便，是很好的孕前排毒食物，也适合整个孕期食用。

0164 牛奶炖木瓜雪梨 开胃

原料：

鲜牛奶2袋（500毫升），雪梨、木瓜各1个，蜂蜜适量。

做法：

❶雪梨、木瓜分别用水洗净，去皮，去核（子），切块。❷将雪梨、木瓜放入锅内，加牛奶和适量水，先用大火烧开，再改用小火炖至雪梨、木瓜软烂，加入蜂蜜调味即可。

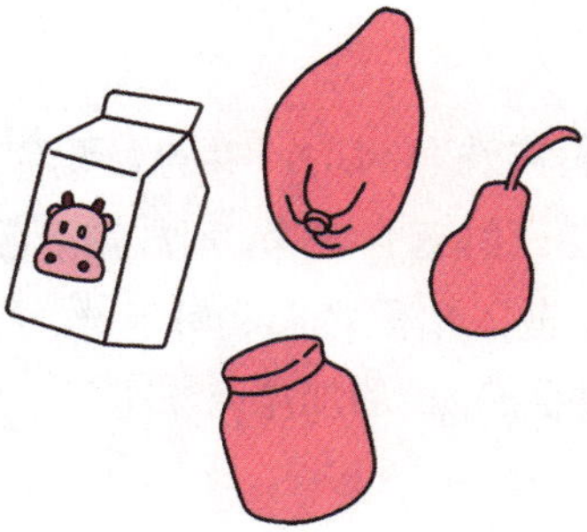

功效：

木瓜、雪梨与牛奶同炖，不仅开胃，给备孕女性带来新鲜的口感，还具有双重美白的作用。

0165 凉拌素什锦 补充维生素

原料：

海带丝、胡萝卜、豆腐干、莴笋、洋葱各30克，竹笋丝、芹菜各50克，盐、白糖、香油各适量。

做法：

❶竹笋丝、海带丝一起放入沸水中焯一下，然后捞出。❷豆腐干、胡萝卜、莴笋、芹菜、洋葱均洗净切丝。❸将所有原料同置于盘中，依个人口味逐加调味料浇在其上，食时拌匀即可。

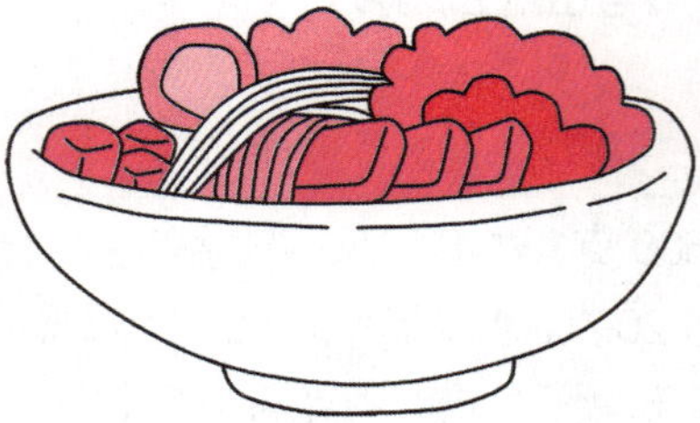

功效：

此菜品鲜嫩味美，清淡素雅，营养全面，既补碘又补充维生素。

0166 百合炒肉 补益五脏

原料：

猪里脊肉200克，鲜百合1个，红椒片、盐、蛋清、水淀粉、植物油各适量。

做法：

❶猪里脊肉洗净，切片，用盐、蛋清、水淀粉抓匀；鲜百合洗净，掰成瓣。❷油锅烧热，放入猪里脊肉和鲜百合、红椒片，翻炒至熟，然后加盐调味即可。

功效：

百合口感爽脆，而且有补益五脏、养阴清热的作用，与肉片搭配，可以去除肉片的油腻，使整道菜更爽口，非常适合备孕女性食用。

0167 芦笋蛤蜊饭 预防便秘

原料：

芦笋3根，蛤蜊肉150克，海苔丝、姜丝、大米、醋、白糖、盐、香油各适量。

做法：

❶将芦笋择洗干净，切段；蛤蜊肉洗净后加水煮熟；大米洗净。❷将大米放入电饭锅中，加适量水，用姜丝、醋、白糖、盐拌匀，再把芦笋铺在上面一起煮熟。❸将米饭盛出，放入蛤蜊肉、海苔丝，加香油拌匀即可。

功效：

芦笋含丰富的叶酸和膳食纤维，是孕前补充叶酸的佳品；还能促进备孕女性的新陈代谢，预防便秘。

0168 洋葱汤 助消化

原料：

鲜牛奶1袋（250毫升），洋葱1个，橄榄油、盐各适量。

做法：

❶洋葱洗净去蒂切丝，用橄榄油炒香；加水，以小火慢慢熬出洋葱本身的甜味。❷待洋葱软烂后，加入鲜牛奶煮沸，加盐调味即可。

功效：

洋葱和橄榄油都是健康食品，能改善和调节备孕女性身体各种系统功能。

0169 牛奶粥 补虚损

原料：

大米100克，鲜牛奶1袋（250毫升），黑芝麻适量。

做法：

❶将大米淘洗干净，放入锅中，加入适量水，大火煮沸。❷然后转小火煮15分钟，加入鲜牛奶，稍煮后撒上黑芝麻即可。

功效：

此粥香甜可口，有补虚损、益脾胃、生津润肠的作用。

0170 胡萝卜菠萝汁 增强免疫力

原料：

胡萝卜半根，菠萝半个。

做法：

❶菠萝去皮，切成小块，用淡盐水浸泡30分钟，取出冲洗干净；胡萝卜洗净，切小块。❷二者一起放入榨汁机，加入1杯纯净水榨汁即可。

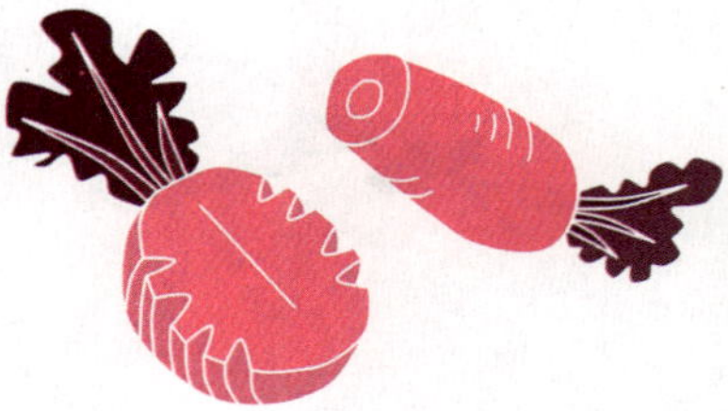

功效：

胡萝卜菠萝汁含有丰富的胡萝卜素，能加强机体免疫力，还能让准妈妈拥有明亮的眼睛。

准爸爸

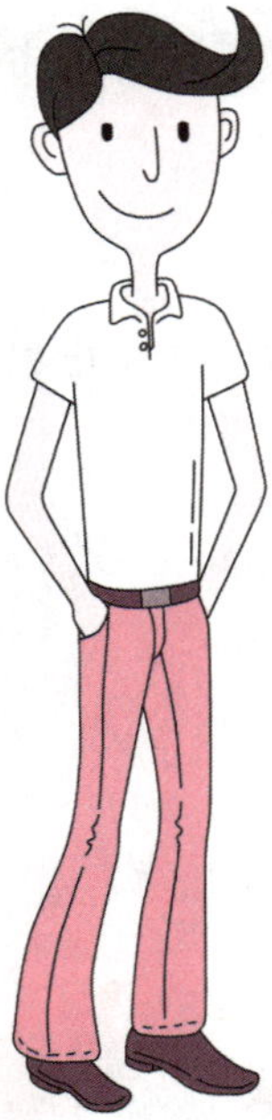

通过阅读本部分内容你可以了解到

- 准爸爸也要补叶酸
- 戒烟戒酒很有必要
- 想要“好孕”，睾丸不能过热
- 不要将笔记本电脑放在腿上
- 不能用电热毯
- 牛仔裤、紧身裤不能穿
- 备孕前不能做胸透
- 准爸爸也要控制体重
- 原来可乐会杀精
- 嗜肉的准爸爸要多吃蔬菜水果
- 要主动节制性生活的频率
- 一周最佳菜谱

身体与心理准备

0171 一定要戒烟戒酒

准爸爸在备育期就应戒掉吸烟、酗酒等不良嗜好。如果想受孕成功，准爸爸在备育时的一大任务就是戒掉烟酒，还应主动调节工作压力，取消没必要的应酬，养成良好的生活习惯，积极备育，避免前功尽弃。

0172 准爸爸也要补叶酸

受精卵的质量对是否能孕育出聪明宝宝至关重要。因此，备育的准爸爸吃叶酸很有必要。准爸爸平均每日应补充叶酸0.4毫克。在备育时加强营养，不要饮酒吸烟，多食用新鲜蔬菜水果。

0173 有出差计划要及时调整

如果准爸爸平时的工作需要出差，那么在备育期，要及时与领导、同事沟通，调整出差计划。一些准爸爸经常出差，极易导致身体疲惫，还易使身体处于亚健康的状态，从而无法为孕育宝宝提供一颗优良的"种子"。

0174 避免熬夜、饮食不规律

年轻人习惯晚睡，有的人甚至到后半夜才入睡。有这种习惯的准爸爸要及时纠正。熬夜对人身体损伤很大，使生物钟混乱，从而逐渐产生各种不健康症状，对精子的质量也会有不良的影响。所以，为了宝宝，还是赶紧调整一下自己的作息吧。除了要避免熬夜，饮食不规律的准爸爸还要及时调整饮食习惯。

协和专家告诉你

准爸爸在孕前除补充叶酸外，再摄入如β-胡萝卜素、锌、维生素B_6等营养物质，可以更好提升精子的数量和质量。

0175 让“爸”业难成的岗位

如果你正从事着以下几种让“爸”业难成的职业，平时一定要注意自我防护，在备孕时间尽量申请调离相关岗位。

- 化工行业从业者。对于未生育的男性，特别是备孕期间，应尽量远离这些化工行业。即使是没有生育要求的，平时也要做好工作防护。
- 高温作业从业者。高温有可能导致少精弱精，成为不育的罪魁祸首。
- 司机。司机在开车时长时间固定于一个体位，精神高度集中，无法进行放松活动，对尿路造成长时间的压迫，影响其血液循环，很容易引起前列腺方面的疾病，带来不育的隐忧。
- 放射专业从业者。置身于放射线辐射的时间越长，精子质量下降的可能性越大。
- 发型师。准妈妈坚持在生育期不染发。而准爸爸也要提前一个季度远离染发职业。
- IT行业从业者。IT行业从业者常常处于久坐、憋尿、接触辐射等状态中，使睾丸局部温度增高，易发生前列腺炎及睾丸生精障碍。IT从业者的生育能力也大大受损。

0176 不将笔记本放在膝盖上

频繁地把笔记本电脑放在腿上使用，会影响男性的生育能力。笔记本电脑散发的热量会影响精子的产生和发育，从而导致不育。如果准爸爸需要用笔记本电脑，可将笔记本电脑放在桌上使用。

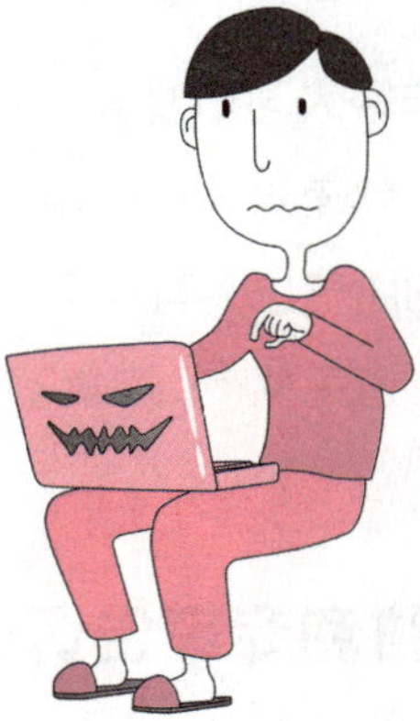

0177 有节制地进行性生活

性生活频率过高，会导致精液量减少和精子密度降低，使精子活动率和生存率显著下降。精子并没有完全发育成熟，与卵子相会的“后劲”大大减弱，受孕的机会自然也会大大降低。

对于能够产生特异性免疫反应的准妈妈，如果频繁地接触准爸爸的精液，容易激发体内产生抗精子抗体，使精子黏附堆积或行动受阻，导致不能和卵子结合。

正常的性生活应为每周2~4次，而且要在双方情绪愉悦的情况下进行。

0178 电热毯就不要用了

电热毯给寒冷冬季中的人们带来了温暖，但并非所有人群都适用电热毯，特别是准备怀孕的夫妻。

尤其是备孕的准爸爸，应慎用电热毯，因为过度使用电热毯会影响精子的生成与成熟。所以，想优生优育的准爸妈就不要使用电热毯了。

0179 不要穿牛仔裤、紧身裤

牛仔裤、紧身裤会使阴囊长期被挤压，温度得不到调节，甚至影响青春期男子的发育，可谓是男子不育的罪魁祸首。要穿的话最好一次不要超过2个小时，备孕的准爸爸最好不要穿。

0180 避免睾丸过热

睾丸过热，会影响精子的产生，导致数量减少。那么备孕准爸爸如何做，才能让睾丸凉下来呢？首先，不要长时间泡热水澡。其次，洗澡后20分钟内不宜进行性行为。最后，最好选用宽松透气的纯棉内裤。

0181 体检时别做胸透

胸透对男性的精子会有一定的影响，但那需要的剂量很大，而且要直接照射在生殖器官区域，一般小剂量短时间的影响不大。但从优生优育的角度来说，正在备育的准爸爸最好不要做胸透。

0182 准爸爸也要控制体重

脂肪过多或过少都可能扰乱性激素的正常产生，将会使男性精子数量降低，并且使异常精子所占百分比升高。所以备孕的准爸爸，要将体重控制在正常范围内，才可能产生大量高质量的精子。

协和专家告诉你

睾丸的温度保持在适宜的34℃，比人体正常体温低4℃左右，最利于精子生成。准爸爸要注意，热水浴后20分钟内不宜进行性行为。

营养准备

0183 精子最怕和最喜欢的食物

日常生活中，有很多因素会影响精子的质量，精子到底最怕什么呢？今天让我们来了解一下，准爸爸备育的时候一定要多加注意。

精子最怕的食物	精子最喜欢的食物
烧烤	大豆、土豆、核桃仁、燕麦粥、通心粉、海产品等含镁食物。
啤酒	海参、墨鱼、芝麻、山药、豆腐皮、冻豆腐、花生仁、葵花子、榛子等含精氨酸食物。
咖啡	牡蛎、虾、蛤、动物肝、牛乳、豆类及莲子等含锌食物。
碳酸饮料	牛奶、豆制品、排骨汤、紫菜、虾皮、海带、裙带菜、金针菜、香菇、芥菜、葡萄干等含钙食物。
奶茶、猪肝	含果糖食物，果糖在蜂蜜及各种水果，如梨、苹果、葡萄、菠萝、甜橙中含量尤丰，须注意摄取。

0184 可乐可能会杀精子

可乐是颇受人们喜爱的饮料，但是作为准备要宝宝的准爸爸，尤其是本身精子数量偏低者，最好还是不要喝这种饮料，因为可乐对精子有杀伤作用。

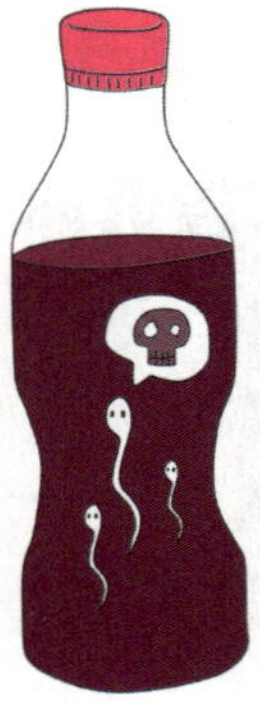

0185 不滥用药物

备育的准爸爸不可随便滥用药物，更不可食用含有雌激素的相关产品。很多化学药物，如利血平等都会对精子的生存能力造成影响，并且还会致使畸形精子的数量大增。如果准爸爸从事与化学药品相关的工作，至少在70天内要避免让准妈妈怀孕。因为相关的工业化学品都会导致精子的产生过程受到影响。所以在孕育宝宝前，准爸爸必须尽量远离此类化学物品。

0186 保证充足的优质蛋白

合理补充富含优质蛋白质的食物，有益于协调准爸爸内分泌机能，提高精子的数量和质量。优质蛋白质的来源包括深海鱼虾、牡蛎、大豆及其制品、瘦肉、鸡蛋等。尤其是海产品，不仅蛋白质含量高，还含有促进大脑发育和增进体质的DHA、EHA等营养元素。但也不能走极端，长期过量摄入含蛋白质的食物，容易破坏体内营养的摄入均衡，造成维生素等多种物质的摄入不足，对受孕十分不利。

0187 合理补充锌和硒

锌可以调整免疫系统的功能，改善精子的活动能力。锌缺乏会引起精子数量减少，畸形精子数量增加，以及性功能和生殖功能减退，甚至不育。缺硒会减少精子活动所需的能量来源，使精子的活力下降。

含锌较高的食物主要有贝壳类海产品、动物内脏、谷类胚芽、芝麻、虾等；含硒较高的食物主要有海带、墨鱼、虾、紫菜等海产品。

0188 不可小看蔬菜水果

有些准爸爸喜欢吃肉，往往对蔬菜水果不屑一顾，却不知道蔬菜水果中含有的大量维生素是男性生殖生理活动所必需的。

如维生素A和维生素E都有延缓衰老、减慢性功能衰退的作用，还对精子的生成、提高精子的活性具有良好的效果。

准爸爸如果长期缺乏各类维生素，就可能有碍于性腺正常的发育和精子的生成，从而使精子减少或影响精子的正常活动能力，导致不育。

协和专家告诉你

肉类、鱼类、禽蛋中含有较多的胆固醇，适量摄入有利于精子的生成。但应少吃猪肉，可多选择鱼类、禽类食物，尤其是多吃深海鱼。建议备育的准爸爸每周吃一次海产品。

一周食谱参考

0189 京葱海参 补肾益精

原料：

水发海参500克，京葱1根，枸杞子、酱油、料酒、盐、高汤、植物油各适量。

做法：

❶将水发海参肚内划十字刀（不能切穿），放入开水锅内汆烫，捞出，沥干水分；京葱切段；枸杞子拣去杂质，洗净。❷油锅烧热，加入京葱煸金黄色，再加入高汤、海参、料酒、酱油、盐、枸杞子等烧至菜呈淡黄色时出锅即可。

功效：

海参有补肾益精、养血润燥、止血消炎、和胃止渴的功效，很适合备育准爸爸。

0190 南瓜牛腩饭 提高精子活力

原料：

牛肉 100 克，米饭 1 碗，南瓜 1 块，胡萝卜半根，高汤、盐各适量。

做法：

❶牛肉、胡萝卜洗净，切丁；南瓜去皮，切丁。❷将牛肉放入锅中，用高汤煮至八成熟，加入南瓜丁、胡萝卜丁、盐，煮至全部熟软，浇在米饭上即可食用。

功效：

肉香中混合着南瓜淡淡的甜香，非常适合备育男性午餐食用。

0191 五彩虾仁 补肾涩精

原料：

山药 200 克，虾仁 5 个，豌豆荚、胡萝卜各50 克，盐、料酒、白糖、水淀粉、香油、植物油各适量。

做法：

❶山药、胡萝卜去皮，洗净，切成条，焯烫。❷虾仁洗净，放盐、料酒、白糖腌 20 分钟。❸油锅烧热，放入虾仁炒至变红，捞起；另起油锅，把山药、胡萝卜、虾仁放入同炒，加入水淀粉，等汤汁稍干，放入豌豆荚，炒熟，最后淋上香油即可。

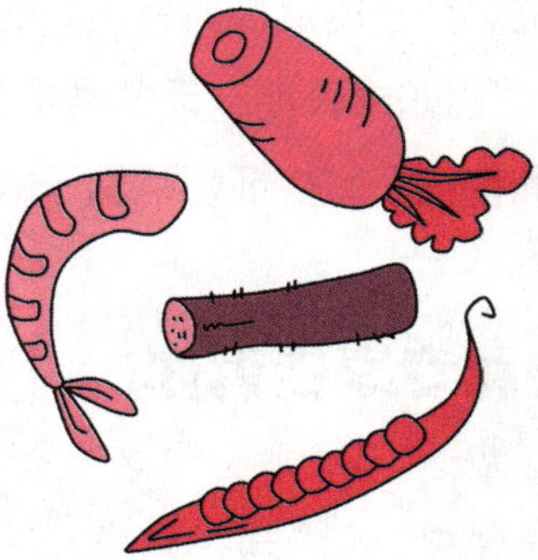

功效：

山药补肾涩精、补脾养胃、生津益肺，与虾仁搭配，很适合备育男性食用。

0192 菠菜香蕉奶汁 缓解疲劳

原料：

菠菜半把，香蕉1根，鲜牛奶1杯，花生碎1大匙。

做法：

❶菠菜洗净，去根，入开水锅快速焯水，捞出沥水，切碎；香蕉剥皮，切段。❷将菠菜与香蕉放进榨汁机中，加牛奶榨汁，汁成撒上花生碎即可。

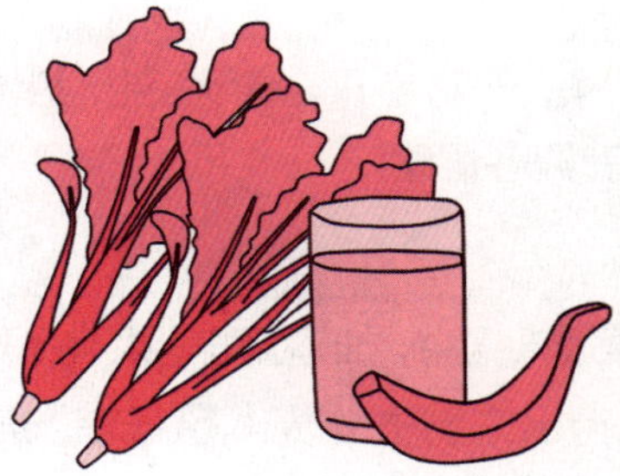

功效：

此饮品能迅速缓解疲劳感。同时，花生碎中含有维生素 E——生育酚，能促进性激素分泌，使精力活力和数量增加。

0193 抓炒腰花 温肾壮阳

原料：

猪腰350克，青椒1个，白糖、醋、水淀粉、盐、料酒、葱花、姜末、植物油各适量。

做法：

❶猪腰从中剖开，去掉腰臊，切花刀，改刀成腰片，用水淀粉上浆；青椒洗净，去蒂，去子，切片。❷油锅烧热，将腰片逐片下勺。改小火炒2分钟，待腰片成焦黄色，出锅控油。❸将所有调料调成碗汁，油锅烧热，倒入碗汁，汁稠后倒入腰花，加入少许青椒、姜末，颠炒几下，撒上葱花即可。

功效：

此菜品温肾助阳、利水消肿，适合备育男性食用。

0194 芥菜干贝汤 补肾

原料：

干贝5只，芥菜250克，高汤、香油、盐、葱花各适量。

做法：

❶将芥菜择洗干净，切碎；用温水将干贝浸泡一夜，再用清水煮，煮软后捞出。❷锅内加高汤，加入芥菜和干贝煮熟，用香油、盐调味，撒上葱花即可。

功效：

干贝能补肾、和胃调中，适合备育男性食用。

0195 板栗烧仔鸡 补肾强筋

原料：

板栗6颗，仔鸡半只，高汤、盐、料酒、白糖、蒜瓣各适量。

做法：

❶板栗放入锅中，加适量水，大火煮10分钟，捞出来剥去外壳。❷仔鸡洗净，切块，放盐、料酒腌制10分钟。❸将板栗、仔鸡放入锅中，加入高汤，焖烧至板栗熟烂，再调至大火，加入蒜瓣、盐，继续焖5分钟即可。

功效：

此菜具有补脾健胃、补肾强筋的功效，还可增强体质。

0196 红烧鳝鱼 温阳健脾

原料：

鳝鱼1条，蒜蓉、葱花、盐、植物油各适量。

做法：

❶鳝鱼去内脏、洗净，切段。❷油锅烧热，先入蒜蓉，随即倒入鳝鱼段，翻炒3分钟，再焖3分钟。❸加盐、冷水1大碗，继续焖烧20~30分钟，至汤汁快干时，撒入葱花，盛出即可。

功效：

鳝鱼温阳健脾，滋补肝肾，适合备育男性食用。

0197 糯米香菇饭 补锌

原料：

糯米100克，猪瘦肉100克，香菇6朵，姜末、虾米、盐、料酒、植物油各适量。

做法：

❶糯米洗净，用水浸泡8小时；猪肉、香菇均洗净，切丝；虾米泡软。❷在电饭煲中倒入少量植物油，待油热后入姜末、猪肉丝，略炒至变色，放虾米、香菇丝、料酒、盐，然后把泡发好的糯米倒入锅中，加入水，像蒸米饭一样蒸熟即可。

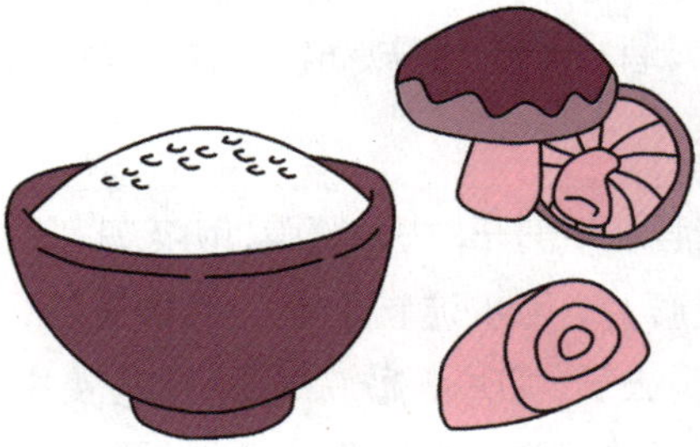

功效：

糯米在谷物中锌含量较高，每100克中含锌54毫克，是备育男性补锌的好选择。

0198 牡蛎粥 补锌

原料：

牡蛎4只，猪瘦肉50克，大米100克，姜丝、盐各适量。

做法：

❶把大米淘净，加适量水，煮成粥。❷牡蛎在盐水中泡20分钟，洗净；猪瘦肉洗净切丝，连同牡蛎倒入粥锅，加姜丝、盐，调匀，用小火将牡蛎和猪瘦肉煮熟。

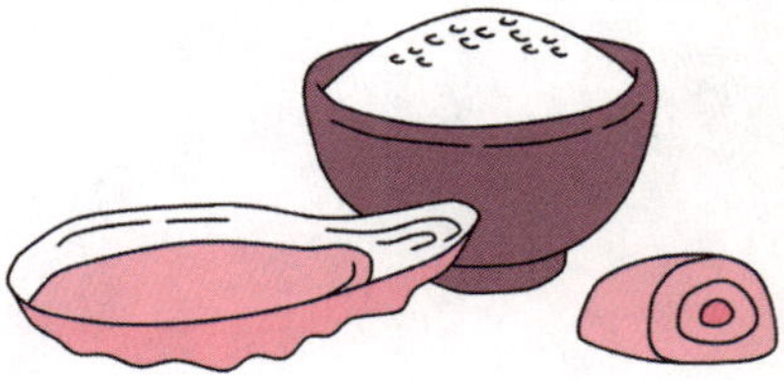

功效：

牡蛎富含锌、优质蛋白质，低脂肪，营养丰富，容易消化。缺锌导致的精子减少、不育症可通过食用牡蛎得到改善。

0199 黄瓜腰果虾仁 提高免疫力

原料：

黄瓜半根，腰果6颗，虾仁4个，胡萝卜半根，葱花、盐、香油、植物油各适量。

做法：

❶黄瓜、胡萝卜分别洗净，切丁。❷油锅烧热，将腰果炸熟，装盘；虾仁用开水焯烫，捞出沥水。❸油锅烧热，放葱花煸出香味，倒入黄瓜、腰果、虾仁、胡萝卜同炒，加入盐，淋香油，出锅即可。

功效：

此菜蛋白质、钙、脂肪、维生素A含量都很丰富。经常食用腰果可以提高身体抵抗能力，备育男性可常吃。

0200 决明子枸杞茶 养肾补肝

原料：

决明子5克，枸杞子适量。

做法：

❶决明子洗净，放入锅中，加水煮开。❷加入枸杞子，改小火煮10分钟，滤出汁即可。

功效：

决明子维生素和微量元素含量都比较高，枸杞子氨基酸含量也较高。二者搭配有养肾润肺、补肝明目等功效。

Part 2

孕早期

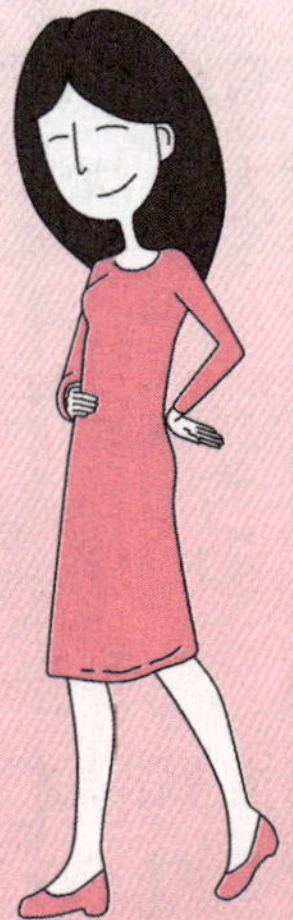

孕1月（1~4周）

不知不觉中，一个小生命已经在你温暖的子宫内安营扎寨了。在这个月，它发生了脱胎换骨的变化，从精子、卵子的形态到小生命的萌芽状态，你的怀孕历程就这样开始了。

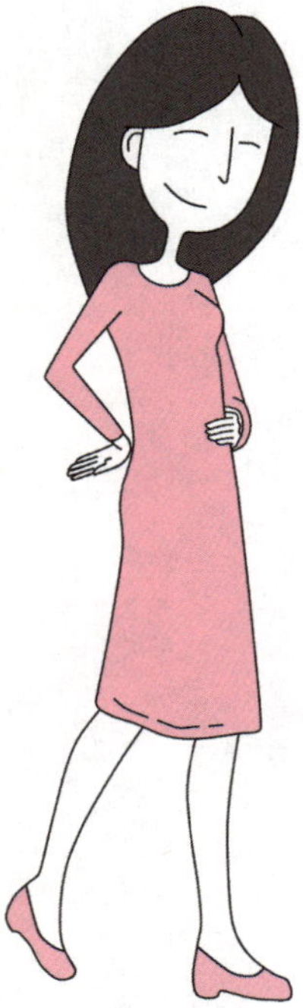

准妈妈浑然不觉怀孕了

0201 第1周 正处于月经期

准妈妈本周正处在月经期，可以根据自己的月经周期推算排卵期。一般来说，月经的第12~18天就是最佳怀孕期，准妈妈要抓住这个大好时机啊！

0202 第2周 肤色和心情都好

伴随着生理周期的结束，准妈妈的肤色和心情都闪亮起来。放松自己，用愉悦的心情去迎接宝贵的排卵期吧！

0203 第3周 还浑然不觉怀孕了

在受精卵诞生的那一瞬间，你就是真正的准妈妈了。不过这个时候的你还浑然不觉。

0204 第4周 可能会“感冒”

准妈妈此时还感觉不到自己有什么变化。不过可能有些准妈妈会出现类似感冒的症状。这个时候不要太大意，尤其不能随意吃药！

协和专家告诉你

不管是不是已经准备好做妈妈了，一旦怀孕，并且决定将宝宝生下来，准妈妈就要及时调整好状态。不要无端担忧未来，或对自己不自信，一旦成为妈妈，你的体内就会有无穷无尽的力量来应对这些变化。

卵子和精子相遇

0205 第1周 只是“前体”状态

此时的胎宝宝还只能以精子和卵子的“前体”状态分别存在于准爸爸、准妈妈体内。准爸爸、准妈妈的营养会成就他“精壮卵肥”的体魄。

0206 第2周 一个卵子诞生了

到本周末，准妈妈的排卵期就会开始。发育成熟的卵子被释放出来，准备与精子结合，称之为排卵。一般在卵子排出后15~18小时受精效果最好。

0207 第3周 卵子和精子相遇

成熟的卵子从卵泡中排出，而有一个最棒的精子也从大约3亿个精子中奋力拼出，与卵子结合，形成受精卵，新生命宣告诞生。

0208 第4周 受精卵着床了

受精卵经过不断地细胞分裂，变成一个球形细胞团，游进子宫腔，与子宫内膜接触，并埋于子宫内膜里，这一过程称为“着床”。

第1周

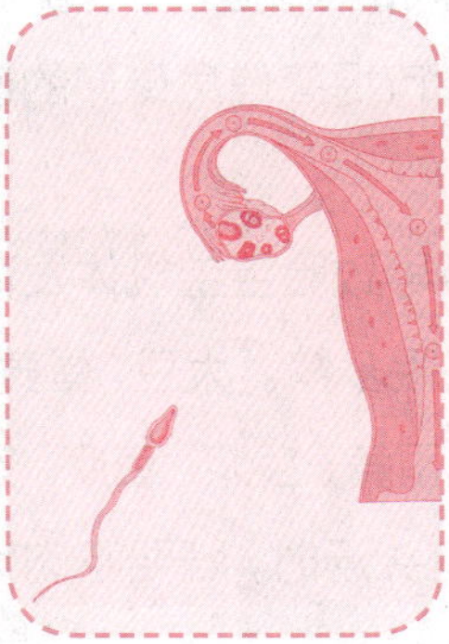

第2周

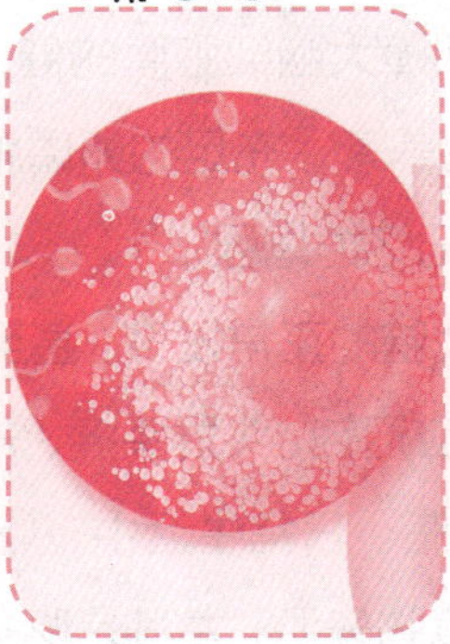

第3周

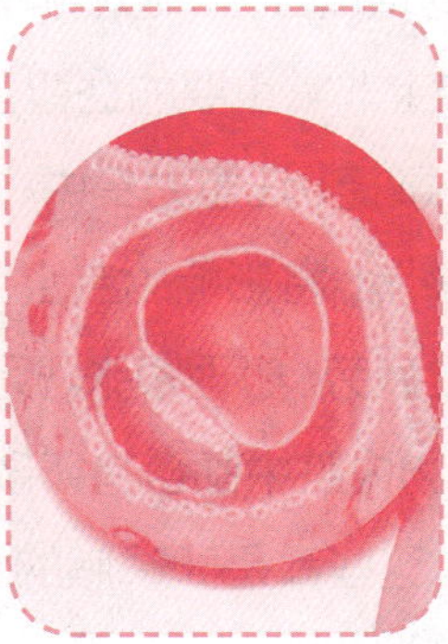

第4周

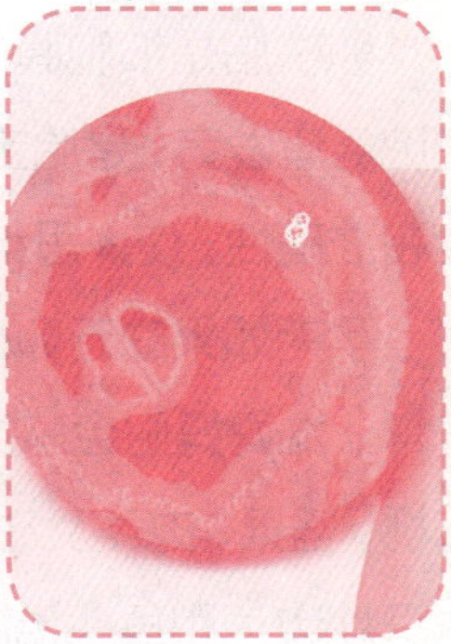

妈妈寄语

宝宝，你知道爸爸妈妈有多想见到你吗？你真的来了吗？快和妈妈打个招呼吧！

补叶酸、卵磷脂、维生素B_6、维生素B_{12}

0209 叶酸——预防畸形和缺陷

叶酸可预防胎宝宝神经管缺损，特别是在受孕后第18~26天神经管形成的主要时期。专家认为，准妈妈每天都要服用叶酸，尤其是怀孕前的3个月到怀孕的头3个月，能有效地预防新生儿神经管畸形的发生。

莴笋、菠菜、青菜、油菜、奶白菜、柑橘、草莓、樱桃、黄豆、核桃、板栗、小麦胚芽、动物肝脏等食物都含有较丰富的叶酸。但由于过度加热容易破坏食物中的叶酸，因此，尽量吃那些大火快炒的蔬菜。

除了食补，每天小剂量地补充400微克叶酸，也是获得叶酸的好途径，可以弥补食物中叶酸摄入的不足。

含叶酸最佳食物排行榜

（微克/每100克可食用部分含量）

- *Top1 空心菜（78.9）*
- *Top2 韭菜（61.2）*
- *Top3 菠菜（16.7）*
- *Top4 油菜（13.9）*
- *Top5 熟板栗（1.5）*

0210 卵磷脂——大脑发育好帮手

卵磷脂是细胞膜的组成部分，它能够保障大脑细胞膜的健康和正常运行，保护脑细胞健康发育，是胎宝宝非常重要的益智营养素。充足的卵磷脂可提高信息传递的速度和准确性，使人思维敏捷、注意力集中、记忆力增强。

孕期如果缺乏卵磷脂，将影响胎宝宝大脑的正常发育，甚至导致胎宝宝机体发育异常。准妈妈则会感觉疲劳、心理紧张、反应迟钝、头昏头痛、失眠多梦。大豆、蛋黄、核桃、坚果、肉类及动物内脏中都含有卵磷脂。日常生活中多吃蛋黄、豆浆、豆腐、黑木耳炒肉片和鱼头汤，这些都是卵磷脂的食物来源，尤其是吃鱼头汤时，既要吃肉也要喝汤。

0211 维生素B_6——缓解精神紧张

维生素B_6可以帮助缓解压力。通过补充维生素B_6，提高其在体内的含量，精神紧张和抑郁症状可以得到缓解。准妈妈在妊娠期间发生的手足水肿、小腿痛等都可以通过服用维生素B_6缓解。除此之外，维生素B_6还可以防止准妈妈的牙齿疾患。

0212 维生素B_{12}——神经系统卫士

维生素B_{12}对神经系统的健康非常重要。维生素B_{12}的缺乏可能影响到身体的所有细胞，尤其对细胞分裂迅速的组织影响巨大，如骨的生血组织、神经组织等。

维生素B_{12}只存在于动物食品中，如牛奶、肉类、蛋类、干酪等。180克软干奶酪或2杯鲜牛奶（500毫升）中所含的维生素B_{12}就可以满足人体每日所需。只要不偏食，准妈妈一般不会缺乏维生素B_{12}。

含维生素B_{12}最佳食物排行榜（微克/每100克可食用部分含量）

- *Top1 乳鸽（7.87）*
- *Top2 硬质奶酪（5.4）*
- *Top3 猪皮（4.53）*
- *Top4 孕妇奶粉（2.4）*
- *Top5 带鱼（2.02）*

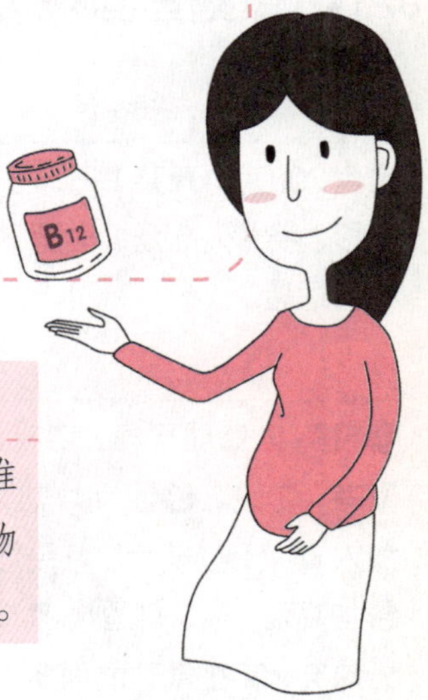

协和专家告诉你

怀孕时不是吃得越多越好，摄入过多的营养会增加准妈妈胃肠道、肝脏、肾脏的负担。另外，如果某一种食物吃得过多，会影响其他食物营养的摄入，造成营养不均衡。

一周食谱参考

0213 菠菜炒鸡蛋 补叶酸

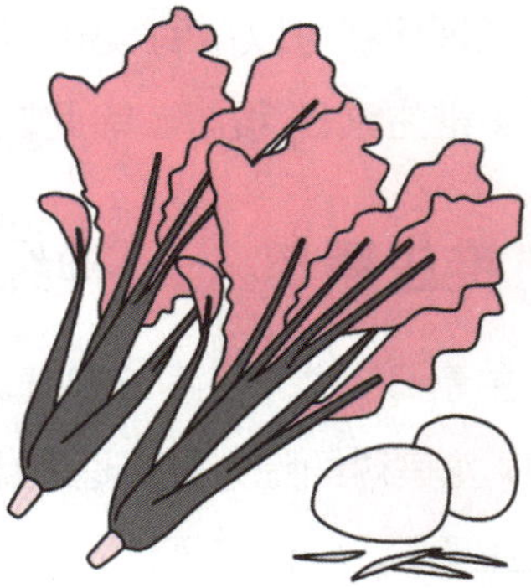

原料：

菠菜300克，鸡蛋2个，葱丝、植物油、盐各适量。

做法：

❶将菠菜洗净，切段，用沸水稍烫一下。❷油锅烧热，鸡蛋炒熟盛盘。❸油锅烧热，用葱丝炝锅，倒入菠菜翻炒。❹放炒熟的鸡蛋，加盐，翻炒均匀出锅即可。

功效：

菠菜含B族维生素、锌、磷等营养素，特别是维生素A、维生素C的含量比一般蔬菜多，是低热量、高纤维素的蔬菜。

0214 爆鳝鱼面 补卵磷脂

原料：

鳝鱼200克，青菜1把，面条100克，盐、葱段、姜片、高汤、料酒、植物油、水淀粉各适量。

做法：

❶将鳝鱼处理干净，切成丝；青菜择洗干净，切段。❷油锅烧热，放入鳝鱼丝，加入青菜段、姜片、葱段炒至鳝鱼熟透。❸加高汤、盐、料酒烧沸入味后，用水淀粉勾芡，浇在煮熟的面条上即可。

功效：

黄鳝中含有丰富的DHA和卵磷脂，是脑细胞不可缺少的营养。

0215 红枣鸡丝饭 补维生素B_6

原料：

红枣8颗，鸡肉150克，糯米100克。

做法：

❶鸡肉洗净，切丝，汆烫；糯米洗净，浸泡2小时。❷将糯米、鸡肉、红枣放入电饭煲中，加适量水蒸熟即可。

功效：

红枣的味道甜中透香，能补气血，增进食欲，提高免疫力，是体质虚弱的准妈妈补充营养的佳品。鸡肉含有维生素B_6，能缓解精神紧张。

0216 木瓜烧带鱼 补维生素B_{12}

原料：

带鱼200克，木瓜150克，葱花、姜片、醋、盐、料酒、植物油各适量。

做法：

❶将带鱼去内脏，洗净，切段。❷木瓜洗净，去皮，去子，切块。❸油锅烧热，放入葱花、姜片炒香，放入带鱼、木瓜块同煎，加入醋、盐、料酒一同烧至带鱼熟透即可。

功效：

带鱼含有多种营养成分，可以改善准妈妈脾胃虚弱、消化不良等症状。

0217 鸭血豆腐汤 补钙补铁

原料：

鸭血50克，豆腐100克，菠菜、高汤、盐、水淀粉各适量。

做法：

❶鸭血、豆腐切块，放入煮开的高汤中炖熟；菠菜择洗干净，切段，入沸水略焯。❷加盐调味，以水淀粉勾薄芡，最后加入菠菜稍煮即可。

功效：

豆腐是补钙佳品，鸭血能满足准妈妈对铁质的需要。

0218 甜椒炒腐竹 补钙

原料：

甜椒2个，腐竹1根，葱花、盐、香油、植物油各适量。

做法：

❶甜椒洗净，去子，切成片；腐竹泡水后斜刀切成段。❷油锅烧热，放入葱花煸香，再放入甜椒片、腐竹段翻炒。❸出锅时加盐调味，再淋上香油即可。

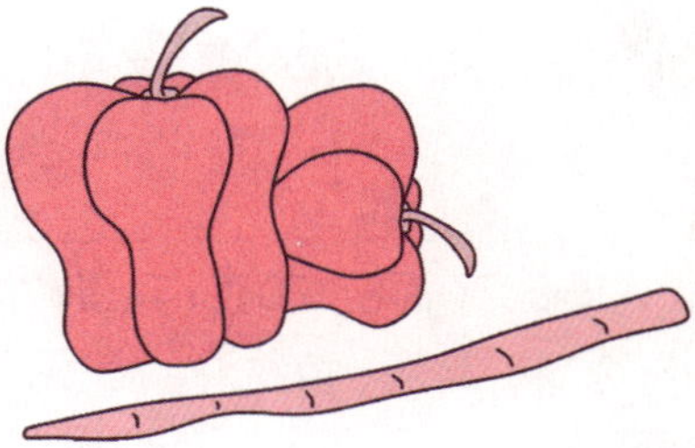

功效：

腐竹含钙丰富，甜椒富含的维生素则能促进钙的吸收。

0219 炸鱼片 补气

原料：

鲤鱼肉 400 克，鸡蛋 1 个（取蛋清），葱花、姜末、盐、料酒、醋、白糖、水淀粉、植物油各适量。

做法：

❶鲤鱼肉切片；葱花、姜末、盐、料酒调成汁，将切好的鱼片放入其中，用水淀粉、蛋清挂糊，用热油炸熟后捞起。❷锅内留少许油，把盐、料酒、醋、白糖倒入锅中，加水淀粉勾芡成糊状，将炸好的鱼片倒入，推匀即可。

功效：

鲤鱼口味鲜美，富含蛋白质、维生素、钙、镁等营养元素。准妈妈经常食用，可补气、健脾、益肾、安胎。

0220 黄豆粥 促进大脑发育

原料：

黄豆 50 克，大米 100 克，黑芝麻、高汤、盐各适量。

做法：

❶将黄豆洗净，浸泡 2 小时。❷将黄豆放入锅中，加适量高汤和大米煮粥，煮至黄豆烂熟后加入黑芝麻，稍煮，加盐调味即可。

功效：

黄豆的蛋白质含量为 35%，脂肪含量为 16%，还富含多种维生素及矿物质，孕早期常食用有利于胎宝宝大脑发育。

0221 牛肉饼 提高免疫力

原料：

牛肉末250克，面粉100克，鸡蛋1个，葱花、姜末、料酒、植物油、盐、香油各适量。

做法：

❶牛肉馅中加入葱末、姜末、料酒、植物油、盐、香油，打入鸡蛋，搅匀。❷面粉加水擀成饼，放上一层牛肉馅，用少许油煎熟，出锅卷起，切小段即可。

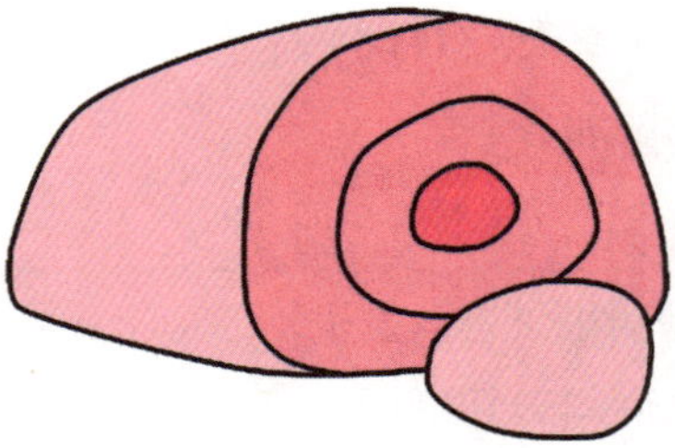

功效：

牛肉的蛋白质含量较高，但脂肪含量很低。准妈妈常吃牛肉可以提高免疫力，促进胎宝宝的生长发育。

0222 蛋黄莲子汤 补卵磷脂

原料：

莲子10颗，鸡蛋1个，冰糖适量。

做法：

❶莲子洗净加水煮，大火煮开后转小火煮约20分钟，加冰糖调味。❷鸡蛋洗净，煮熟去壳，取蛋黄，入莲子汤略煮即可。

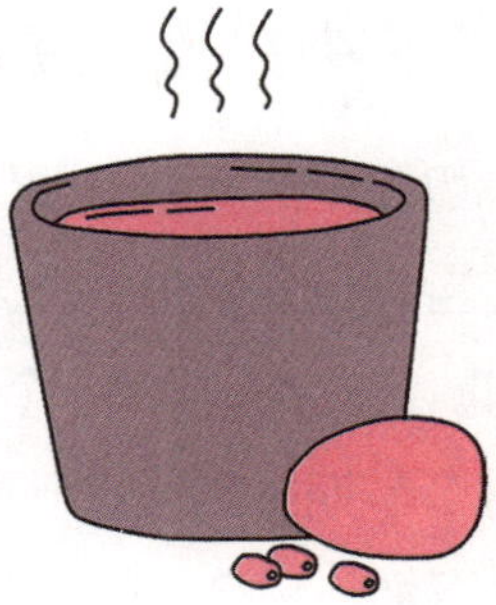

功效：

莲子有养胃生津、滋阴润肺、益气补脑的功效，适合孕早期准妈妈食用；蛋黄含有丰富的卵磷脂，能让胎宝宝更聪明。

0223 玉米香菇虾肉饺 滋阴健体

原料：

饺子皮200克，猪肉150克，干香菇4朵，虾仁5个，玉米粒100克，胡萝卜半根，盐、香油各适量。

做法：

❶胡萝卜去皮，洗净；干香菇泡发后洗净，切丁；虾仁切丁。❷将猪肉和胡萝卜一起剁碎，放入玉米粒、香菇丁、虾仁丁，搅拌均匀；再加入盐、香油制成肉馅。❸饺子皮包上肉馅，入沸水锅中煮熟即可。

功效：

玉米香菇虾肉饺有滋阴健体的功效，可以为准妈妈提供丰富的营养。

0224 早生贵子蜜 补铁

原料：

红枣12颗，花生仁、蜂蜜各适量。

做法：

❶将红枣、花生仁洗净后用温水浸泡，连同浸泡的水放入锅中，用小火煮熟。❷晾凉后加入蜂蜜，调匀即可。

功效：

常吃红枣能有效预防和辅助治疗贫血，让准妈妈的脸色红润起来。

孕早期叶酸的服用

0225 叶酸继续服用到3个月

准妈妈服用的叶酸主要作用于怀孕初期胚胎发育的早期，此时服用叶酸可预防胎宝宝神经管畸形。进入孕中期，不需要再特意补充叶酸，只要保证均衡膳食即可。因此，怀孕满3个月就可以停止服用叶酸了。

但整个孕期服用适量叶酸，也不会对准妈妈和胎宝宝产生有害影响，而且还能预防贫血。怀孕中晚期服用的叶酸剂量应与怀孕早期相同。

0226 没补叶酸就怀孕怎么办

如果准妈妈孕前没有补充叶酸也不用过分担忧，从发现怀孕时开始补充叶酸仍然可以起到降低胎宝宝神经系统发育异常的效果。

有些孕妈妈会想当然地加大叶酸服用量，这是极其错误的。过量服用叶酸反而会危害身体。

0227 吃了叶酸会吐怎么办

早孕反应强烈的准妈妈可以采取少食多餐的方法。可用少量水送服叶酸片，忌空腹服用。也可以选择含叶酸的孕妇奶粉。饮食上多吃富含叶酸的食物。

0228 吃了叶酸，还要喝孕妇奶粉吗

如果准妈妈在长期补充多维片或者叶酸片的同时，又服用强化了含多种维生素和叶酸的孕妇配方奶粉，那就要学会计算两者所包含的维生素和叶酸的总量。如果不知道该怎么计算，最好咨询医生，在专业营养师指导下服用。

协和专家告诉你

叶酸遇光、遇热，营养极易不稳定，所以，准妈妈食用富含叶酸的食物时，要越新鲜越好，越少加工越好。

孕早期一些食物要少碰

0229 不要过多吃山楂

多数人认为准妈妈喜食酸性食物很正常，还有一些准妈妈有挑食、食欲缺乏、恶心、呕吐等妊娠反应，特别爱吃山楂等酸甜食物。

但山楂含较多的果酸，过量食用会损害牙齿。同时对胃也有一定的刺激，对进食无益。所以孕早期的准妈妈不要过多吃山楂。

0230 吃炸薯条坏处多

很多准妈妈在怀孕期间对食物的喜好会与以前有所不同。然而，有些食物还是少吃为宜，比如炸薯条。

怀孕期间吃炸薯条，会增加宝宝出生时体重偏轻的可能性。有研究表明，准妈妈吃炸薯条对胎宝宝身体健康的伤害相当于吸烟。炸薯条和烤面包这类碳水化合物含量较高的食物，在油炸、烘焙和烧烤过程中会形成大量的丙烯酰胺，这种可致神性毒性的物质，加热时间越长、温度越高，其产生的量就越大。

0231 孕早期不要过量吃螃蟹

对于在秋季怀孕的准妈妈而言，对抗肥美螃蟹的诱惑实在是折磨人。但是，为了胎宝宝的健康，孕早期准妈妈最好不要过多吃螃蟹。中医认为，螃蟹寒凉，有活血祛瘀之效，对准妈妈不利，尤其是蟹爪。

0232 油条最好不要吃

市面上有相当一部分油条制作中会加入明矾，由于不确定油条是否完全没添加明矾，所以准妈妈还是不要吃。因为明矾是含铝的无机物，不利于大脑发育。准妈妈一旦食用含明矾的油条，容易影响胎宝宝发育。

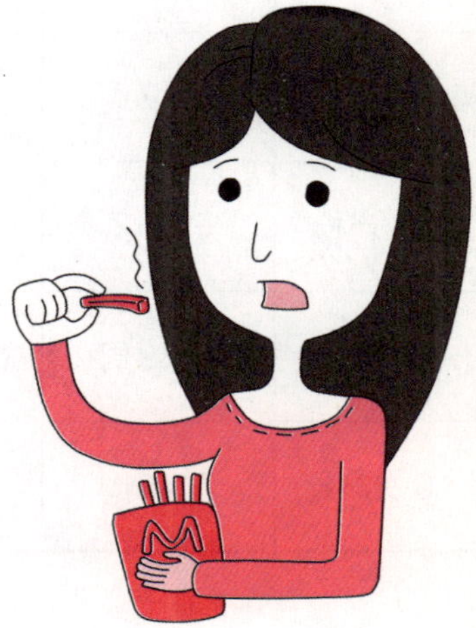

第1次产检

0233 孕期产检表

孕期是幸福与甜蜜的开始，是女人一生中重要的旅程。为了小生命的健康成长，准妈妈应该早早做好准备。产检就是其中一个为胎宝宝保驾护航不可缺少的监测项目，准妈妈应提前了解整个孕期需要进行的产检项目。

产检频率	怀孕周期	检查项目
第1次产检	孕12周	血压、体重、妇检、B超、胎儿颈部厚度、心电图
第2次产检	孕16~20周	血压、体重、宫高、腹围、多普勒胎心、唐氏筛查、血常规+血型（ABO+Rh）、尿常规、肝肾功能+乙肝两对半、血糖、血脂、丙肝抗体、梅毒反应素、HIV抗体
第3次产检	孕20~24周	血压、体重、宫高、腹围、多普勒胎心、妊娠期糖尿病筛查（糖筛）、大畸形筛查
第4次产检	孕28~30周	血压、体重、宫高、腹围、多普勒胎心、血常规、尿常规
第5次产检	孕32~34周	血压、体重、宫高、腹围、多普勒胎心、血常规、尿常规、B超评价胎儿发育
第6次产检	孕36周	血压、体重、宫高、腹围、多普勒胎心、胎心监护、尿常规
第7次产检	孕37周	血压、体重、宫高、腹围、多普勒胎心、胎心监护、彩超、血常规、尿常规
第8次产检	孕38周	血压、体重、宫高、腹围、多普勒胎心、胎心监护、尿常规
第9次产检	孕39周	血压、体重、宫高、腹围、多普勒胎心、胎心监护、尿常规
第10次产检	孕40周	血压、体重、宫高、腹围、多普勒胎心、胎心监护、B超、血凝四项、血常规、尿常规

0234 第1次产检

准妈妈在停经12周内到户口地段所属妇产科机构建立领取《孕产妇健康手册》，并进行第1次产前检查。产前检查又称围产保健，能帮助准妈妈及时了解身体情况及胎宝宝的生长发育情况，保障准妈妈和胎宝宝的健康与安全。

第1次产前检查时，医生会为准妈妈建卡，这就是准妈妈的孕期体检档案。从此，医生将在上面记录准妈妈所有相关的产检内容。第1次产检时间应从确诊早孕时开始，一般不超过孕3个月。在孕期第11周或12周时，到医院做第1次产检，并领取手册。

0235 避免做一些不必要的检查

一般产科医生会根据需要，对准妈妈进行必要的检查，但那些对胎宝宝有伤害的高端技术检查，建议准妈妈尽量不要做。昂贵的检查不一定是有用的，过分担心胎宝宝的安全将会使医生开具更多的检查，并没有哪位医生能够保证你的胎宝宝一定平安无事。

0236 孕期体重增加正常值

准妈妈增加的体重主要来自3个方面：首先是胎宝宝，其次是血容量增加、羊水、胎盘、子宫、乳房组织等的变化，再次是体内增加的脂肪组织。

每个准妈妈怀孕前基础体重不同，怀孕后体重变化也各有差异。一般孕期体重增加不超过12.5千克。

协和专家告诉你

正确地测量体重非常重要，只有在同等重量的衣着下，才能客观地反映体重的增长情况，以便医生作出正确的判断和处理。

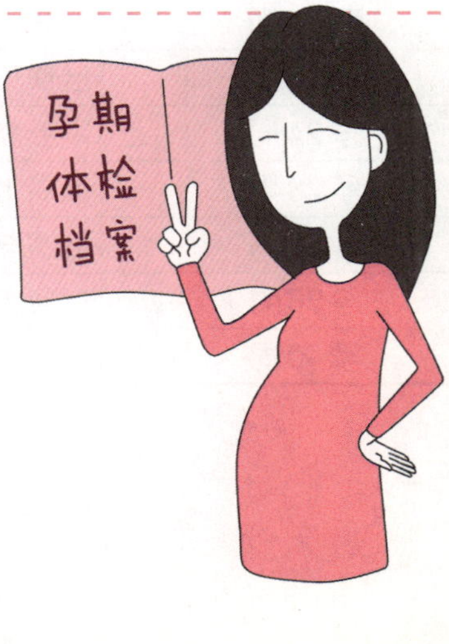

0237 如何测量宫高和腹围

测量宫高和腹围，是最直接地获得胎儿生长数据的方式。进入孕中期后，测量宫高和腹围是每次产检的必选项目，而在两次产检之间，准爸妈可以通过自己监测宫高、腹围来估计胎儿的发育情况。

宫高是指从下腹耻骨联合处至子宫底间的长度，而腹围是指平脐部环腰腹部的长度。

对准爸妈来说，确定子宫底是测量宫高的难点。饭前，可以让准妈妈平躺下来，准爸爸可以在准妈妈肚脐上、下或平的位置触摸，摸到一个圆圆的轮廓就是子宫。准爸爸测量耻骨至肚脐附近子宫轮廓之间的距离，就是宫高了。若连续2周宫高没有变化，准妈妈需立即去医院检查。

0238 孕周与标准宫高和腹围

标准 / 妊娠周数	宫高（单位：厘米）			腹围（单位：厘米）		
	下限	上限	标准	下限	上限	标准
满20周	15.3	21.4	18	76	89	82
满24周	22	25.1	24	80	91	85
满28周	22.4	29	26	82	94	87
满32周	25.3	32	29	84	95	89
满36周	29.8	34.5	32	86	98	92
满40周	30	34	32	89	100	94

孕周与大概宫高位置

孕周	大概宫高位置
孕16周	耻骨上缘与肚脐之间中点
孕20周	肚脐下两横指
孕24周	平肚脐
孕28周	肚脐上两横指
孕32周	肚脐与剑突（胸骨下端）之间
孕36周	剑突下两横指
孕40周	肚脐与剑突之间

孕期防辐射更须谨慎

0239 怎样挑选防辐射服

孕早期正是胚胎发育的关键时期，胎宝宝最不能接受如病毒感染、电磁辐射、有毒化学物质等的影响。其中，电磁辐射对胎宝宝的不利影响正在越来越多地受到重视。

面料选择：从电磁辐射防护的角度来说，银纤维面料的防辐射服，性能要优于金属纤维面料的。

款式选择：①背心型：一般人群。②吊带型：受孕后3个月。③短裙型：工作区域有多台电脑。④长袖型：住宅附近有高压电，或需要长时间使用电脑。

0240 如何辨别防辐射服的真伪

现在市面上的防辐射服品种众多，质量参差不齐，很多准妈妈不知道如何选择。这里，教准妈妈几个辨别防辐射服真伪的方法。

①不是涂层的面料都会在面料上有丝状的防辐射纤维，如果可以看到就不是涂层的产品。②每件衣服都应该带有一块防辐射面料，金属纤维混纺的，烧了以后可以看见一层密密的金属网。

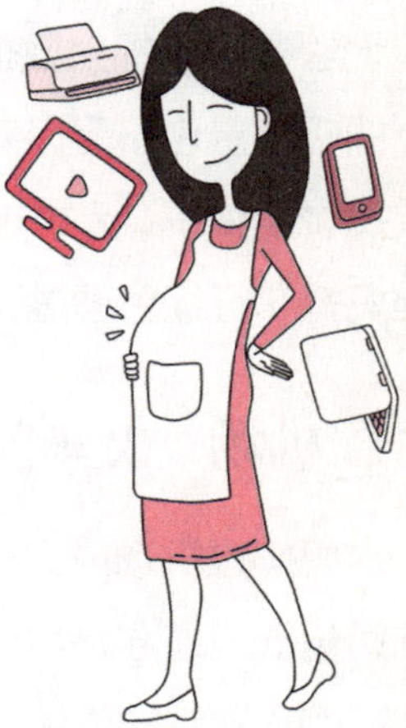

0241 不能完全依靠防辐射服

准妈妈除了穿上防辐射服外，还要注意尽量避免长时间操作各种家用电器、办公设备、手机等。

●当电器暂停使用时，最好不让它们处于待机状态。

●微波炉开启后要离开1米远；使用手机时最好使用分离耳机和话筒接听。

●使用电视、电脑等有显示屏的电器设备后应及时洗脸。

●准妈妈在使用复印机时，身体距离机器30厘米为安全距离。

0242 哪些植物能防辐射

一些植物不仅能美化环境，还能帮助准妈妈防止电磁辐射，保护肚中的胎宝宝。准妈妈不妨购买一些植物放在办公桌或家里，减少电磁辐射对身体的伤害。

宜养的类型	花草名称	原因
能吸收有害气体、防辐射的花草	吊兰、芦荟、虎尾兰、龟背竹、常青藤、紫茉莉、金橘等	可清除室内甲醛、苯、氯、氟等有毒有害气体，防止电磁辐射。
可抑制细菌繁殖的花草	紫罗兰、柠檬、蔷薇、石竹、铃兰、紫薇等	对居室环境和空气有杀菌功效，对准妈妈预防或减少疾病有益。
增加室内氧气的花草	仙人掌（球）类植物、蝴蝶兰、垂盘草、吊兰、芦荟、虎尾兰、龙骨	仙人掌（球）类植物肉质茎上的气孔白天关闭，夜间打开，吸收二氧化碳又放出氧气，有益人体健康。

0243 坐地铁可走绿色通道

地铁安检仪辐射数值实际上很低，对身体的影响很小。即使是每天坐地铁上班，累计的辐射量也不足以对身体造成伤害。但是，如果准妈妈过于担心，可以向地铁工作人员说明情况，请求走绿色通道，或通过手检过关。目前，我国已有城市地铁运营对准妈妈实行绿色通过，准妈妈要主动询问工作人员。

0244 机场、火车站也要注意

准妈妈过机场或火车站安检时，也不要将手伸进遮挡条拿包，这会增加身体接受的辐射量。但是准妈妈也要知道，机场和火车站的仪器都经过检测，辐射剂量非常小，因此瞬间几秒钟的停留，对于准妈妈来说不会有什么伤害，也不会对胎宝宝造成影响。

协和专家告诉你

准妈妈要知道，我们的日常生活中充满了自然辐射，但这些自然辐射均不足以对胎宝宝产生不利影响。所以准妈妈无须恐慌，只要作息规律、营养充足，保证自身安全，就完全可以孕育出健康宝宝。

护肤品

0245 怀孕了能用化妆品吗

怀孕后还能使用化妆品吗？如果继续使用，会不会影响到胎宝宝？这是很多准妈妈都会关心的问题。很多准妈妈怀孕后由于雌激素的作用，皮肤变得光滑细腻，脸色红润，但同时也伴随着毛孔粗大，满面油光，这是怀孕带来的“礼物”，只要做好清洁、保湿就可以了。怀孕后，准妈妈可以更换化妆品，使用一些纯天然植物、草本精华的孕妇化妆品就可以了。

0246 不得不化妆时怎么办

对于职场准妈妈来说，化妆应以淡雅为宜，尽量使用孕妇化妆品。对普通化妆品使用要慎重，因为很多化妆品都含有高浓度的化学元素，会对宝宝产生严重的危害，尤其是美白祛斑类化妆品。

准妈妈不可以涂唇彩，因为有害物质很容易被吸附到嘴唇上，并通过唾液进入准妈妈体内，危害胎宝宝健康。此外，准妈妈也不可以用香水、精油，因为许多香水中含有麝香，可导致流产，而精油的通经活血作用也有可能导致流产。

0247 准妈妈要注意防晒

怀孕期间，肌肤黑色素本来就比较活跃，准妈妈的肌肤又对光特别敏感，因此无论是居家还是外出，都一定要防晒。选择防晒产品时应选择纯物理防晒产品，防晒值不宜过高，一般选择SPF15就好，不会有油腻感。除此之外，准妈妈还要注意：

- 普通防晒霜含有化学防晒剂，孕妇不能用。
- 仅靠防晒衣、遮阳伞防晒不够。
- 涂抹防晒霜时要平涂，不要拍打或打圈。

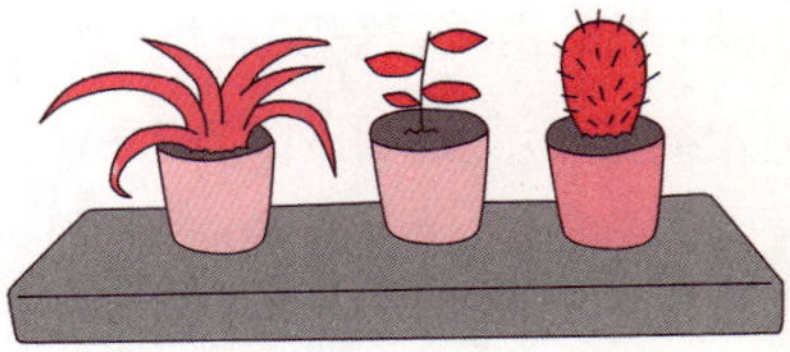

宝宝起名

0248 准备两个名字

很多准爸妈在宝宝还没出生前，就已经开始绞尽脑汁，思考该给宝宝取一个什么名字。只是还不知道肚中孕育的究竟是男宝宝，还是女宝宝。

所以，准爸妈起名时，最好先准备一个男孩名，再准备一个女孩名。这样，等宝宝出生了，就有备无患了。除了传统的翻字典、查阅传统经典《诗经》等，现在有很多专门的取名网站可帮助取名。

0249 取名也有禁区

名字会伴随宝宝一生，取个好名自然很重要。不少准爸妈都希望给宝宝取个响亮的名字，殊不知，取名也大有讲究，有些字词不能入名。

- 人体的部位器官名称一般不入名。
- 某些表示秽物和不洁的字一般不入名。
- 某些令人不快的动物名称不宜入名。
- 大部分元素名称不入名，但又有5种常入名，如：金、银、铜、铁、锡。
- 表示辈分的称谓字一般不入名，当然有个别除外，如“子”入名的为数不少。

0250 起“贱名”只是迷信

有些地方的风俗习惯认为，给宝宝起“贱名”“丑名”“脏名”，为的是让宝宝消灾免祸、长命百岁。其实这是一种迷信。准爸妈不要迷信，不要将某些不雅的字入名，例如某些表示疾病和不祥的字。

孕期准爸爸可以做什么

0251 了解妻子将会发生的变化

面对怀孕之后身心都在发生巨大变化的老婆大人，准爸爸该如何应对孕期10个月中的种种状况？

准爸爸可以去购买一些孕产书籍，或在网上搜集相关孕期知识。这样就会知道，为什么挺着肚子的老婆只想躺着，不想运动；为什么怀孕后的老婆像变了个人，脾气越来越大；为什么怀孕后，老婆的食量越来越大……

所有这些都有科学的解释，准爸爸应积极参与到孕期生活中，和准妈妈一起孕育健康聪明的宝宝。

0252 在生活上关心准妈妈

准妈妈在怀孕的特殊时期，准爸爸的态度会直接左右准妈妈的情绪，并对胎宝宝产生很大的影响。那么，准爸爸可以做些什么呢？

戒烟戒酒戒咖啡，孕早期避免性生活，让准妈妈少做些家务，一起挑选怀孕用品，陪准妈妈一起散步，为准妈妈按摩，陪准妈妈去做产检，随时携带手机。

0253 准爸爸也“害喜”

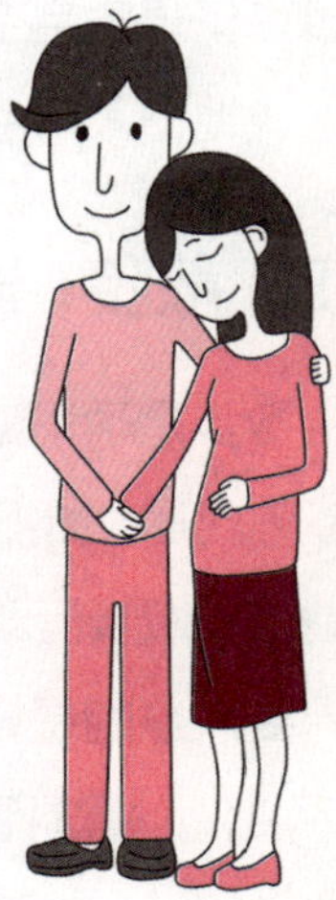

大多数准妈妈在孕早期都会“害喜”，会恶心呕吐、头昏乏力、食欲缺乏，这是怀孕后的正常生理反应。可有些准爸爸在妻子怀孕期间也会有妊娠反应，出现类似的症状。当准妈妈的妊娠反应过后，准爸爸的病也随之好了。

准爸爸“害喜”并不需要做特别治疗，因为准妈妈害喜而就医的比率相当低，准爸爸“害喜”当然也不会有太大问题或影响。至少到目前为止，临床上准爸爸因严重症状而必须就医的案例并不多。

孕1月从优境胎教开始

0254 提供一个良好的环境

孕1月，胎教最重要的是给胎宝宝提供一个优良的环境，而胎宝宝所生活的环境包括准妈妈的身体、准爸妈生活的环境。准爸妈在孕期要注意环境安全，心情愉悦，以利于安心养胎。

胎教时，准妈妈要有意识地进行心理调适，让心态更加平和，更加愉悦；不要大悲大怒、大喜过望，要保证自己的身体健康和情绪愉快，夫妻感情稳定恩爱，保护好孕育初期的胎宝宝。

0255 用音乐胎教营造良好氛围

胎宝宝的感官系统，从第3个月开始逐步进入全面的发育阶段。而此时开始音乐胎教，是极大一部分准妈妈所认同的。其实从孕早期开始，准妈妈就可以实施音乐胎教。这些美好的音乐主要作用于准妈妈自身：缓解令人不适的早孕反应，调节时好时坏的情绪，通过音乐想象宝宝的可爱模样。这一切都可以让准妈妈更快地进入角色，拥有一个完美的孕期。

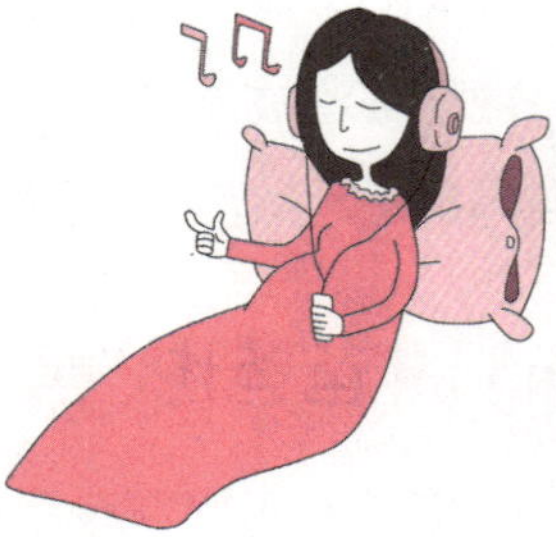

0256 散步，早期最适宜的运动

散步是孕早期最适宜的运动。散步有利于呼吸新鲜空气，促进血液循环，增强新陈代谢，加强肌肉运动，为自然分娩打下良好基础。所以准妈妈要坚持有规律地进行散步运动。

要注意的是，散步时最好有准爸爸的陪同，还要避开上下班高峰期，以免空气污浊；尽量选择公园、郊外等有树林、草地的好地方。如果孕早期还在职场打拼的准妈妈，也可以利用中午休息的时间在单位附近散散步。

0257 起居要有规律

准妈妈的夜间睡眠时间不要少于8小时，有条件的准妈妈还可以增加午睡时间。每晚睡觉前，可以用热水泡脚，舒缓一天的疲惫。如果有失眠现象，要及时调整，情况严重可咨询专业医生。睡觉时，准妈妈应注意选择合适的体位，一般认为左侧卧位利于胎宝宝的血液供应。

0258 将漂亮宝宝的照片贴床头

房间内、床头前都贴有漂亮宝宝的照片，准妈妈看到会觉得赏心悦目。这种好心情自然会影响到胎宝宝，胎宝宝的“心情”也会变好。至于宝宝生下来是否漂亮，在每个妈妈眼中，自己的宝宝总是最漂亮的。

0259 5个胎教误区不要闯

胎教作为早期教育的一段重要时期，施教时间、内容及方式必须符合胎宝宝的生长发育规律，科学胎教，才能做到事半功倍。那么，有哪些胎教误区准妈妈要避免呢？

●胎教就是听音乐、讲故事。其实，所有对胎宝宝有益的事情都可以归入胎教的范畴。从环境，到听音乐、讲故事，到和胎宝宝说说话，这些都是胎教。

●胎教做好了，宝宝就是神童。胎教能给胎宝宝积极的影响，发掘个体潜能，让胎宝宝的先天遗传得到最大程度的发展。

●胎教是准妈妈一个人的事。有研究表明，胎宝宝更喜欢准爸爸深沉、浑厚的嗓音。有准爸爸参与的胎教，胎宝宝更聪明。

●音乐声越大越好。正确的音乐胎教方式应该是准妈妈经常听音乐，间接地让胎宝宝听音乐。因此，进行音乐胎教时传声器不要直接贴在肚皮上，声音大小跟我们平时说话差不多。

●所有世界名曲都适合做胎教。不是所有世界名曲都适合进行胎教，最好听一些舒缓、欢快、明朗的乐曲，而且要因时、因人而选曲。怀孕早期，妊娠反应严重，可以选择优雅的轻音乐；怀孕中期，听欢快、明朗的音乐比较好。

孕2月（5~8周）

准妈妈测出怀孕开始孕

到孕2月，几乎每个准妈妈都知道自己的身体中多了一个小人儿。从今以后，他的一举一动都会时时刻刻牵扯你敏感的神经。

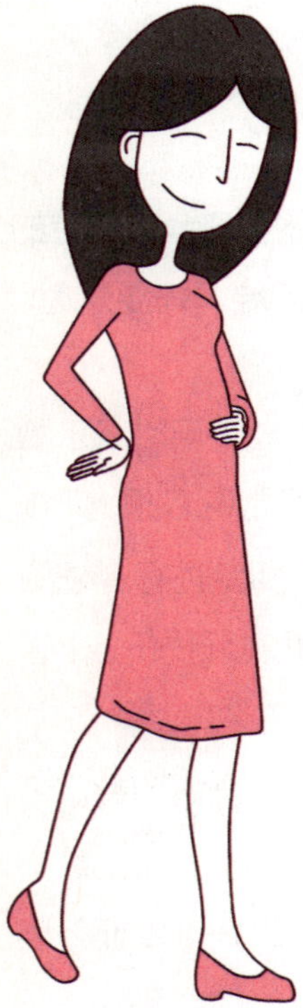

0260 第5周 月经不来了

嗜睡、呕吐、头晕、乏力、食欲缺乏、月经没来，这都是胎宝宝到来的信号。如果没有留意，准妈妈可能怎么也想不到这是胎宝宝在和准妈妈打招呼呢！

0261 第6周 变懒了

准妈妈的身体在为胎宝宝的发育而辛苦地工作，一个人的身体要负担两个人的生理活动，会时常感觉到困倦、慵懒，这是正常的生理现象，不必担心。

0262 第7周 更容易感觉到饥饿

伴随着孕周的增加，准妈妈的体能消耗逐渐加大，这时候会比以前更容易感到饥饿。这种饿的感觉和以前空腹的感觉并不相同，还带着灼热感。

0263 第8周 尿频

因为子宫迅速扩张并压迫膀胱，准妈妈可能会感觉腹部疼痛、尿频。很多准妈妈这时候会更明显地体会到“害喜”的滋味。

协和专家告诉你

孕早期，准妈妈可能还在适应阶段，要适应早孕反应，恶心、反胃、身体疲倦。不要紧，这都是胎宝宝到来的信号。

胎宝宝唇腭发育关键时期

0264 第5周 只有苹果子那么大

准妈妈肚子里的胎宝宝，现在还只是一个小胚胎，就像苹果子那么大，身体的各器官正处在迅速分化中。

0265 第6周 心脏开始供血

胎宝宝的心脏长出心室，并且开始供血了。四肢的幼芽也开始长出，鼻眼清晰可辨，神经管开始连接大脑和脊髓，新生命的各部分正在紧张筹备中。

0266 第7周 唇腭发育关键时期

胎宝宝已经可以凭借四肢幼芽在羊水中运动了，第6~10周是胚胎腭部发育的关键时期，准妈妈的好情绪能帮助胎宝宝长出端正漂亮的唇腭。

0267 第8周 耳朵在形成

胎宝宝各部位的复杂器官都开始“动工”了。口腔中的牙齿和腭开始发育，头部的耳朵在继续成形，手指和脚趾间有少量的蹼状物。

第5周

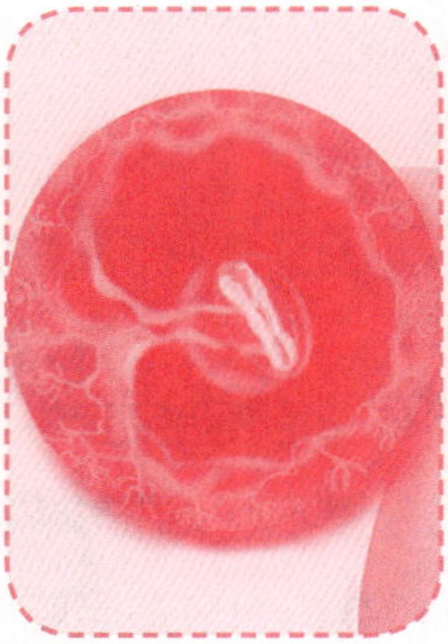

第6周

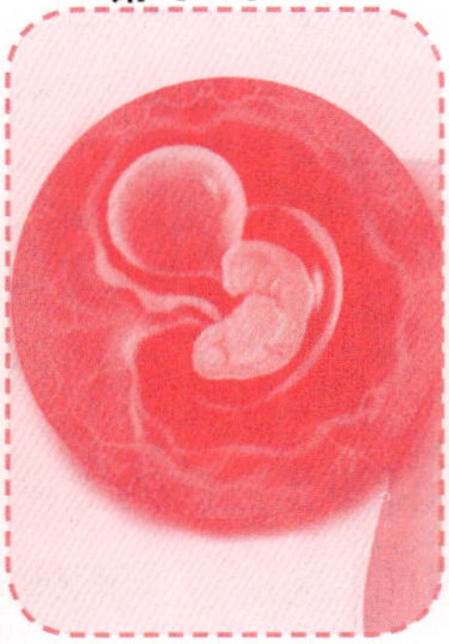

第7周

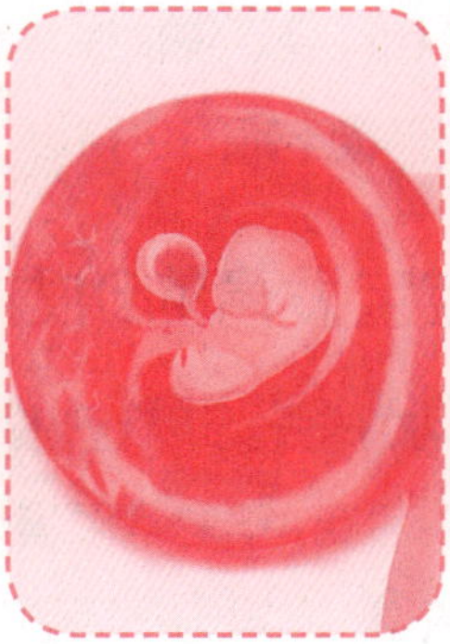

第8周

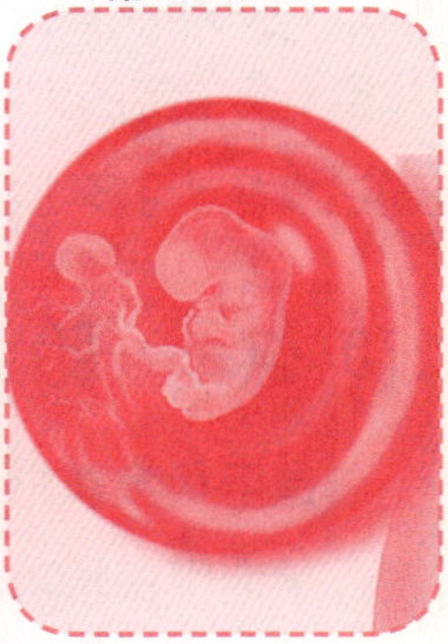

妈妈寄语

大家都还不知道我有了你，这还是属于我们俩之间的小秘密，宝宝，你喜欢这种感觉吗？

补蛋白质、锌、碘、糖类、叶酸

0268 蛋白质——不可缺的营养

孕早期，准妈妈增加的体重中，蛋白质将近1千克，其中一半贮存于胎宝宝体内。另外，蛋白质的贮存量会随孕周的增长而增加。怀孕第1个月，平均每日贮存0.6克，怀孕中晚期每日贮存6~10克。

蛋白质分动物蛋白和植物蛋白两种，动物蛋白包括肉、鱼、蛋、奶等；植物蛋白主要是豆类及豆制品，包括大豆、青豆、黑豆和豆腐等，营养与动物蛋白相仿，而且更易于消化。

含蛋白质最佳食物排行榜（克/每100克可食用部分含量）

- *Top1 黄豆（35）*
- *Top2 瘦羊肉（20.5）*
- *Top3 鳕鱼（20.4）*
- *Top4 瘦猪肉（20.3）*
- *Top5 鲫鱼（17.1）*

0269 锌——保证胎宝宝大脑发育

准妈妈缺锌会影响胎宝宝的大脑发育，对胎宝宝的神经系统发育造成障碍。尤其是本月，胎宝宝的大脑和神经系统快速发育，补锌就显得尤为重要。补锌的最佳方式是通过食补，可多吃含锌量丰富的食物。

0270 碘——胎宝宝发育的动力

碘是甲状腺素的组成成分。甲状腺素能促进蛋白质的生物合成，促进胎宝宝生长发育。孕期甲状腺功能活跃，碘的需要量增加，易造成孕期碘摄入量不足，并影响胎宝宝的发育。只要不缺碘，准妈妈不用额外服用碘，食补就可以。准妈妈应适当吃些海鱼、海带、紫菜等含碘丰富的食物。

0271 糖类——能量的主要来源

糖类可供给热量，尤其葡萄糖是胎宝宝能量的主要来源。因胎宝宝耗用母体葡萄糖较多，准妈妈需要及时补充。

孕早期每日应至少食用150克糖类（相当于200克的粮食），才能保证准妈妈及胎宝宝的正常需要。有四大类食物中富含糖类，即谷物、薯类、水果和糖。

0272 叶酸——促进神经系统发育

本月是胎宝宝神经系统形成和发育的关键时期，准妈妈依然不能怠慢叶酸的补充，每日摄入量应与上月保持一致。叶酸不在于补多，而在于每天补充，才能有效地预防胎宝宝的出生缺陷。另外，还能预防准妈妈贫血。所以，为了胎宝宝的健康，准妈妈补充叶酸是不能停的。

富含叶酸的食物有莴笋、菠菜、西红柿、胡萝卜、油菜、小白菜、扁豆、蘑菇等；柑橘、草莓、樱桃、香蕉、柠檬、桃、李子、杏、杨梅、海棠、酸枣、石榴、葡萄、猕猴桃等；动物的肝脏、肾脏、禽肉及蛋类，如猪肝、鸡肉、牛肉、羊肉等。

协和专家告诉你

孕期控制体重和合理饮食，才能孕育出健康聪明的宝宝。准妈妈每周至少吃1次鱼类，但最多不要超过2次。

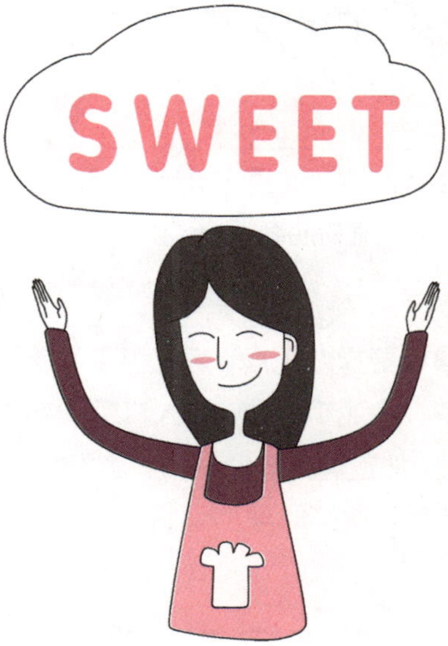

一周食谱参考

0273 鱿鱼炒芦蒿 补叶酸

原料：

鲜鱿鱼1条，芦蒿1把，葱段、姜丝、盐、香油、料酒、植物油各适量。

做法：

❶鲜鱿鱼去头，洗净切丝，汆水捞出；芦蒿择洗干净，切段。❷油锅烧热，下入葱段、姜丝爆炒，再放入芦蒿煸炒至变软，加入鱿鱼丝、盐、料酒，稍加翻炒，淋上香油，出锅装盘即可。

功效：

此菜既含蛋白质又富含叶酸，能预防胎儿畸形。

0274 虾米白菜 补锌

原料：

白菜半棵（只取白菜帮），虾米、盐、水淀粉、植物油各适量。

做法：

❶将白菜帮洗净，切成长条，下入开水锅中烫一下，捞出控水；虾米泡开，择洗干净，控干水分。❷油锅烧热，放虾米炒香，再放白菜帮快速翻炒至熟，加盐调味，用水淀粉勾芡即可。

功效：

白菜含有丰富的粗纤维，能起到润肠、促进排毒、帮助消化的作用。

0275 口蘑炒豌豆 补叶酸

原料：

口蘑15朵，豌豆250克，高汤、盐、水淀粉、植物油各适量。

做法：

❶口蘑择洗干净，切成小丁；豌豆洗净。❷油锅烧热，放入口蘑和豌豆翻炒，加适量高汤煮熟，加盐调味，用水淀粉勾薄芡即可。

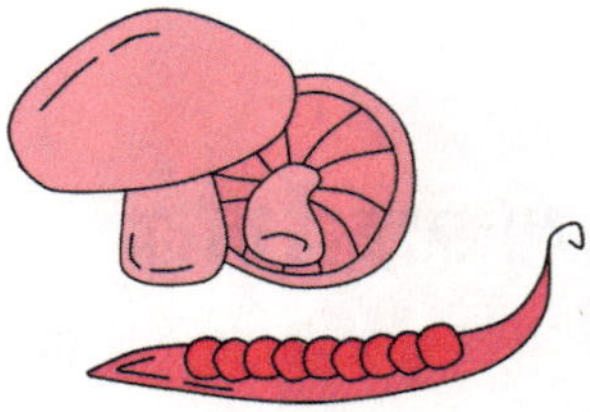

功效：

口蘑含蛋白质、多种氨基酸和多种微量元素及维生素，适合此阶段胎儿大脑的发育；豌豆含蛋白质、钙、磷、铁和维生素 B_1、维生素 B_2，能消除准妈妈因油腻引起的胃口不佳。

0276 芒果橙汁 促进神经发育

原料：

芒果1个，柳橙1个，苹果半个，蜂蜜适量。

做法：

❶将芒果沿核切开，取上块，用刀在果肉上划若干交叉线，抓住两端翻面，取出芒果肉。❷将苹果和柳橙洗净，去皮，去子，切块，与芒果肉一同放入榨汁机中。❸加入半杯纯净水榨汁，加入蜂蜜即可。

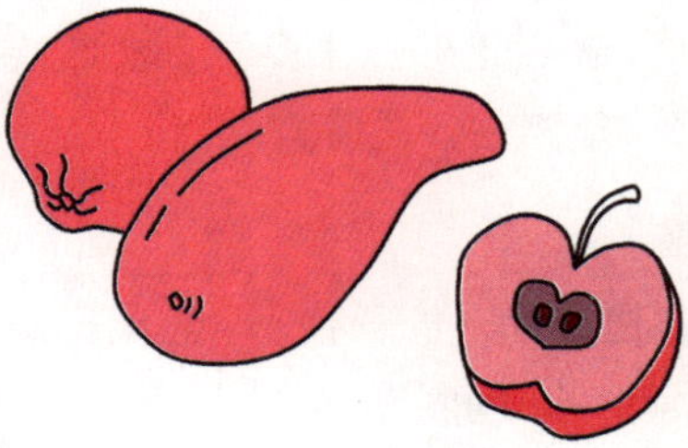

功效：

芒果、柳橙、苹果，这3种水果都含有丰富的维生素C和叶酸。准妈妈在胎宝宝中枢神经系统生长发育的关键时期常喝此饮品，能令胎宝宝更健康。

0277 海参豆腐煲 补碘

原料：

水发海参2个，肉末80克，豆腐1块，胡萝卜片、黄瓜片、葱段、姜片、盐、料酒各适量。

做法：

❶将海参处理干净，以沸水加料酒和姜片汆烫去腥味，捞起冲凉，切段；肉末加盐、料酒做成丸子；豆腐切块。❷将海参放进锅内，加水，放葱段、姜片、盐、料酒煮沸，加入丸子和豆腐，与海参一起煮入味，加胡萝卜片、黄瓜片稍煮即可。

功效：

海参富含蛋白质、钙、铁、磷、碘等营养成分，对身体有滋补作用，有很好的养胎作用。

0278 燕麦南瓜粥 补锌

原料：

燕麦30克，大米50克，南瓜1小块。

做法：

❶南瓜洗净削皮去瓤，切成丁；大米洗净。❷将大米放入锅中，加适量水，大火煮沸后换小火煮20分钟，放入南瓜块、燕麦，继续用小火煮10分钟即可。

功效：

燕麦的锌含量在所有谷物中较高。燕麦还含有一种燕麦精，具有谷类的特有香味，能刺激食欲。

0279 韭菜炒虾仁 防治便秘

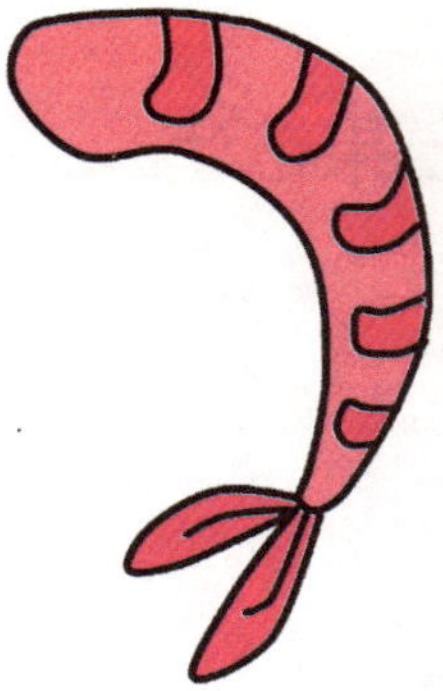

原料：

韭菜300克，虾仁150克，葱丝、盐、料酒、植物油各适量。

做法：

❶虾仁洗净，沥干水分；韭菜择洗干净，切段。❷油锅烧热，下葱丝炝锅，放入虾仁煸炒片刻，烹料酒，放入盐稍炒，放入韭菜，大火炒4~5分钟即可。

功效：

韭菜含膳食纤维，有增进胃肠蠕动，治疗便秘的功效。另外，虾仁能满足孕早期胎宝宝对蛋白质和矿物质的需求。

0280 蘸酱菜 增强食欲

原料：

樱桃萝卜、黄瓜、大葱、白萝卜、胡萝卜、生菜各80克，甜面酱、盐、白糖、香油各适量。

做法：

❶胡萝卜、黄瓜、大葱、白萝卜均洗净，去皮，切条；樱桃萝卜洗净，去掉两头；生菜择洗干净，掰片。❷锅中放香油烧热，放入甜面酱、盐、白糖合炒，加入适量的水，翻炒2分钟，盛出后放凉，用蔬菜蘸食即可。

功效：

蘸酱菜由多种蔬菜做成，每种菜的营养都很丰富。准妈妈吃起来一定会感觉清爽可口，食欲大增。

0281 红薯小米粥 补气血

原料：

水发银耳1朵，红薯1个，小米100克。

做法：

❶鸡红薯洗净，切块。❷红薯块、小米和银耳一起放入电饭煲中，加适量水，煮20分钟后盛出即可。

功效：

红薯甜中透香，能补气血，增进食欲，提高免疫力，是体质虚弱的准妈妈补充营养的佳品。

0282 冰糖藕片饮 补充植物蛋白

原料：

莲藕1节，枸杞子20克，菠萝片、冰糖各适量。

做法：

❶莲藕洗净，去皮，切片；枸杞子洗净。❷将莲藕片、枸杞子、菠萝片、冰糖放入锅中，加适量清水，煮熟即可。

功效：

莲藕富含铁、钙等微量元素，植物蛋白质、维生素以及淀粉含量也很高，有明显的补益作用。

0283 南瓜虾皮汤 补钙补铁

原料：

南瓜200克，虾皮20克，葱、盐各适量。

做法：

❶南瓜去皮，去瓤，切块；葱洗净，切葱花。❷油锅烧热，放入南瓜块翻炒片刻。❸锅中加适量水，大火煮沸，转小火将南瓜煮熟。❹出锅前加盐调味，再撒入虾皮、葱花即可。

功效：

现代研究证实，虾皮含钙量极高，有“钙的仓库”之称。南瓜与虾皮二者同食，口感鲜美，可补钙补铁、强健筋骨。

0284 梨子草莓柠檬汁 预防贫血

原料：

草莓15个，梨1个，柠檬汁适量。

做法：

❶草莓洗净，去蒂，切块；梨洗净，去皮，去核，切块。❷在榨汁机中放入1杯纯净水，将草莓和梨放入，榨汁后以柠檬汁调味即可。

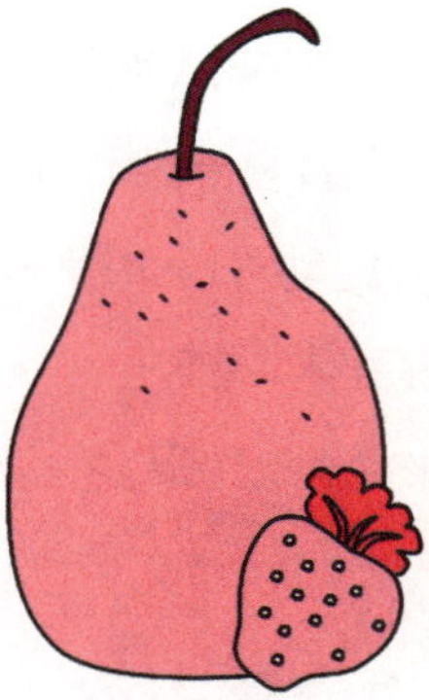

功效：

此汁能促进消化吸收，对预防准妈妈贫血有帮助，还能润肺生津、开胃健脾。

孕吐，最明显的早孕反应

0285 孕6周出现孕吐

怀孕后准妈妈相继出现的食欲缺乏、轻度恶心、呕吐、头晕、疲倦等早孕症状，会给美好的孕期抹上了一层淡淡的灰色。

孕吐是早孕反应之一，一般在怀孕6周开始出现，多见于晨起时。有时闻到一些食物或刺激性较强的味道时，也会不自觉地恶心反胃甚至呕吐。孕吐一般持续到12周左右就会渐渐消失。

0286 为什么会孕吐

许多准妈妈对早孕反应感到害怕、担忧，其实这是人体一种正常的生理反应。

准妈妈要知道，孕吐是胎宝宝发出本能的保护信息，对侵入母体的毒素排斥的反应，这是胎宝宝在向准妈妈传递存在的信息，同时伴随着准妈妈体内激素的变化，刺激大脑，导致孕吐。

0287 孕吐严重有办法

准妈妈可以使用生姜、柠檬等缓解孕吐，在饮食上要注意少吃多餐。准妈妈也要注意运动，以减轻孕吐反应。

- 少吃多餐。见到想吃的东西马上吃，不要等拿回家吃或者凉了再吃。
- 随身携带一块手帕，在上面滴几滴你不会感到恶心的味道（如柠檬），当闻到“难闻”的气味时应急使用。
- 将鲜姜片含于口中，或者在饮水或喝牛奶时，冲入鲜姜汁，均可缓解恶心的症状。
- 适当运动可以缓解孕吐。适当参加一些轻缓的活动，如室外散步，都可改善心情，强健身体，减轻早孕反应。
- 药物缓解。每天遵医嘱服用维生素B_6、维生素C等药剂，但要注意剂量。

协和专家告诉你

适度运动可以缓解准妈妈的孕吐，但是准妈妈要知道，下午4~7点空气污染相对严重，要注意避开这段时间外出。

0288 哪些孕吐要就医

虽然孕吐一般情况下不会影响身体健康，但也有约1%的孕吐情况十分严重，导致脱水，体重减轻。

一旦出现脱水（没有小便，或小便呈黑黄色）、晕眩、虚弱、心跳加速或呕吐次数频繁，不能进食，呕吐物中夹有血丝，都必须马上去医院。大多数情况下，通过静脉注射或抗孕吐的药就可以完全治愈。

0289 孕吐对宝宝会有影响吗

孕期轻度到中度的恶心，以及偶尔呕吐一般不会影响胎宝宝的健康。只要没有出现脱水或进食过少的情况，即使在孕早期（怀孕前3个月）体重没有增加，也没什么问题。多数情况下，准妈妈应该能够很快恢复胃口，并开始增加体重。

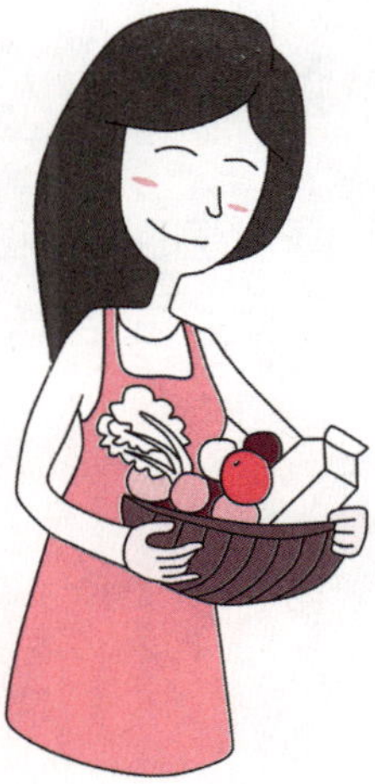

0290 不吐也正常

孕吐是个人体质对怀孕的反应，有的人吐得很厉害，有的人完全没有。并不是说呕吐的就表示宝宝发育得比较好，没吐的就代表发育有问题，不能根据吐不吐来检验胎宝宝发育的好坏。

有些准妈妈本来吐得很厉害，后来不吐了，就会质疑胎宝宝的发育。其实，怀孕3个月之后，孕吐症状会慢慢失消，这属正常情况，与胎宝宝发育好坏无关。

0291 缓解孕吐的食物

怀孕是件很辛苦的事情，尤其早孕反应比较剧烈的准妈妈。那么，怎样才能缓解痛苦的孕吐？

- 苏打饼干。可把苏打饼干作为加餐食用。
- 柠檬水。喝淡淡的柠檬水，要是太酸，喝了估计会更想吐。
- 清淡小米粥。恶心时吃一碗小米粥，不但能抑制呕吐，还能促进食欲。
- 新鲜水果。尤其是新鲜黄瓜、苹果、梨等等。

乳房在悄悄变化

0292 再痒也不能抓

在孕激素的作用下，准妈妈的乳头也会变得更加敏感，加上衣服的摩擦，更容易让人抓狂。准妈妈难受时，可以用清水清洗乳头，并适当擦上保湿的护肤品，既可以缓解瘙痒，又可以预防乳头皲裂。值得注意的是，涂抹的时候应该避开乳头，擦在乳晕及乳房上，避免刺激乳头引发子宫收缩。

0293 乳房胀痛用热敷

一般情况下，孕早期乳房充血、增大，准妈妈会感觉乳房胀痛。重者可持续整个孕期，有的人也会感觉痛感很明显。遇到这种情况，可以用热敷或按摩来解决，一般来说不需要治疗。

0294 选择宽松的内衣

怀孕后应选用宽松的内衣，最好是孕妇专用的，在家中还可以取下，以减轻乳房外部的压迫。到了孕晚期，尤其是哺乳期的时候，这种症状就会减少。

0295 准妈妈要少穿带钢圈的内衣

因为僵硬的钢圈可能会干扰孕期乳房大小和形状的自然变化，阻碍血液流通，或挤压正在形成的输乳管系统，从而引起疼痛和不适，甚至有可能导致乳腺炎。

0296 孕早期应节制性生活

妊娠前3个月，一方面由于胎盘尚未发育成熟，胎盘与子宫壁的连接还不紧密，另一方面孕激素分泌较少，不能给予胚胎强有力的维护。此时进行性生活，刺激乳房，容易引起宫缩，可能会造成流产。

孕2月饮食要注意

0297 白开水是最好的饮料

准妈妈每天应多饮水。即使在妊娠期患有轻度水肿，也不要过于节制饮水，因为即使减少液体的摄入量，也不会减轻水肿的程度。

饮水量应根据不同季节和气候有所改变，炎热的夏季要多饮水。一般准妈妈每天饮水（包括其他液体食物）1.5升左右，最好不少于1.2升。

0298 常喝牛奶营养更充分

除了水之外，准妈妈应每天补充牛奶。牛奶中含有人体需要的大量钙、蛋白质和维生素。

早起喝杯牛奶，搭配含有谷物纤维的固体食物，简单又营养。准妈妈还可以直接饮用加了谷物的早餐奶，以满足人体所需的膳食纤维和微量元素。

0299 不可嗜好酸辣食物

孕吐是由于胃酸分泌不足、胃肠功能下降才出现的。虽然酸辣口味的食物可以刺激胃酸分泌，但如果长期大量食用，可能会损害肠胃功能。如果准妈妈孕吐得厉害，应尽快到医院检查。

0300 不管多忙，一定要吃早餐

如果不吃早餐很容易引起低血糖，后果严重会引起头晕。如果是怀孕初期，还有可能造成流产。

所以为了自己和宝宝的健康成长，准妈妈要坚持吃健康的早餐。早晨身体对于营养的吸收是有限的，建议早餐以流体食物为主，少量固体食物为辅。

0301 晚餐不宜吃得过多、过迟

晚餐进食大量蛋、肉、鱼等，在饭后活动量减少及血液循环放慢的情况下，胰岛素能将血脂转化为脂肪，积存在皮下和血管壁上，会使人逐渐胖起来，容易导致心血管系统疾病。如果晚餐后不久就上床睡觉，不但会加重胃肠道的负担，还会导致难以入睡，所以不能太迟。

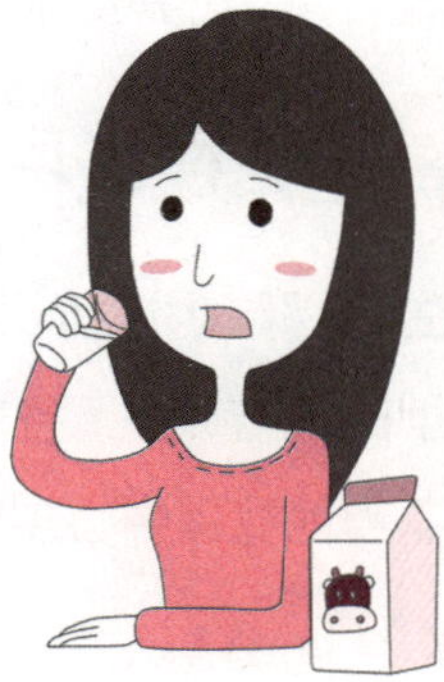

准妈妈建卡事宜

0302 12周内建小卡

很多准妈妈不知道该如何建卡。各地医院建卡的规定不同，准妈妈可到当地社区、医院详细咨询。本专题以上海为例，告诉大家建大小卡的问题。

通常情况，准妈妈在第12周内要建好小卡，即《孕产妇健康手册》。首先，准妈妈在居住的街道居委会或计生办，办理《上海市人口生育联系卡》。再去所属医院，做常规检查，领小卡。如果是外地户口的准妈妈，还要去户口所在地办准生证和流动人口婚育证明。

0303 第16周建大卡

在16周左右，准妈妈可去选定的医院建大卡。建大卡要准备夫妻双方身份证、《孕产妇健康手册》（小卡）。具体事项根据所在地不同有所差别，建议准妈妈们在建大卡前做好咨询工作。大卡是医院对准妈妈进行产检的记录册，卡上的信息比较全面。

0304 生育保险报销多少

缴纳生育保险的准妈妈生育时的检查费、接生费、手术费、住院费和药费由生育保险基金支付。超出规定的医疗服务费和药费（含自费药品和营养药品的药费）由准妈妈个人负担。准妈妈生育出院后，因生育引起疾病的医疗费，由生育保险基金支付；其他疾病的医疗费，按照医疗保险待遇的规定办理。准妈妈产假期满后，因病需要休息治疗的，按照有关病假待遇和医疗保险待遇规定办理。

0305 生育保险报销时间

生育保险需连续买满12个月，宝宝出生的18个月之内报销。生育保险属于典型的地方政策，各地规定各不一，有10个月，也有6个月，甚至更低的，因此应以当地社保中心规定为准。

职场准妈妈上班全攻略

0306 工作中缓解早孕有办法

即使怀孕了，很多准妈妈还是坚守在工作岗位上。孕早期，早孕反应难免。如何在工作时缓解早孕反应呢？

多备些纸巾、手绢、塑料袋在贴身的手袋里。每天要吃早饭，可减少呕吐次数。随身携带小零食，感到饥饿就吃一些。早孕反应特别严重，干脆请几天假在家休息。

0307 找适当的时机向领导说明

一旦怀孕之后，想在工作上保持以往的水准，有时会心有余而力不足。此时最好向领导表明自己的现况，让领导根据公司的情况暂时调任其他轻松的岗位，或者采用灵活的工作时间，当身体不太舒服的时候，可以早点回家休息。

准妈妈把怀孕的事告诉领导需要技巧，最好提前跟领导约个日子，最佳的时机是在一项工作圆满完成后。因为这样做本身就传达了一个很有说服力的信息：“我虽然怀孕了，但是工作表现丝毫没有受到影响。”

0308 隐形眼镜不要戴了

怀孕后，一系列身体反应会引起各种黏膜水肿，眼睛的角膜也会水肿。这时候，准妈妈的眼球形状都会跟孕前不一样，戴隐形眼镜眼睛容易受伤。除了会造成自身不适，隐形眼镜的护理液也可能会影响胎宝宝，因此隐形眼镜护理液的外包装盒上，一般会标明“孕妇忌用”的字样。

此外，美瞳比普通隐形眼镜要厚，镜片中添加的色彩多为重金属离子，透气性差，会影响眼角膜的呼吸。准妈妈在怀孕后，要及时更换成框架镜。如果有非得戴隐形眼镜的需要，可以选择日抛型或周抛型。

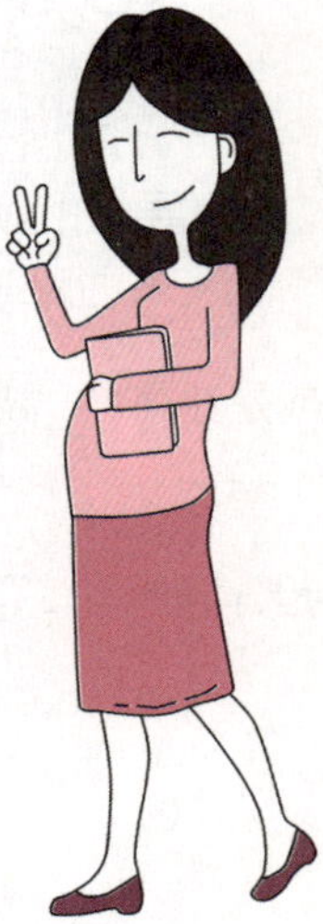

迎接妊娠反应，准爸爸能做的

0309 主动承担家务

通过主动承担家务劳动，一方面可以使准妈妈得到充分的休息，减少妊娠期的疲劳，给准妈妈温馨的感觉；另一方面，准爸爸也可亲自体验平时妻子从事家务劳动的不易和辛苦，使夫妻之间的感情更加亲密。

0310 避免早期性生活

妊娠前3个月，因为准妈妈的内分泌状态发生改变，胚胎正处于发育阶段，特别是胎盘和母体子宫壁的连接此时还不够紧密。如果进行性生活，很可能因为动作不当或过度兴奋，使子宫受到震动，让胎盘脱落、出血，造成流产。

即使性生活时十分小心，但由于骨盆腔充血，子宫收缩，也容易造成流产。所以，此时准爸爸应主动节制孕早期的性生活，更多地给予妻子生活和心理上的关注。

0311 妻子孕吐，不要嫌脏躲一边

大约一半以上的准妈妈都会孕吐，准妈妈要忍受身体上的不适。作为准爸爸，此时要做的就是在妻子身旁，与妻子共同面对孕吐。

准爸爸千万不可在妻子孕吐时，嫌脏躲到一边。准爸爸可以为她准备一杯水或是小零食，鼓励她多吃流质食物。此外，还要保持家居整洁，让妻子多休息。

其实准爸爸能做的只是细节，但是这些小小的举动，肯定会在准妈妈心里泛起阵阵感动，有勇气去面对接下来的孕期生活。

胎教方案：情绪胎教

0312 读个笑话缓解孕吐的烦恼

怀孕后，很多准妈妈情绪会变得异常低落，打不起精神。这样的情绪尤其不利于胎宝宝发育。那么就来看笑话吧，或者让准爸爸来讲笑话。可以选择冷笑话，或者孩子们童言无忌的笑话等，内容要轻松、积极向上，内容不健康的笑话不要讲。

为了胎宝宝的安全，准妈妈要尽量克制大笑。大笑涣散心气，加速心率，腹膈肌上提，腹内压增加，严重者可能会引发心梗、流产或早产。

小心别砸着脚

我同事得肾结石，在家休息。他小侄子问什么是肾结石，他说就是尿尿的时候有石头出来，他小侄子很忧虑地说："叔叔，你尿尿的时候一定把脚叉开，小心别砸着脚！"

你猜猜

有一天，我看到一对龙凤胎，超级可爱，可是分不出大小，于是就问："你们谁大谁小啊？"

女孩子神神秘秘地说："你猜猜，我们谁是哥哥，谁是妹妹！"

真累啊

朋友的儿子4岁了，一天看见一只青蛙在跳，他就学着这只青蛙，跳了几下，站起来说："真累啊！青蛙太辛苦了，每天都要这样跳。"

这是什么

孩子："妈妈，这是什么？"

妈妈："这是老鼠药。"

孩子："妈妈，我们家的老鼠生病了吗？"

疼不疼

同事有一个6岁的女儿，开始换牙了，于是同事带她去拔牙，拔完牙回到单位。我问她："牙还疼不疼？"

小女孩说："牙齿被留在医院里了，我不知道它疼不疼啊！"

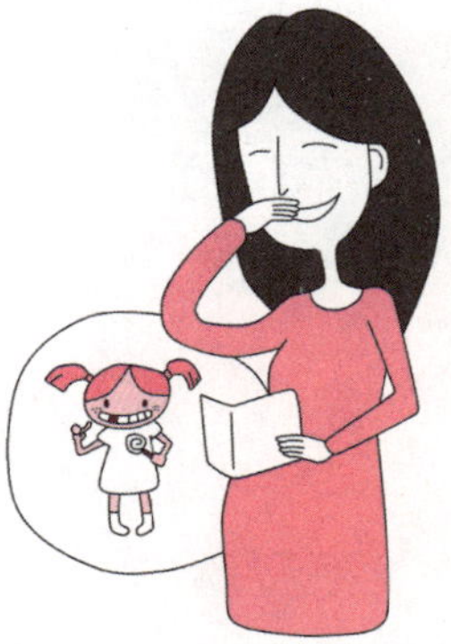

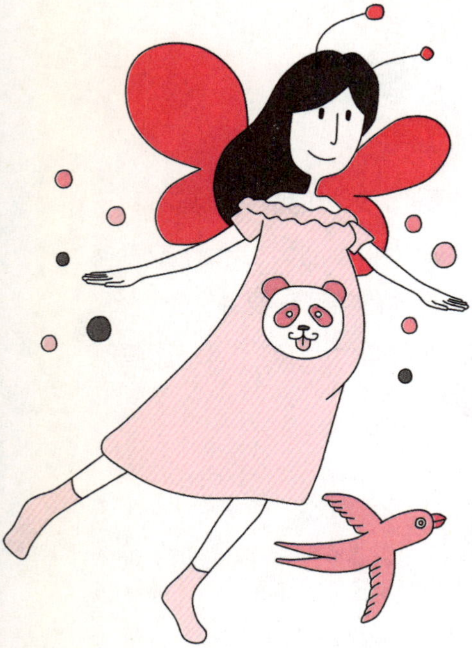

0313 从童谣里猜个谜语

今天，准妈妈再来和胎宝宝一起背诵几则谜语童谣，准妈妈不要忘了在脑海中想象谜语所描述的动物形象。准妈妈还可以准备一些图片来观看，以便在脑海中形成立体形象。这样，胎宝宝就能感受到了。

（一）

头上两根毛，
身穿彩花袍。
飞舞花丛中，
快乐又逍遥。

（二）

衣服像缎子，
尾巴像剪子；
衔泥盖房子，
捉虫喂孩子。

（三）

一片一片又一片，
又像糖来又像面。
冬天有时满天飞，
夏天一片也不见。

（四）

大眼睛，黑眼圈，
圆圆胖胖逗人爱。
攀得高，爬得快，
竹笋野果当饭菜。

谜底：
（一）蝴蝶
（二）燕子
（三）雪花
（四）熊猫

0314 诗歌《你是人间四月天》

这是一代才女林徽因写给爱子梁从诫的一首诗。在母亲的眼中，孩子就是春天的星、嫩芽的鹅黄，是一树花开，是梁间燕子，是世界上所有美好的事物中最耀眼的那一个。可见，母爱是多么的热烈。

你是人间四月天

我说你是人间的四月天；
笑响点亮了四面风；
轻灵在春的光艳中交舞着变。

你是四月早天里的云烟，
黄昏吹着风的软，
星子在无意中闪，
细雨点洒在花前。

那轻，那娉婷，你是，
鲜妍百花的冠冕你戴着，
你是天真，庄严，
你是夜夜的月圆。

雪化后那片鹅黄，你像；
新鲜初放芽的绿，你是；
柔嫩喜悦，
水光浮动着你梦期待中白莲。

你是一树一树的花开，
是燕在梁间呢喃，
——你是爱，是暖，是希望，
你是人间的四月天！

（林徽因）

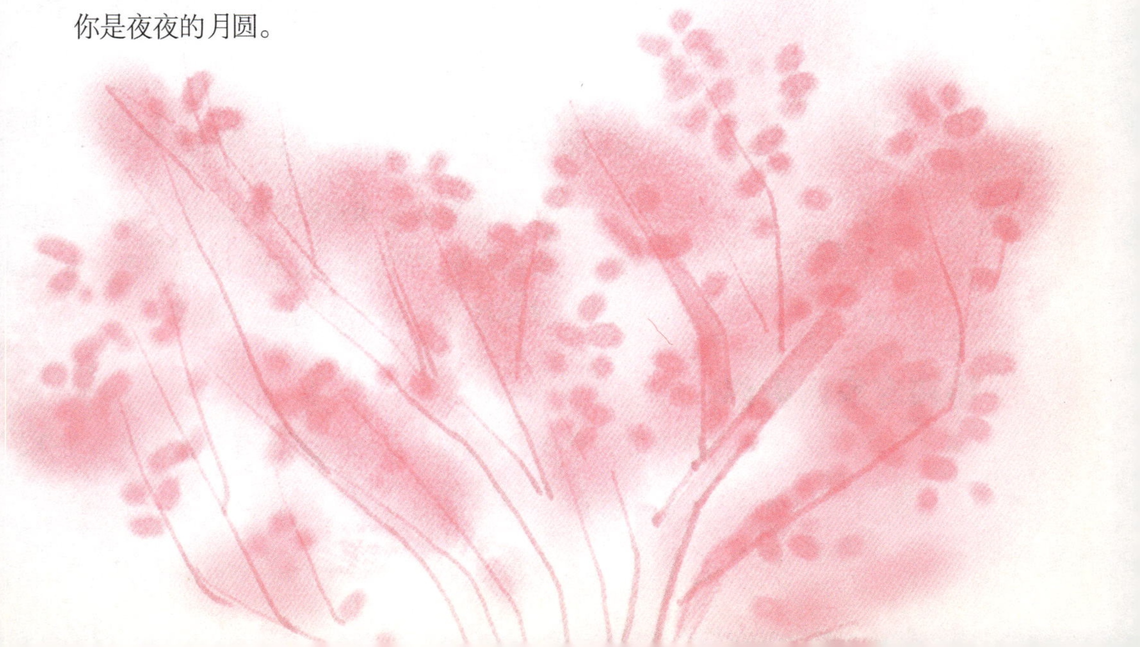

孕3月（9~12周）

孕3月是准妈妈孕育新宝宝最关键，也最辛苦的一个月。随着胎宝宝长大，准妈妈也许会感到腹部疼痛，早孕反应也会越加强烈。

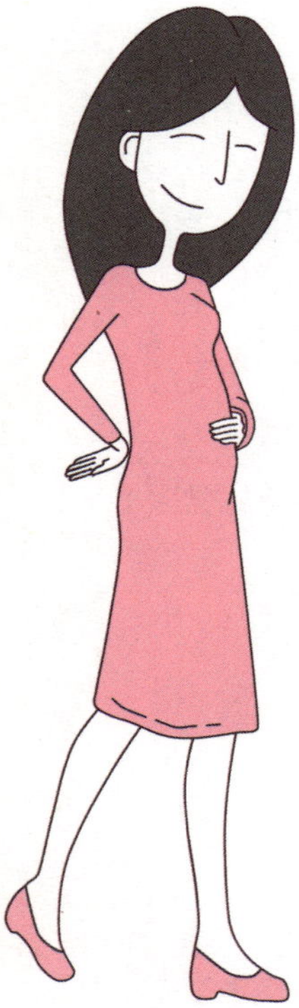

准妈妈情绪起伏很大

0315 第9周 以前的内衣小了

准妈妈可能会感觉到以前的衣服小了，尤其是随着乳房增大，要换大一点的内衣了。而且有些准妈妈已经注意到腰围变大了，是不是很有成就感呢？

0316 第10周 情绪起伏很大

孕期雌激素的作用，让准妈妈的情绪起伏很大，常常莫名其妙地感觉不安和激动。此时由于子宫的生长扩大会压迫膀胱，准妈妈排尿的次数和频率也会大大超过平时。

0317 第11周 腰变粗了

准妈妈的早孕反应会越来越明显，刚刚还挺高兴，突然又会变得烦躁不安。这是孕期雌激素作用的结果，很正常。最重要的是，属于准妈妈的美丽弧线慢慢开始出现了，腰腹下面，正蕴藏着一个幸福的开始。

0318 第12周 乳头颜色加深

妊娠初期就开始柔软胀大的乳房，现在继续变大，乳头和乳晕的色素加深，有时会感到有些疼痛。从阴道流出的乳白色分泌物也有所增多。

协和专家告诉你

第3个月，胎宝宝已经成为真正意义上的宝宝了。准爸妈要每天抽空跟宝宝聊聊天，只要有趣的、好玩的，都可以跟胎宝宝分享。

胎宝宝能吮吸、吞咽、踢腿

0319 第9周 眼帘开始覆盖住眼睛

胎宝宝的小尾巴已经完全消失了，而且所有的神经器官都开始工作。手腕部位稍微有些弯曲，双脚开始摆脱蹼状的外表，眼帘开始覆盖住眼睛。

0320 第10周 大脑重量不断增加

胎宝宝现在就像一个豌豆荚，通过胎盘和母体之间进行物质交换。妊娠的3~6个月是胎宝宝的“脑迅速增长期”。

0321 第11周 能吮吸、吞咽、踢腿

胎宝宝开始能做吸吮、吞咽和踢腿动作了，不但维持生命的器官，如肝脏、肾、肠、大脑已开始工作，连手指甲和绒毛状的头发等细微之处也开始发育了。

0322 第12周 手指和脚趾分开

胎宝宝手指和脚趾已经完全分开，部分骨骼开始变得坚硬，并出现关节雏形。现在的胎宝宝在准妈妈体内偶尔踢踢腿，舒展一下身体，就像是在跳舞。

第9周

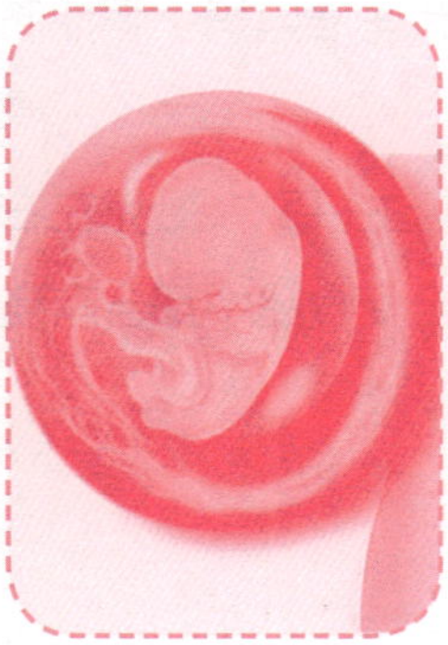

第10周

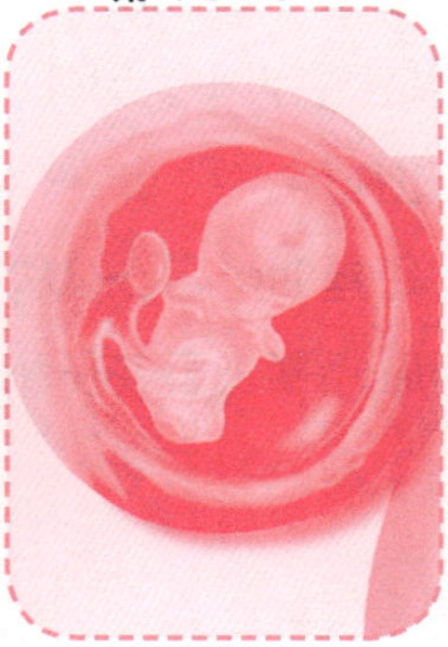

第11周

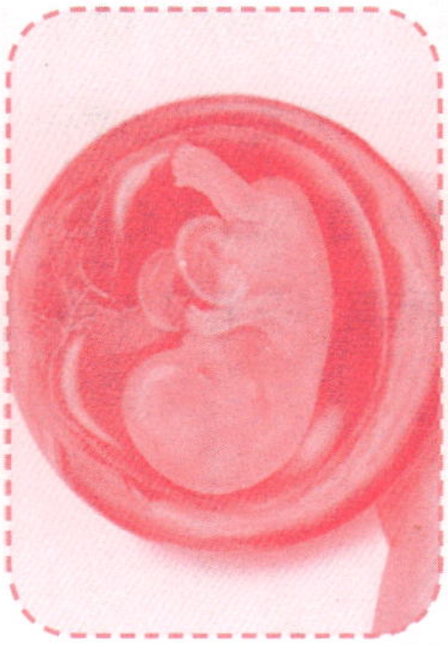

第12周

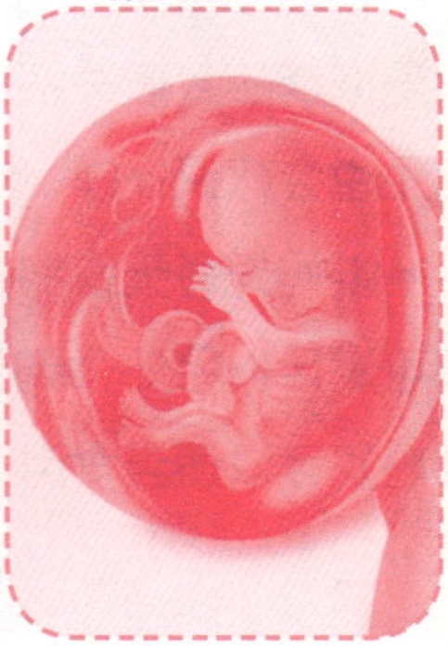

妈妈寄语

有了你，我觉得我变了很多，不只是腰身变粗了，更重要的是，我似乎渐渐体会到做母亲的感受了。

补维生素A、镁、DHA、碳水化合物

0323 维生素A——促进生长

整个孕期，胎宝宝的健康发育都离不开维生素A。维生素A对胎宝宝的皮肤、胃肠道和肺的健康发育尤其重要。怀孕初期3个月，胎宝宝自身还不能储存维生素A，因此准妈妈一定要多吃些富含维生素A的食物。

维生素A广泛存在于动物性食物当中，尤其在动物肝脏及蛋黄、瘦肉等食物中。如果准妈妈能正常进食，不偏食、不挑食，维生素A的摄入一般不成问题，不必过于担心。对于部分素食主义者，则需要补充维生素A，服用剂量应遵医嘱。

含维生素A最佳食物排行榜(微克/每100克可食用部分含量)

- *Top1 羊肝（20972）*
- *Top2 牛肝（20220）*
- *Top3 鸡肝（10414）*
- *Top4 猪肝（4972）*
- *Top5 鸭肝（1040）*

0324 镁——促进钙的吸收

镁对胎宝宝肌肉和骨骼的健康发育至关重要。研究表明，怀孕最初3个月，准妈妈摄取镁的数量关系到新生儿身高、体重和头围的大小。另外，有些准妈妈小腿抽筋，医生也会建议补镁，因为镁对钙的吸收有促进作用。

准妈妈每天镁的摄入量约为400毫克。每星期可吃2~3次花生，每次25克左右，即可满足。另外，绿叶蔬菜、坚果及大豆、南瓜、甜瓜、葵花子和全麦食品中都含有镁，准妈妈可以适当食用。

0325 DHA——满足发育需要

DHA俗称“脑黄金”，是人体大脑中枢神经和视网膜发育不可缺少的营养物质。胎儿期是积聚DHA等大脑营养最迅速的时期，也是大脑和视力发育最快的时期。若胎宝宝从母体中获得的DHA等营养不足，胎宝宝的大脑发育过程有可能被延缓或受阻，智力发育会受到影响，而且有可能造成视力发育不良。

准妈妈平时可以多吃一些富含DHA的食物，如鱼类。深海鱼类如鳕鱼、鲣鱼、鲑鱼、沙丁鱼、金枪鱼、黄花鱼、秋刀鱼、带鱼等，淡水鱼如鲫鱼、鳝鱼等。

0326 碳水化合物——预防低血糖

碳水化合物和脂肪是准妈妈重要的能量来源，可以防止准妈妈因低血糖而造成晕倒等意外。这个月的准妈妈如果实在不愿意吃脂肪类食物，也不必强求自己。只要孕前做好充分的营养储备，此时大可不必过分担心营养不足。

碳水化合物的主要食物来源有糖类、谷物类、薯类等。平时多吃一些面食、点心、红薯、土豆等都可以补充一定量的碳水化合物。

含糖水化合物最佳食物排行榜（克/每100克可食用部分含量）

- *Top1 大米 (76.6)*
- *Top2 玉米 (66.6)*
- *Top3 面条 (58)*
- *Top4 豌豆 (55.4)*
- *Top5 红薯 (23.1)*

协和专家告诉你

准妈妈的膳食宜粗细均衡、荤素搭配，不要吃得过于精细，以免造成某些营养元素吸收不够。

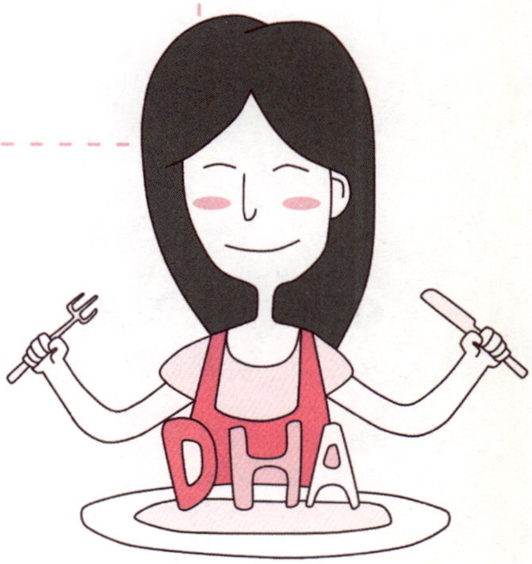

一周食谱参考

0327 南瓜饼 补镁

原料：

南瓜250克，糯米粉200克，白糖、豆沙各适量。

做法：

❶南瓜去皮、去子，洗净，上锅蒸熟，捣成南瓜泥，加入糯米粉、白糖和适量水，和成面团。❷面团分成小份，包入豆沙馅成饼胚，上锅蒸10分钟即可。

功效：

南瓜营养丰富，含蛋白质、B族维生素、维生素C和钙、磷、镁等营养成分，能止呕，防治便秘，还有利尿作用。

0328 六合菜 补充维生素

原料：

黄豆芽、韭菜、豆腐干、肉丝各50克，鸡蛋2个，葱段、姜片、盐、植物油各适量。

做法：

❶黄豆芽洗净；韭菜择洗干净，切成段；豆腐干切丝；鸡蛋打散后用油炒熟备用。❷油锅烧热，放入葱段、姜片炝锅，先后放入肉丝、豆腐干、韭菜、黄豆芽和鸡蛋翻炒至熟，加盐调味即可。

功效：

多种蔬菜提供了丰富的维生素，满足准妈妈和胎宝宝生长必需的营养。

0329 水果拌酸奶 增进食欲

原料：

酸奶100克，香蕉、草莓、黄瓜、梨各适量。

做法：

❶香蕉、黄瓜、梨洗净，去皮切块；草莓洗净，去蒂切块。❷倒入酸奶拌匀即可。

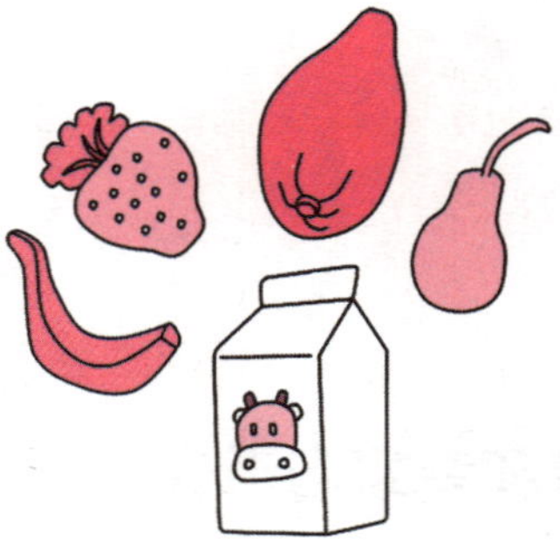

功效：

水果拌酸奶味道酸甜可口，清爽宜人，非常适合准妈妈作为下午的点心，可保证准妈妈在晚餐时有个好胃口。

0330 洋葱炒鱿鱼 缓解疲劳

原料：

鲜鱿鱼1条，洋葱半个，彩椒2个，盐、植物油各适量。

做法：

❶鲜鱿鱼剖开，处理干净，切成粗条，汆水后捞出；洋葱、彩椒洗净，切片。❷油锅烧热，放入洋葱、彩椒翻炒，然后放入鲜鱿鱼，加盐炒熟即可。

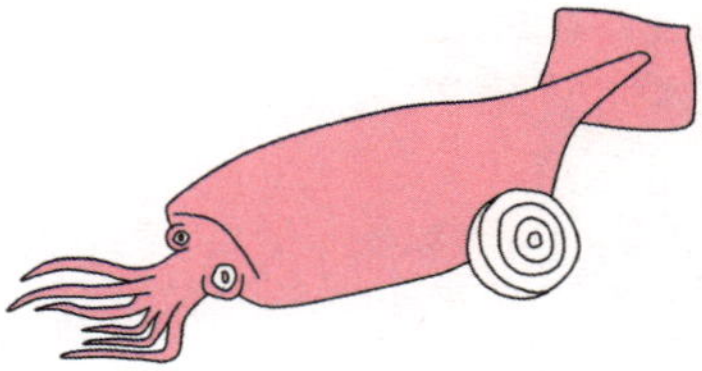

功效：

鱿鱼富含蛋白质、钙、磷、铁等微量元素，准妈妈食用可预防贫血，缓解疲劳。

0331 香菇油菜 增进食欲

原料：

油菜250克，干香菇6朵，盐、蒜末、植物油各适量。

做法：

❶油菜择洗干净；干香菇用温开水泡开，去蒂后切片。❷油锅烧热，先放油菜，炒至七分熟，接着放入香菇片，炒至油菜梗软烂，加入盐、蒜末调味即可。

功效：

此菜可增进食欲，还含丰富的钙、铁、蛋白质、维生素C等营养成分。

0332 鱼头木耳汤 促进神经发育

原料：

鱼头1个，冬瓜100克，油菜50克，水发黑木耳80克，盐、葱段、姜片、料酒、植物油各适量。

做法：

❶鱼头洗净，抹盐腌制片刻；冬瓜洗净，去瓤切片；油菜、水发黑木耳择洗干净。❷油锅烧热，放入鱼头，煎至两面金黄时，烹入料酒，加盖略焖，加盐、葱段、姜片、清水，大火烧沸小火煮20分钟，放入冬瓜片、黑木耳、油菜略煮即可。

功效：

此汤品含有丰富的优质蛋白质、钙、磷、铁和锌，是准妈妈滋补的佳品，还有益于胎宝宝神经系统的发育。

0333 红枣泥鳅汤 增强体力

原料：

红枣10颗，泥鳅2条，姜片、盐、植物油各适量。

做法：

❶泥鳅处理干净，放入热水中，去掉黏液，再洗净，切段；红枣洗净，去核。❷锅内放油烧热后，放入姜片略煎，再把泥鳅放进油锅中煎香。❸加入红枣，倒入水用大火烧开，然后转小火煮20~30分钟，加盐调味即可。

功效：

泥鳅暖脾健胃，红枣补气养血。二者搭配食用，能增强准妈妈体力。

0334 阿胶粥 安胎

原料：

阿胶1小块，大米100克，红糖适量。

做法：

❶将阿胶捣碎；大米淘净，放入锅中，加适量水煮成粥。❷粥熟时，调入捣碎的阿胶，加入红糖略煮即可。

功效：

此粥能养血止血、安胎养胎、养阴润肺，适合孕早期准妈妈食用。

0335 甘蔗生姜汁 缓解孕吐

原料：

甘蔗1节，生姜4片。

做法：

❶甘蔗去皮，切小段，用榨汁机榨汁。❷汁成加入生姜片，冲入热水即可。

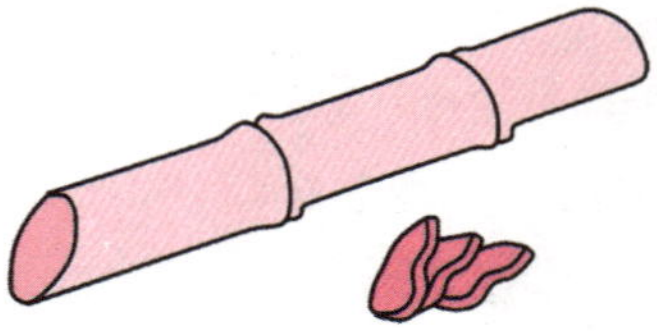

功效：

此汁能缓解妊娠呕吐，是款提神饮品。

0336 柠檬煎鳕鱼 缓解孕吐

原料：

鳕鱼肉1块，柠檬半个，鸡蛋清、盐、水淀粉、植物油各适量。

做法：

❶将鳕鱼肉洗净，切小块，加入盐腌制片刻，挤入适量柠檬汁。❷将鳕鱼块裹上鸡蛋清和水淀粉。❸锅内放油烧热后，放入鳕鱼煎至两面金黄即可。

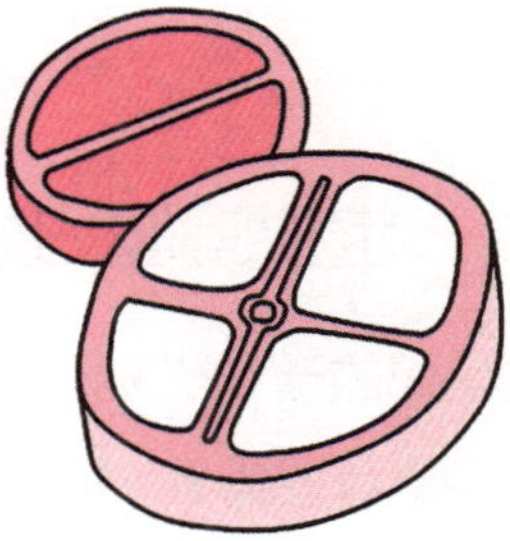

功效：

鳕鱼属于深海鱼类，DHA含量相当高，是有利于胎儿大脑发育的益智食品。鳕鱼中加入适量的柠檬汁，能有效缓解准妈妈呕吐、厌食症状。

0337 糯米粥 止呕止吐

原料：

糯米100克，枸杞子适量。

做法：

❶糯米淘洗干净，浸泡2小时。❷将糯米放入锅中，加适量水，大火煮沸，转小火熬煮25分钟，放入枸杞子，至糯米粒软烂、汤汁变稠即可。

功效：

此粥滑润黏稠、清香爽口，具有止呕止吐作用，适合准妈妈食用。

0338 柠檬姜汁 缓解孕吐

原料：

柠檬半个，姜丝、蜂蜜各适量。

做法：

❶柠檬洗净后切细丝。❷把姜丝、柠檬丝混合在一起，倒入开水冲调，晾温后调入蜂蜜即可。

功效：

准妈妈每天早晨空腹喝1杯柠檬姜汁，可以止晨吐。

孕妇奶粉

0339 一定要喝孕妇奶粉吗

准妈妈的膳食结构很难做到完全合理、均衡，有些营养素仅从膳食中摄取，不能满足身体的需要，如钙、铁、锌、维生素D、叶酸等。而孕妇奶粉中几乎含有准妈妈需要的所有营养素，基本上能够满足准妈妈对各种营养素的需求。

但是，并不是说孕期一定要喝孕妇奶粉。尤其是一些孕前较胖的孕妈妈或孕期体重增长过快的孕妈妈，最好征求医生的建议。

0340 孕妇奶粉好，还是牛奶好

从营养成分来讲，孕妇奶粉优于牛奶。目前，市售的牛奶大多只强化了维生素A、维生素D和一些钙质等营养素，而孕妇奶粉几乎强化了准妈妈所需的各种维生素和矿物质。孕妇奶粉是根据准妈妈孕期特殊的生理需要而特别配制的，能全面满足孕期的营养需求，比鲜奶更适合准妈妈饮用。

有些平时喝牛奶容易拉肚子的准妈妈，可以选用低乳糖的孕妇奶粉。

0341 孕妇奶粉什么时候喝

准妈妈备孕期就可以喝孕妇奶粉，这样准妈妈的自身健康状况良好，营养全面、充足，并为孕育胎宝宝补充必需的营养素，可补偿早孕反应造成的营养缺失。此外，从孕中期开始，准妈妈血容量增加，胎宝宝铁需要量增加，因而准妈妈还要增加铁的摄入量。即便均衡饮食，相当一部分准妈妈由于食量、习惯等原因，仍难以获得满足胎宝宝生长及自身健康的全面营养，而孕妇奶粉则很好地弥补了这一点。

0342 孕妇奶粉每天喝2次

按照孕妇奶粉的说明，每天最好喝2次，早晚各1次。但由于每个人的饮食习惯不同，膳食结构也不同，所以对于营养素的摄入量也不完全相同。最好在营养专家或医生的指导下做一些适当的增减。

准妈妈也不要因为怀孕就大喝特喝孕妇奶粉，或者既喝孕妇奶粉又喝牛奶，这样反而会增加肝肾的负担，或导致体重增加过快。

0343 根据需要选购孕妇奶粉

每个准妈妈的口味、生活习惯、所需营养均不同，准妈妈在挑选孕妇奶粉的时候，应该看清楚每种品牌奶粉所含有的成分，了解清楚奶粉的特点，根据自身的需要来选择合适的奶粉。

比如平时口味较重，爱吃大鱼大肉的准妈妈，最好选择低脂配方奶粉，防止因脂肪摄入过多而造成体重过重。孕吐反应强烈，或是胃口不好、营养不够的准妈妈，则建议选择高脂奶粉，以保证充足的热量，以及胎宝宝发育所必需的营养。

- 多尝试，找到自己最喜欢的口味。多尝试试用装，或看看网站上其他准妈妈都在喝哪些品牌的奶粉。
- 根据目的挑选奶粉。不同的孕妇奶粉添加的东西也不尽相同，准妈妈可以根据自己的需求来选择孕妇奶粉。
- 不是所有的准妈妈都适合喝孕妇奶粉。患有妊娠期糖尿病的准妈妈，最好在选择孕妇奶粉之前征求一下医生的意见。体重超标、体重增长过快的准妈妈，在选择孕妇奶粉之前也应慎重考虑。

协和专家告诉你

孕妇奶粉和多种维生素一起吃时，应加以注意，两者同食有可能造成一些营养成分摄入过量。例如，如果准妈妈摄入维生素A过量，就会有导致胎儿畸形的可能。

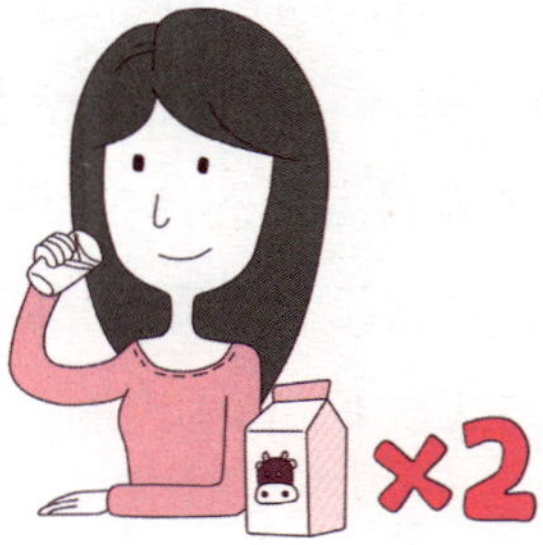

孕早期的体重问题

0344 孕早期体重下降了

怀孕3个月，是早孕反应时期，很多准妈妈都会出现恶心、呕吐、头晕、困倦、乏力、乳房胀痛等症状，更有甚者会出现剧烈呕吐、即食即吐的现象，甚至需要住院治疗。

这个阶段，准妈妈要逐渐适应体内一个新生命的存在，自己的固有生活习惯和工作秩序被打乱，会出现烦闷和委屈情绪。往往在这个时候，准妈妈会出现体重下降或者不增长的情况。孕3个月一过，准妈妈早孕反应消失，胃口大开，慢慢地小肚微挺，体重也就会直线上升了。

0345 体重增长过快怎么办

怀孕3个月后，准妈妈体重以每周增加0.5千克为宜。孕期过度肥胖会带来一系列隐患，例如增加心脏的负担，加重韧带及关节的负担，给分娩带来意想不到的阻力等。准妈妈要学习管理自己的身体，最好是只见肚子长，体型却不变。

准妈妈每天少吃多餐，每顿吃正餐的时候，要不断问问自己："还饿吗？"如果不饿，就可以停止进食。每天在上午10点、下午3点、晚上睡前加些食物，如坚果类、牛奶、鸡蛋、豆制品、酸奶等，这样不过量又不饥饿。食物的精华用于发育胎宝宝，就不会有过多的糖分转化为脂肪囤积在母体里了。

0346 胎宝宝体重计算

准妈妈总是很关心，也好奇胎宝宝生长发育情况，而胎宝宝的体重是衡量宝宝生长发育情况的指标之一。怀孕末期，医生会安排准妈妈进行B超检查，目的是评估胎儿体重，是否适合顺产。

测算胎宝宝的体重参数包括：①HC：头围。②AC：腹围。③FL：股骨长。④FTH：胎儿腿部皮下脂肪厚度。这些参数可以在B超单上看到。现在测算胎宝宝的方式很多，有固定的公式。更直接的，可以去医院体检时咨询医生。

孕早期异常情况

0347 孕早期发热

准妈妈怀孕初期发低热问题不会很大，但怀孕早期高热39.4℃以上，则对胎宝宝有致命性影响。胎儿早期的发育对温度很敏感，如果准妈妈的体温从37℃上升到39.4℃，就可能导致流产。

到了怀孕中晚期，胎儿已经完全成形，发热就不会有太大的影响了。不过，如果孕期发热有可能是由于宫内感染引起的，就要去看医生了。

0348 预防感冒有妙招

准妈妈一年四季都可能会发生感冒，以冬春季节最为流行。准妈妈感冒后会出现头痛、喷嚏、鼻塞、流涕、咳嗽、喉咙痛、发热及食欲缺乏等症状，严重的还会并发支气管炎、鼻窦炎、中耳炎、肺炎等并发症。一旦用药，又会担心对胎宝宝造成影响。所以，在日常生活中防患于未然很重要。

- 勤洗手，不用脏手摸脸。
- 饮食上要荤素搭配，营养平衡。
- 足部要保暖，以免感冒病毒侵扰。
- 时刻注意舒缓紧张情绪。
- 牙刷不要放在阴暗潮湿的地方。
- 多吃含锌食物，提高呼吸道防御功能。如海产品、花生米、葵花子等。
- 多吃富含维生素C的食物，如西红柿、青椒、柑橘、草莓、猕猴桃、西瓜、葡萄等。
- 每天最好保证喝600~800毫升白开水，对预防感冒和咽炎具有很好的效果。
- 经常开窗换气，尤其是夏冬季节使用空调时。
- 锻炼是提高身体抗病能力的有效途径，准妈妈在整个孕期都要坚持散步。

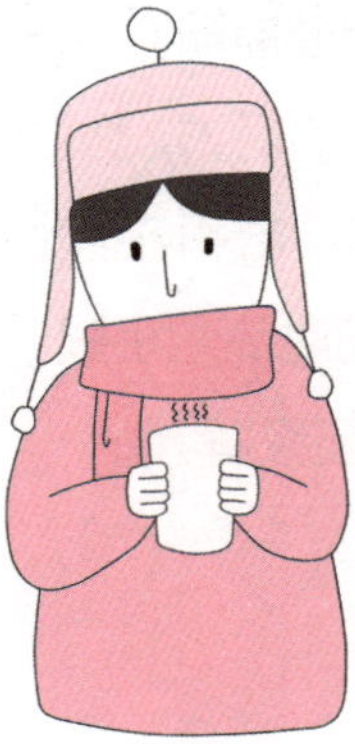

0349 尿频是正常现象

由于孕早期子宫开始扩张，增大的子宫常常是前位的，所以它会明显地压迫和牵累膀胱，产生尿频。一般到12周（孕中期）以后，尿频就可能明显缓解。但是随着胎宝宝逐渐长大，加上羊水增多、腹压增加，对膀胱的压迫又会进一步地增大，孕晚期又会出现尿频现象。

0350 有一半准妈妈会腰痛

孕早期很多准妈妈常常会感到腰背酸痛，这种痛感常会放射到臀部、大腿等部位，严重时会导致准妈妈夜间痛醒。

腰痛的原因是怀孕后受体内激素的影响，韧带松弛；子宫增大直接压迫神经导致的。准妈妈可适当减少直立体位，经常变换体位并适当活动，可改善疼痛。

0351 半夜腿抽筋的处理

常有准妈妈夜间小腿抽筋，导致睡眠不佳。当小腿抽筋时，可先轻轻地由下向上按摩小腿的后方（腿肚子），再按摩脚趾和整个腿。若再不缓解，则把脚放在温水盆内，同时热敷小腿，并扳动足部，一般都能使抽筋缓解。

0352 孕期睡姿大不同

孕早期，准妈妈的睡眠姿势可随意，主要是采取舒适的体位，如仰卧位、侧卧位均可。趴着睡觉，或搂着东西睡觉等不良睡姿应改掉。

孕中期应注意保护腹部，避免外力的直接作用。如果准妈妈羊水过多或双胎妊娠，就要采取侧卧位睡姿。如果准妈妈感觉下肢沉重，可采取仰卧位，用松软的枕头稍抬高下肢。

孕晚期宜采取左侧卧位，减轻子宫对腹主动脉和髂动脉的压迫，改善血液循环，增加对胎儿的供血量。若出现低血压，准妈妈感觉头晕、心慌、恶心、憋气，且面色苍白、四肢无力、出冷汗时，要及时调整睡姿到左侧卧位。

协和专家告诉你

准妈妈出现小腿抽筋的情况要注意：平时应增加钙和B族维生素的摄入。不要长时间站立或坐着，每天到户外散步半小时。每晚临睡前用温水泡脚，进行3~5分钟按摩。平时注意养成正确的走路习惯，让脚后跟先着地；伸直小腿时，脚趾弯曲不朝前伸。

准爸爸学着给妻子按摩

0353 少睡半小时给妻子按摩

孕期第3个月后，适度的按摩可改善准妈妈孕期的种种不适。准爸爸学会为准妈妈按摩，对准妈妈及胎宝宝都是极为有利的。按摩的房间环境要舒适，可在沐浴后临睡前按摩，按摩时选用性质温和的孕妇专用润肤油或润肤露做按摩油用，可减轻按摩时对肌肤的摩擦，亦有助于滋养肌肤。

●坐位。准妈妈两臂放在身后撑住身体，准爸爸用右手轻轻地握住妻子的膝盖，左手握住妻子的脚腕。保持这种体位，准爸爸按照关节运动的方向，将妻子的膝部反复蜷曲、伸直。按摩时要先轻后重、速度先慢后快。

按摩结束后，准妈妈应先依靠准爸爸进行放松，待呼吸平静后轻轻转身或起身，不宜立刻走出室外，以免受风着凉。

●仰卧位。准爸爸在妻子的头顶处，用双手轻轻地托住妻子的脖子，保持这种体位，再慢慢放下，如此反复进行。

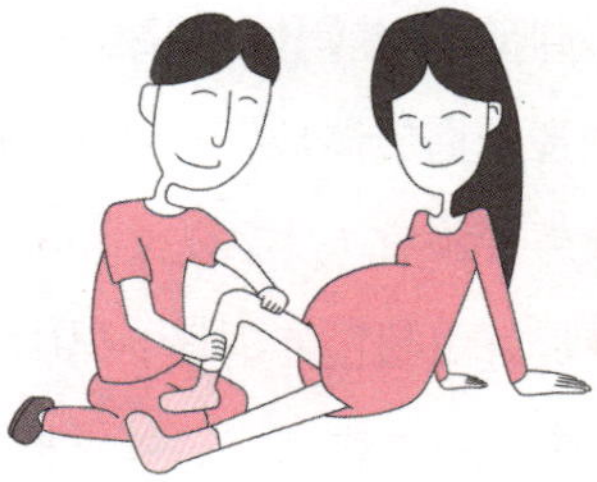

0354 为妻子留盏夜灯

从现在开始，准妈妈每天晚上排尿的次数会越来越多。准爸爸可以在卧室通往厕所的路径中留一盏小小的夜灯，好让她能看得清楚。在上床睡觉之前检查一下这条路径，把一切危险障碍物都清理干净，保证准妈妈不会磕着绊着。

0355 帮她摆脱烦恼

本月初对准妈妈来说是一段难熬的时光：早孕反应一波接一波，马上要开始做B超检查，并且在接下来的6个月里还要进行多次检查。因此，准爸爸要经常和准妈妈聊聊天，分担她心里的忧虑，转移准妈妈的注意力，缓解早孕反应。

音乐胎教，传递良好的心境

0356 哼唱也是音乐胎教

音乐胎教从孕早期就可以进行，使用恰当，效果明显且没有副作用。优美的音乐不仅可以使准妈妈情绪稳定，对胎宝宝的先天智能启发和性格养成也有积极影响。

音乐胎教除了听音乐，还包括准妈妈用柔和的声调哼唱轻松的歌曲，同时想象胎宝宝也在静听。音乐胎教从怀孕第2个月就可以进行，虽然这时候胎宝宝的听力系统还没有发育完全，但是这种美好的情绪，会通过准妈妈的感受传递给胎宝宝。

0357 怎么做音乐胎教

准妈妈找一个舒服的姿势，只要不影响胎宝宝正常活动即可，然后进入音乐带来的美好意境中，随着音乐的起伏展开自己的想象，使自己的感官都调动起来。这样不仅能调节准妈妈的情绪，还会丰富胎宝宝的感知。

- 音乐播放器放置在离准妈妈身体1.5~2米以外的地方，以免受到电磁波辐射。
- 声音不宜太大，以柔和不刺耳为主，与我们平时讲话的声音差不多就行了。
- 最好每日能定时听，早中晚都可进行，每次10分钟左右。音乐选择以柔和、悦耳、舒缓，准妈妈喜欢为好。可常换不同的音乐，也可以周期循环播放。
- "始自胎儿的胎教并不能因分娩而结束，这样才不会使胎教前功尽弃。"所以，在宝宝出生后，还可以常给宝宝听听这些胎教音乐，会获得意想不到的效果。

0358 音乐胎教如何选择

在利用音乐进行胎教时，最好不要只听几首固定的曲子，应该多样化。比如，贝多芬、莫扎特等的古典音乐，或者准妈妈小时候会唱的儿歌、童谣等，都可作为音乐胎教的内容。

但在选曲时应注意胎动的类型，一般来讲，给那些活泼好动的胎宝宝听一些节奏缓慢、旋律柔和的乐曲，如《摇篮曲》等；而给那些文静、不爱活动的胎宝宝听一些轻松活泼、跳跃性强的儿童歌曲等。这将对胎宝宝的生长、发育起到明显的积极影响。

0359 胎教音乐3首

摇篮曲

相传《摇篮曲》是勃拉姆斯为祝贺法贝尔夫人第二个孩子的出生而作的曲子。法贝尔夫人是维也纳著名的歌唱家，1859年勃拉姆斯在汉堡时，曾听她演唱过一首圆舞曲风格的歌曲。当时勃拉姆斯被她优美的歌声所感动，后来就利用那首圆舞曲的曲调加以变化，作了这首平易可亲、感情真挚的摇篮曲送给法贝尔夫人和她的宝贝。

《摇篮曲》的歌词透着母爱的温柔与甜蜜，准妈妈欣赏这首乐曲的时候，可以跟着音乐轻轻哼唱，让胎宝宝在享受美妙音乐的同时，还能熟悉妈妈的声音。

小星星变奏曲

莫扎特的《小星星变奏曲》自然地流淌着快乐的音符，生动地表现了小星星活泼可爱、变幻多端的模样。乐曲时而清晰、时而隐匿，时而喧闹、时而安静，时而纯朴、时而华丽，为我们展现了音乐世界里一幅色彩斑斓的画卷。

快乐的农夫

亲近清新的大自然，回归田园，正是我们向往的幸福生活，而《快乐的农夫》正是用快乐的曲调向准妈妈展现了一派田园风光，仿佛看到了农夫笑眯眯地在田间劳作，互致问候。随着《快乐的农夫》欢快的钢琴节奏，胎宝宝也会随之舞动起来。如果这时胎宝宝的胎动已经明显，准妈妈就会发现大肚子表现出的一起一伏，这正是音乐带给胎宝宝快乐的表现。

准妈妈可以有选择性地聆听舒曼轻松活泼、节奏感强的乐曲。乐曲优雅的旋律，优美酣畅的曲调以及起伏跳跃的节奏感，可以让准妈妈振奋精神，放松身心。

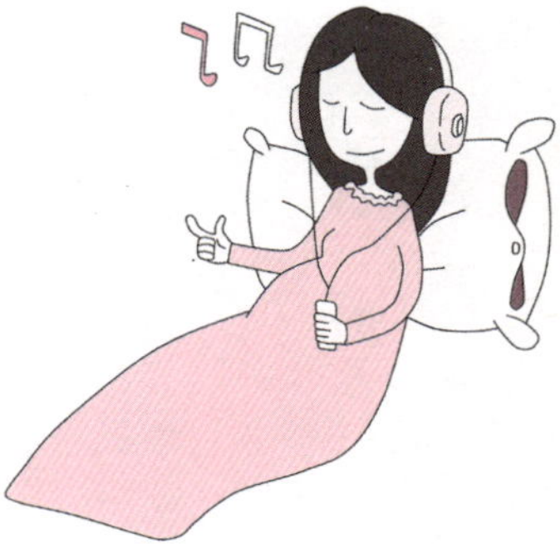

Part 3

孕中期

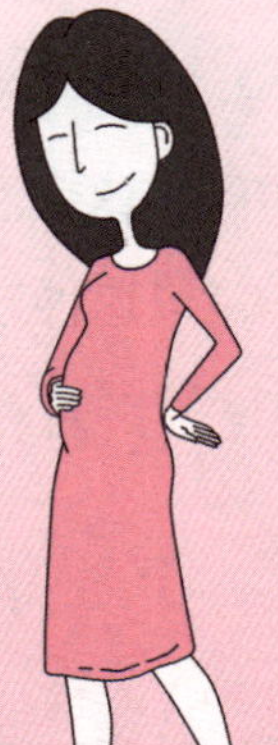

孕4月（13~16周）

准妈妈能感觉到胎动

接下来，准妈妈渐渐凸显的大肚子将会接受别人羡慕与祝福的目光。在这期间，准妈妈还将感受到第一次胎动。准备好迎接这令人激动的时刻了吗？

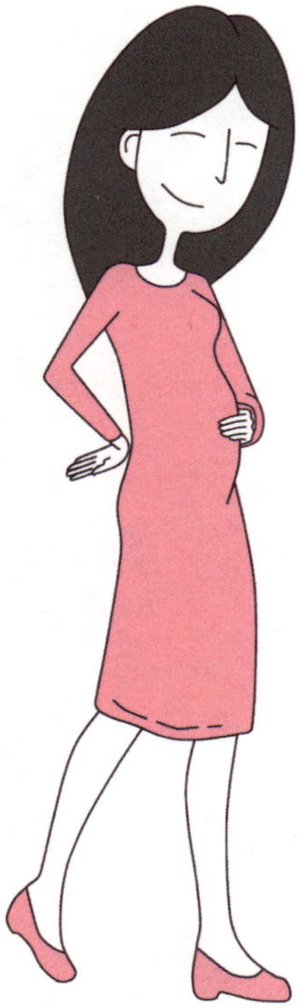

0360 第13周 肚子明显变大

有些准妈妈的腹部，从肚脐到耻骨会出现一条垂直的妊娠线，脸上也可能会出现黄褐色的妊娠斑。肚子明显变大了，要换下原来的衣服啦！

0361 第14周 早孕症状明显减轻

准妈妈的肚子继续增大，不过早孕症状明显减轻了，进入人们常说的“最舒服的孕中期”。

0362 第15周 刷牙时牙龈出血

最近准妈妈是不是觉得牙龈红肿，刷牙的时候还有出血现象呢？这是由于孕期性激素分泌增加，牙龈组织的血管扩张、敏感度增强造成的。

0363 第16周 胎动像小鱼吐泡泡

准妈妈一直期待的胎动，一般在这周就会感觉得到。这个活泼的小家伙，在以后的几个月里，会常常以这种方式和自己的妈妈互动呢！

协和专家告诉你

这个月是胎宝宝大脑迅速发育的时期。虽然准妈妈胃口变化不定，但还是要保证充足的能量摄入，保证宝宝的营养供给。

胎宝宝有了自己的指纹

0364 第13周 肝肾开始工作

胎宝宝两眼之间距离开始拉近，肝脏、肾脏开始工作。此时，如果用手轻触准妈妈的腹部，胎宝宝就会在里面蠕动起来。

0365 第14周 长指纹了

胎宝宝的眼睑仍然紧紧地闭着。胎宝宝的肝脏开始工作，肾脏日渐发达，血液循环开始进行。最神奇的是，胎宝宝的手指上已经长出指纹了。

0366 第15周 身上长出一层绒毛

胎宝宝身上长出了一层细细的绒毛，会在妈妈肚子里做许多小动作：握拳、眯眼斜视、皱眉头、吸吮大拇指，这些小动作会促进胎宝宝的大脑发育。

0367 第16周 手指甲已经形成

第16周的胎宝宝越来越有小模样了，腿的长度超过了胳膊，手指甲已经形成，手指关节开始运动了。最让人意想不到的是，胎宝宝开始打嗝了，这是呼吸的先兆。

第13周

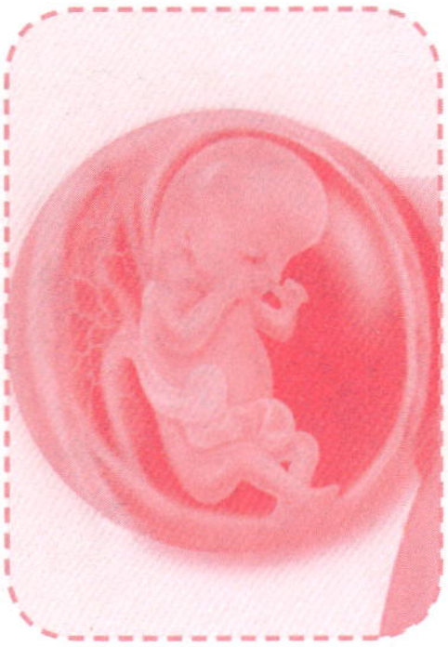

第14周

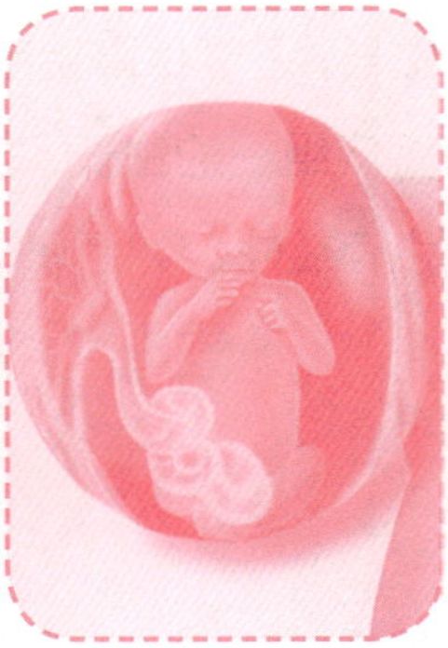

第15周

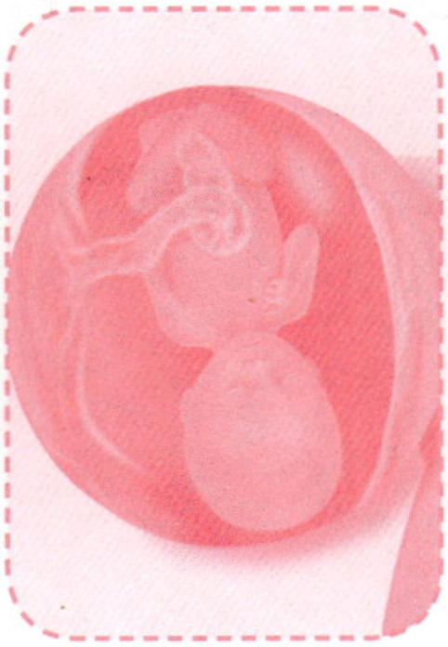

第16周

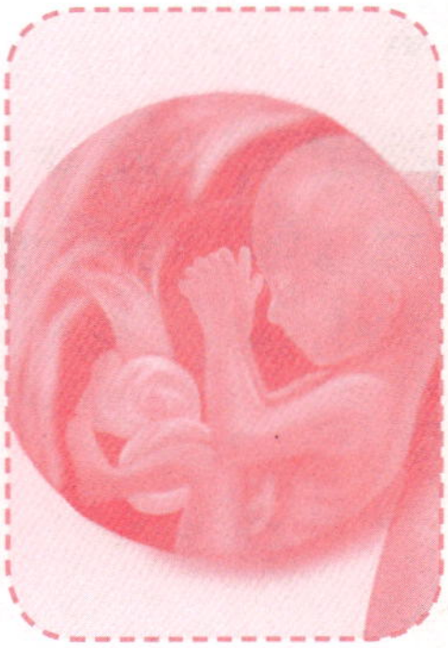

妈妈寄语

当妈妈究竟是一种什么样的感觉呢？我想，也许从我第一次感受到你的胎动那刻起，我就真正明白了。

补维生素、β－胡萝卜素、脂肪、碘

0368 维生素——帮助矿物质吸收

为了帮助准妈妈对铁、钙、磷等营养素的吸收，孕4月要相应增加维生素A、维生素B_1、维生素B_2、维生素C、维生素D和维生素E的供给。维生素D有促进钙吸收的作用，每日的维生素D需要量为10微克。

准妈妈应选择各种蔬菜和水果，如西红柿、茄子、白菜、葡萄、橙子等。蔬果中除了含有丰富的维生素外，还有大量的膳食纤维，可以促进肠胃蠕动，防止便秘。

含维生素A最佳食物排行榜（微克/每100克可食用部分含量）

- *Top1 羊肝（20972）*
- *Top2 牛肝（20220）*
- *Top3 鸡肝（10414）*
- *Top4 猪肝（4972）*
- *Top5 鸭肝（1040）*

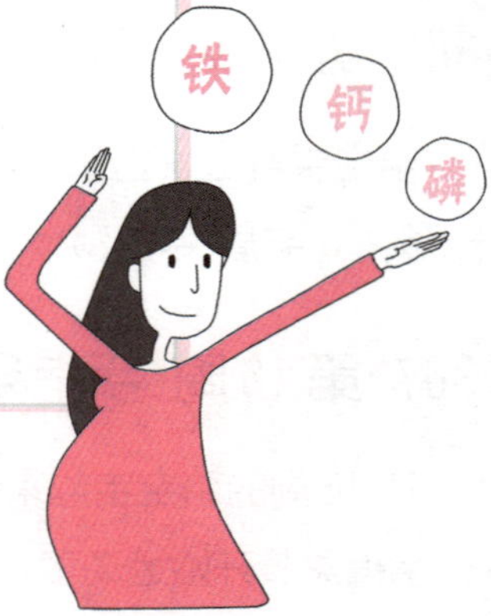

0369 β－胡萝卜素——强健骨骼

本月胎宝宝腿的长度会超过胳膊，这就意味着准妈妈应适当摄入β－胡萝卜素了。β－胡萝卜素可以在体内转化成维生素A，能够促进胎宝宝的骨骼发育，有助于细胞、黏膜组织、皮肤的正常生长，还能保障胎宝宝和准妈妈的细胞与组织生长，维持细胞正常功能，促进上皮组织的生长，增强准妈妈的免疫力，对准妈妈产后的乳汁分泌及视力恢复也有益处。

0370 脂肪——急速生长的动力

准妈妈需要在孕期为胎宝宝的发育储备足够的脂肪。本月胎宝宝进入急速生长阶段，准妈妈应格外关注脂肪的补充。如果缺乏，准妈妈可能会发生脂溶性维生素缺乏症，引起肝脏、肾脏、神经和视觉等多种疾病，并可影响胎宝宝心血管和神经系统的发育和成熟。

脂肪可以被人体储存，因此，准妈妈无需刻意增加摄入量，只需要按平常的量摄取即可，每日大约为60克。日常生活中，准妈妈只要正常吃花生、芝麻、蛋黄、动物内脏、动物类皮肉、花生油、豆油等富含脂肪的食物就足够了。

含脂肪最佳食物排行榜（克/每100克可食用部分含量）

- *Top1 肥猪肉（90.8）*
- *Top2 核桃肉（58.8）*
- *Top3 松子（58.5）*
- *Top4 芝麻（39.6）*
- *Top5 鸡蛋黄（28.2）*

0371 碘——预防甲状腺功能低下

碘是甲状腺素的重要成分。从本月开始，胎宝宝的甲状腺开始起作用，能够自己制造激素了。甲状腺功能活跃时，碘的需要量增加。甲状腺素能促进蛋白质的生物合成，促进胎宝宝生长发育。孕期母体摄入碘不足，可造成胎宝宝甲状腺激素缺乏，使胎宝宝发育期大脑皮质中主管语言、听觉和智力的部分不能得到完全分化和发育，出生后智力低下。准妈妈每天碘摄取量应在200微克左右，最好由蔬菜和海产品供给。富含碘的食物有海带、紫菜、海虾、海鱼等，并坚持食用加碘食盐。

协和专家告诉你

准妈妈要注意，过量摄入脂肪易导致肥胖及胎宝宝发育过大，诱发妊娠合并症及难产等。因此，食用高脂肪食物时，最好要搭配绿色蔬菜。

一周食谱参考

0372 熘苹果鱼片 预防便秘

原料：

黑鱼1条，苹果1个，胡萝卜1根，鸡蛋1个，料酒、盐、姜末、葱花、植物油各适量。

做法：

❶黑鱼处理干净，取鱼肉，切薄片，打入蛋清，加盐、料酒、姜末，给鱼片上浆；苹果、胡萝卜洗净，切成薄片。❷油锅烧热，下鱼片滑熟，盛出；留适量底油，下胡萝卜片翻炒，再放入苹果片炒匀，加盐、葱花，最后放入鱼片炒熟即可。

功效：

黑鱼味道鲜美，含有蛋白质、各种维生素、矿物质和鱼油，有利于胎宝宝大脑发育。

0373 肉丁炒芹菜 补血益气

原料：

猪肉150克，芹菜250克，料酒、葱花、姜末、盐、植物油各适量。

做法：

❶猪肉洗净，切小丁，用盐、料酒调汁腌制；芹菜择洗干净，切丁，焯水。❷油锅烧热，先下葱花、姜末煸炒，再下肉丁，大火快炒，盛出。❸另起油锅，下芹菜快炒，然后放入肉丁同炒，烹入料酒，加盐调味即可。

功效：

芹菜富含钙、铁、膳食纤维，具有补血益气、强筋健骨的作用。

0374 葱爆酸甜牛肉 补充热量

原料：

牛里脊肉350克，大葱150克，香油、料酒、姜丝、醋、白糖、盐、植物油各适量。

做法：

❶牛里脊肉洗净，切片，加料酒、白糖、姜丝、香油抓匀；大葱去根和黄叶，洗净，切丝。❷油锅烧热，下牛里脊肉片、大葱丝，炒至肉片变色，加醋、盐翻炒至熟即可。

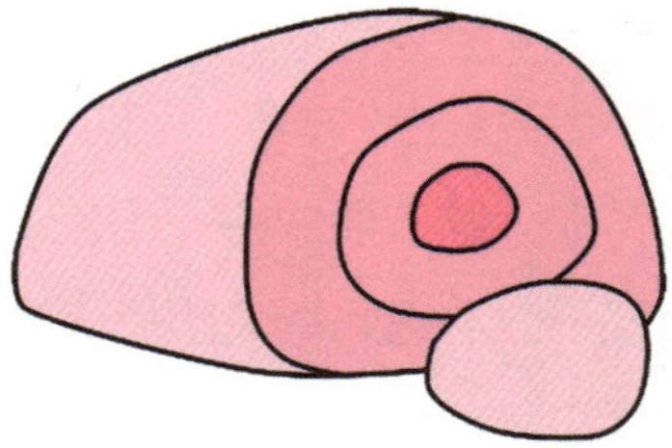

功效：

葱爆酸甜牛肉葱香肉嫩，咸鲜可口。牛肉中蛋白质的含量较高，但脂肪含量很低，很适合准妈妈用来补充热量。

0375 干烧黄花鱼 促进大脑发育

原料：

黄花鱼1条，干香菇4朵，五花肉50克，姜片、料酒、盐、植物油各适量。

做法：

❶黄花鱼去鳞及内脏，洗净；干香菇泡发，去蒂，切成小丁；五花肉洗净切成小丁。❷锅中倒油，放入黄花鱼，煎至两面微黄。❸放入五花肉丁和姜片，用小火煸炒，放料酒，再放入香菇丁，加水烧开，转小火，15分钟后加盐即可。

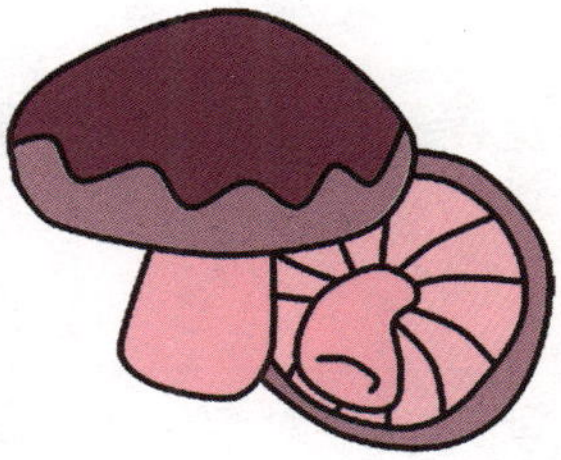

功效：

准妈妈每周食用1~2次鱼，能促进胎宝宝大脑发育。

0376 牛肉萝卜汤 增强免疫力

原料：

牛肉、萝卜各100克，香菜末、香油、盐、葱花、姜末各适量。

做法：

❶将萝卜去皮洗净，切成片；牛肉洗净切成块，放入碗内，加盐、香油、葱花、姜末腌制入味。❷锅中放入适量开水，先放入萝卜片，煮沸后放入牛肉，炖煮。❸等牛肉煮熟后加盐调味，撒上香菜末即可。

功效：

牛肉富含蛋白质，可以补中益气、滋养脾胃、强健筋骨，与萝卜搭配食用，能增强身体免疫力。

0377 虾皮紫菜汤 补碘

原料：

紫菜10克，鸡蛋1个，虾皮、香菜、盐、姜末、香油、植物油各适量。

做法：

❶虾皮、紫菜均洗净，紫菜撕成小块；鸡蛋磕入碗内打散；香菜择洗干净，切小段。❷油锅烧热，下入姜末略炸，加适量水烧沸，淋入鸡蛋液，放入紫菜、虾皮、香菜、盐、香油即可。

功效：

紫菜和虾皮都是补钙的食品，这道汤简便易做，适合整个孕期食用。

0378 核桃银耳羹 补充蛋白质

原料：

核桃仁 30 克，银耳 50 克，冰糖、草莓各适量。

做法：

❶草莓洗净，去蒂，对半切开。❷干银耳泡发，择洗干净后去蒂，放入锅内，加水烧沸后煮 30 分钟，加入冰糖。❸ 放入草莓、核桃仁，稍煮即可。

功效：

银耳富含蛋白质和多种氨基酸、矿物质，可以为准妈妈提供充足的营养。

0379 黄芪小米粥 预防妊娠糖尿病

原料：

生黄芪、玉米须各 30 克，小米 100 克，藕粉、枸杞子各10克。

做法：

❶小米淘洗干净。❷用生黄芪、玉米须煎汤，以汤代水熬小米粥，粥将成时，调入藕粉、枸杞子，继续煮2分钟即可。

功效：

黄芪小米粥具有益气补肾、清热利水的作用，同时还可预防妊娠糖尿病。

0380 香菇荞麦粥 补充营养素

原料：

大米100克，荞麦50克，干香菇2朵。

做法：

❶干香菇浸入水中，泡开，切成丝。❷大米和荞麦淘洗干净，放入锅中，加适量水，大火煮。❸沸腾后放入香菇丝，转小火，慢慢熬至粥成即可。

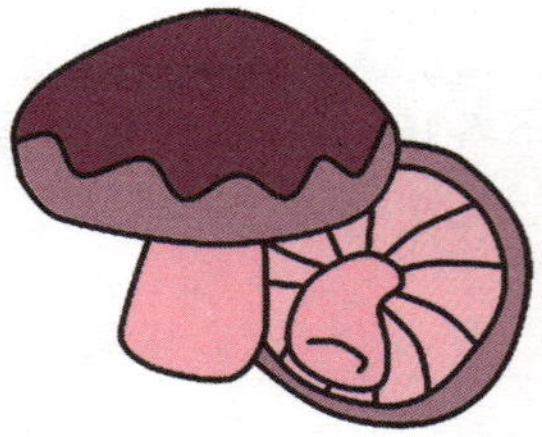

功效：

荞麦富含蛋白质、膳食纤维等营养素，对准妈妈和胎宝宝的健康十分有利。但是，荞麦较难消化，一次不宜多食。

0381 猕猴桃酸奶 补充维生素

原料：

猕猴桃2个，酸奶1袋（250毫升）。

做法：

❶猕猴桃去皮、切块。❷将猕猴桃块、酸奶放入榨汁机中，榨汁即可。

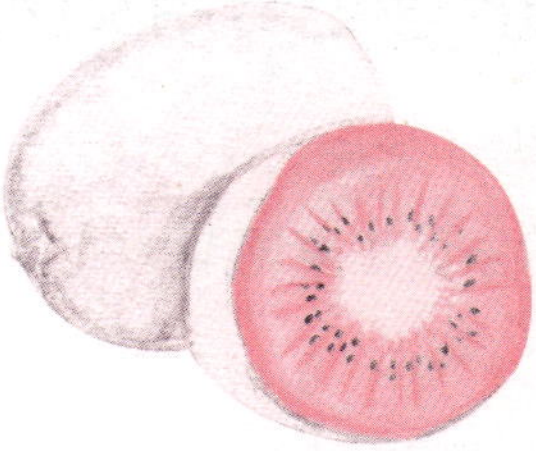

功效：

猕猴桃与酸奶同食，维生素E能更好地被人体吸收，可有效防止胎宝宝出生后患溶血性贫血。

0382 柠檬饭 增进食欲

原料：

大米200克，柠檬1个，盐适量。

做法：

❶柠檬洗净，切成两半，一半去皮，将皮切成末，另一半切成薄片。❷大米淘洗干净，放入柠檬皮末，加入适量的盐和水，放入电饭煲中煮成米饭。❸饭煮好后放入盘里，盘边放上柠檬片即可。

功效：

此饭可以开胃，增进食欲，特别适合喜好酸味的准妈妈食用。

0383 海带焖饭 补碘

原料：

大米100克，海带50克，盐适量。

做法：

❶将大米淘洗干净；海带洗净，切成丝。❷锅中放入水和海带丝，用大火烧开，滚煮5分钟。❸电饭煲中倒适量水，放入海带丝、大米和盐，搅拌均匀，然后煮熟即可。

功效：

此道主食能为胎儿补充碘，促进胎宝宝的生长发育，维持胎宝宝正常的生理活动。

孕期内衣的选择

0384 选择孕妇专用文胸

准妈妈怀孕后，身体急速产生各种变化，乳腺发达程度逐渐增加，使胸部日益胀大。

怀孕时，乳房增大的情形与一般情况不同，因此应该选择专为孕妇设计的文胸，这类文胸多采用全棉材料，罩杯、肩带等都经过特殊的设计，不会压迫乳腺、乳头，造成发炎现象。

0385 随时更换文胸

从怀孕到生产，乳房约增加两个尺码，准妈妈应根据自身乳房的变化，随时更换不同尺寸的文胸，不能为了省事，一个尺码用到底。

尺码太小、过紧的文胸会导致乳腺增生，影响乳房发育，还会与皮肤摩擦造成不适，引起产后无奶或少奶。

相反，如果一开始就选一个超过自己乳房实际尺码的宽松文胸，也是不明智的。这是因为怀孕期间乳房的重量增加，下围加大，如果不给予恰当的支持与包裹，日益增大的乳房就会下垂，乳房内的纤维组织被破坏后也很难再恢复。尺寸合适的文胸在穿戴时，乳房既没有压迫感，也不会下垂。

0386 纯棉材质最健康

准妈妈孕期阴道分泌物增多，所以宜选择透气性好、吸水性强，及触感柔和的纯棉质内裤。纯棉材质对皮肤无刺激，不会引发皮疹。如天然彩棉孕妇内衣，由于100%纯天然、100%无染色的安全性，受到许多准妈妈的追捧。

0387 孕后期选择托腹内裤

怀孕进入8~10个月时，准妈妈身体腹壁扩张，并出现所谓妊娠纹，尤其进入第9个月时，变大的子宫会往前倾而使腹部更突出。

此时，选择一些有前腹加护的内裤较为舒适。托护部位的材质应富有弹性，不易松脱，即使到了孕后期也不觉得勒。

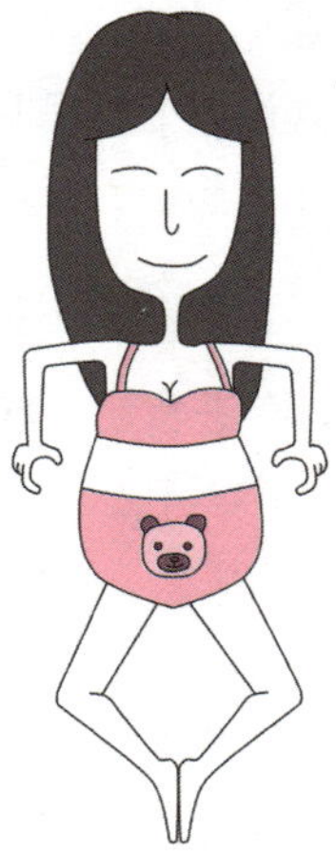

0388 万能的哺乳文胸

现在有一种特别为哺乳设计的哺乳文胸，特点是具有活动式扣瓣肩带。哺乳时不用将整个文胸脱下，只需轻轻按下扣瓣，罩杯前端即可翻下，可以立即给宝宝哺乳。

哺乳文胸不仅适用于哺乳期，在孕后期同样方便好用，因而准妈妈不妨选购这种有特殊设计又经济实用的文胸。

0389 乳垫，防止尴尬的好帮手

怀孕后期，准妈妈乳头变得敏感脆弱，且可能有乳汁分泌，宜选用乳垫来保护，并可防止在公共场合上衣局部潮湿的尴尬。在产褥期、哺乳期，乳垫也能帮助吸收分泌出的多余乳汁，保持乳房干爽舒适。

0390 特殊孕妇可用腹带

准妈妈一般都不需要用腹带，但是有以下特殊情况的准妈妈可依据具体情况选择使用腹带。但不管是何种原因，为了不影响胎宝宝发育，托腹带不可包得过紧，晚上睡觉时应解开。

选用腹带的伸缩弹性应该比较强，可以从下腹部微微倾斜地托起增大的腹部，从而阻止子宫下垂，保护胎位，并能减轻腰部的压力。准妈妈应选用可随腹部增大而调整，方便拆下、穿戴，透气性强的托腹带。

- 过多生育史，腹壁非常松弛。
- 多胞胎、胎儿过大，站立时腹壁下垂比较严重。
- 连接骨盆的各条韧带发生松弛性疼痛，腹带可以对背部起到支撑作用。
- 胎位为臀位，经医生做外倒转术转为头位后，为防止其又回到原来的臀位，可以用托腹带来限制。

协和专家告诉你

如果准妈妈购买的文胸不合身或是用普通的钢托文胸，都有可能引起乳导管堵塞或乳腺炎，从而导致产后无法产奶。

孕4月卫生保健

0391 孕期最好不要拔牙

准妈妈最好不要拔牙，因为拔牙要用麻药，对胎宝宝会有一定的影响。而且拔牙后需要一段时间的恢复期，会影响进食，对胎宝宝的营养吸收也是一个考验。因此，建议准妈妈生产完之后再考虑拔牙。

但如果准妈妈牙病严重，一定要拔牙，那么孕5~7个月的时候胎宝宝最稳定，可考虑在此阶段治疗。目前来说，保守治疗是最好的方法。

0392 孕期白带增多怎么办

如果准妈妈在孕期出现白带增多，无其他异常情况，只要经常性地对外阴进行清洗即可。在清洗的时候一定要注意使用烧热后的温水，不要使用阴道清洗液。

如果准妈妈在孕期出现白带异常增多，同时还出现异味、颜色有变化、外阴瘙痒等症状，就要提高警惕了，这很有可能是妇科炎症导致的，需要到医院进行检查和治疗。

0393 阴道炎很常见

在孕期，最常患的妇科炎症，就是由白色念珠菌导致的孕期霉菌性阴道炎和由滴虫导致的滴虫性阴道炎。

如果准妈妈患上妊娠期滴虫性阴道炎和霉菌性阴道炎，就会感觉白带增多，呈黄绿色或灰黄色，伴有臭味，严重者白带还会混有血液。由于炎症和分泌物的刺激，会出现外阴瘙痒、灼热、疼痛。霉菌性阴道炎还表现为白带呈白色豆腐渣样或凝乳样，有时稀薄，含有白色片状物，阴道黏膜上有一层白膜覆盖，擦后可见阴道黏膜红肿或有出血点。这些阴道炎对女性的危害很大，尤其是对准妈妈来说，危害更大，还会影响胎宝宝的发育情况，一定要积极治疗。

0394 每天用温水洗外阴

因为怀孕后阴道分泌物增多，有时会感觉痛痒，所以一定要每天清洗外阴部位。

最好用温水清洗，尽量少用洗剂，避免坐浴，也不要冲洗阴道，否则会破坏阴道正常的酸碱环境而引起感染。

洗澡后，别急着穿上内裤，可穿上宽松的长衫或裙子，等阴部风干后再穿上内裤，这样可以有效预防阴部痛痒。

0395 淋浴15分钟左右为宜

怀孕后准妈妈本身血容量增加，如果洗澡时间过长，温度过高，浴室里的空气流通减少，容易造成缺氧而发生晕厥。

过于高温的环境还容易引起子宫收缩，长时间洗热水澡对胎宝宝的影响比较大。所以在孕早中期，准妈妈洗澡最好控制在15分钟左右。

0396 水温不要太高

准妈妈洗澡的水温最好温热，和体温差不多，或者比体温略高，一般来说水温应在38℃以下。因为如果水温或室温过高，很可能因为缺氧影响胎宝宝发育。

洗澡的时间也不宜太长，否则很容易出现缺氧、窒息的情况，还可能导致胎宝宝宫内缺氧。

0397 靠背坐姿洗头最宜

在妊娠期，准妈妈的头发会看起来格外浓密亮泽。由于孕期身体的特殊性，准妈妈应该尽量采取靠背坐姿，两脚自然张开，冲水时，头及上身前倾约45°，两手肘可支撑在洗脸台、澡盆边或大腿上。

如果习惯站姿洗头的准妈妈，务必使用防滑垫、扶手，以防重心不稳而跌倒。洗头水温应在37~40℃，不要过热或过冷，也不宜冷热水交替洗。

0398 洗完头发及时擦干

洗完头后，如何处理湿发也是准妈妈的困惑之一。用吹风机吹干，怕辐射对胎宝宝有影响，顶着湿漉漉的头发睡觉又不舒服。其实干发帽、干发巾可以解决这个问题。戴上吸水性强、透气性佳的干发帽，很快就可以弄干头发，淋浴后也能马上睡觉，还能预防感冒，不过要注意选用抑菌又卫生、质地柔软的干发帽、干发巾。

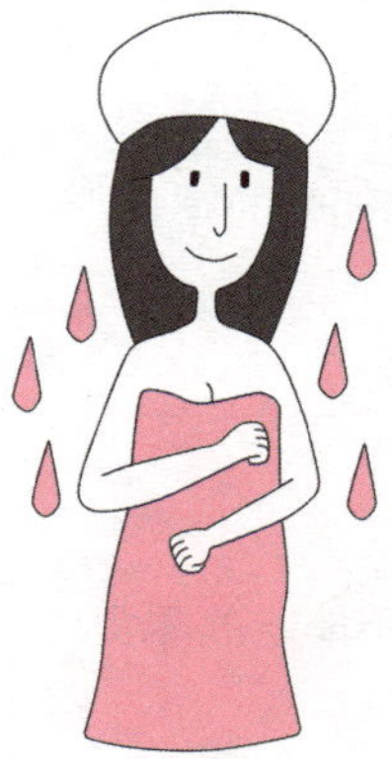

孕4月，准爸爸多陪妻子去散步

0399 多散步，多晒太阳

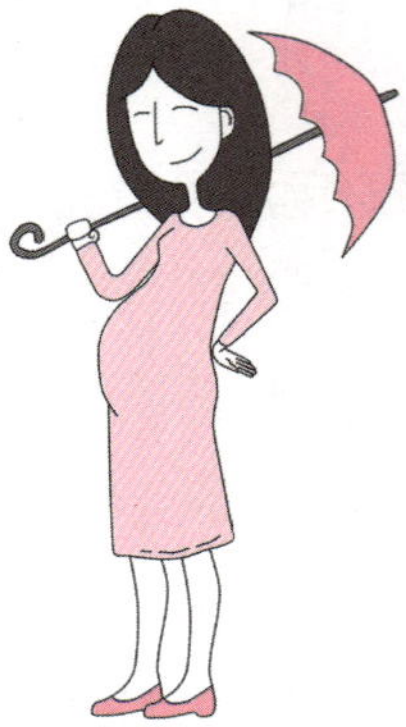

告别了孕早期，准妈妈迎来了感觉稍微舒服一点的孕中期。这段时间，准爸爸要每天陪妻子到附近的公园或者广场散步，呼吸新鲜空气，督促妻子多晒太阳。

0400 丰富妻子的孕期生活

孕期，随着身体的变化，准妈妈的情绪波动也极为明显。准爸爸此时要主动缓解妻子的紧张情绪，遇事多忍让，尽量不要惹妻子发火。

除此之外，有心的准爸爸还可以主动安排准妈妈的孕期生活，比如和妻子一起读读书，一起做胎教，平时休息在家做些益智游戏。这样不仅可以锻炼准妈妈的思维，还会感染到胎宝宝。

0401 健康的零食可以吃

如果准妈妈的孕期反应还是让她不能正常进食，恶心想吐，总感觉不舒服。这时，准爸爸可以买些健康的零食放在家里以备不时之需。

	零食	原因
准妈妈能吃的零食	葵花子、芝麻糊	养颜
	花生	补充维生素B
	核桃	补脑
	红枣	预防坏血病
	葡萄干	益气补血
准妈妈不能吃的零食	冷饮	易引起腹泻、腹痛
	膨化食品	致肥胖
	过甜的食物	糖尿病者尤其禁食
	烧烤、煎炸食物	能量过高
	高盐食物	易引起水肿、高血压

语言胎教：胎宝宝大脑发育高峰期

0402 了解语言胎教

本月是胎宝宝大脑发育的高峰期，此时脑细胞的数量、体积和突起的生长情况，对胎宝宝的智力发育有很大影响。

在这个阶段，精选适于朗读的童话故事与儿歌，准爸妈用富有感情的语言，有目的地对子宫中的胎宝宝讲话，给胎宝宝的大脑新皮质输入最初的语言印记，为后天的学习打下基础，这就是语言胎教。

0403 语言胎教的注意事项

为了让准妈妈的感觉与思考能和胎宝宝达到最充分的交流，准妈妈在进行胎教时最好是保持平静的心情，并保持注意力集中。在念故事前，最好先将故事的内容在脑海中形成影像，以便比较生动地传达给胎宝宝。

如果没有太多的时间，只能匆匆地念故事给胎宝宝听，至少也要选择一页图画仔细地告诉胎宝宝，尽量将书画上的内容“视觉化”地传达给胎宝宝。

0404 和胎宝宝说些什么

胎教生活中准爸妈总是纠结应该跟胎宝宝说些什么？有些准爸妈甚至因为不知道讲什么，而错过了和胎宝宝对话交流的最佳时期。

其实，胎宝宝是有敏锐的感受力和学习力的。胎宝宝在妈妈肚子里，便开始记忆妈妈的声音，甚至是爸爸的声音，也因此而有舒适和安定的感觉。

准爸妈可以把一天的见闻讲给胎宝宝听，或者告诉胎宝宝正在做什么，或者两人一起以对话的方式进行都可以。

比如，当准爸妈早晨起来的时候，应该先对胎宝宝说一声“早上好”，告诉他早晨已经到来了。拉开窗帘，推开窗户，呼吸着清新的空气，这时可以告诉胎宝宝：“小宝贝，今天的天气真不错。”当准爸妈洗脸刷牙时，都可以念念叨叨，还可以告诉他刷牙为什么起泡沫，爸爸为什么要刮胡子等。

协和专家告诉你

准爸妈可以把生活中的一切讲给胎宝宝听。通过点点滴滴的日常语言胎教，母子之间的感情纽带会更牢固，并且有助于培养胎宝宝对妈妈的信赖感，打下对外界感受力和思考力的基础。

0405 儿歌《数鸭子》

这首有趣的儿歌，不但能让胎宝宝体验到快乐的情绪，还能够增强胎宝宝对数字的记忆，准妈妈在做家务的时候也可以哼唱。

数鸭子

门前大桥下，
游过一群鸭。
快来快来数一数，
二四六七八。
嘎嘎嘎嘎，
真呀真多呀。
数不清到底多少鸭，
数不清到底多少鸭。
赶鸭老爷爷，
胡子白花花。
唱呀唱着家乡戏，
还会说笑话。
小孩小孩，
快快上学校。
别考个鸭蛋抱回家，
别考个鸭蛋抱回家。

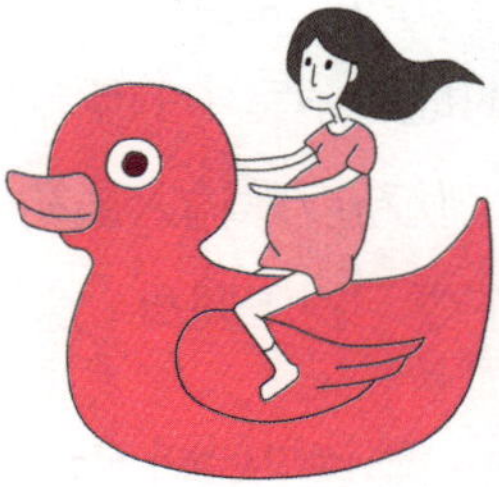

0406 童谣《妈妈在等你》

今天，准妈妈用童谣来告诉胎宝宝现在的心情：妈妈正在等着你。也可让准爸爸模拟宝宝的口吻，将童谣读给准妈妈听。

妈妈在等你

小草睡在大地的怀里，
小鸟睡在大树的怀里，
小宝宝睡在妈妈的怀里。
小枕头等着你，
小被子等着你，
小摇篮等着你，
心爱的小宝宝，
妈妈在等着你。
妈妈，你早。
谁在早晨向你问好？
妈妈，你早！妈妈，你好！
妈妈，妈妈，你快找找，
是我，你没见过面的小宝宝。

0407 童谣《泥娃娃》

宝宝的心灵总是充满童真，即使知道泥娃娃“不是个真娃娃”，也还是要做她的爸爸妈妈，“永远爱着她”。这份纯粹的爱，准妈妈也即将能真切地体会到，不因别的，只因为，你是他的妈妈。

泥娃娃

泥娃娃，泥娃娃，
一个泥娃娃，
也有那眉毛，
也有那眼睛，
眼睛不会眨。
泥娃娃，泥娃娃，
一个泥娃娃，
也有那鼻子，
也有那嘴巴，
嘴巴不说话。
她是个假娃娃，
不是个真娃娃，
她没有亲爱的爸爸，
也没有妈妈。
泥娃娃，泥娃娃，
一个泥娃娃，
我做她爸爸，
我做她妈妈，
永远爱着她。

0408 儿歌《洋娃娃和小熊跳舞》

这是一首波兰儿歌，快乐的旋律，优美的歌词，给人一种欢快愉悦的感觉，深受大家的喜爱。准妈妈可以先读读歌词，然后依着旋律唱出来，多唱几次就会熟练。

洋娃娃和小熊跳舞

洋娃娃和小熊跳舞，
跳呀跳呀，一二一。
他们在跳圆圈舞呀，
跳呀跳呀，一二一。
小熊小熊点点头呀，
点点头呀，一二一。
小洋娃娃笑起来啦，
笑呀笑呀，哈哈哈。
洋娃娃和小熊跳舞，
跳呀跳呀，一二一。
他们跳得多整齐呀，
多整齐呀，一二一。
我们也来跳个舞呀，
跳呀跳呀，一二一。
我们也来跳个舞呀，
跳呀跳呀，一二一。

孕5月（17~20周）

第1次感受到胎宝宝踢你的那一瞬间，那种无以言表的喜悦，足可以抵过所有的不适。接下来的日子里，胎宝宝踢你的动作会越来越明显，他在宣告他的存在呢。

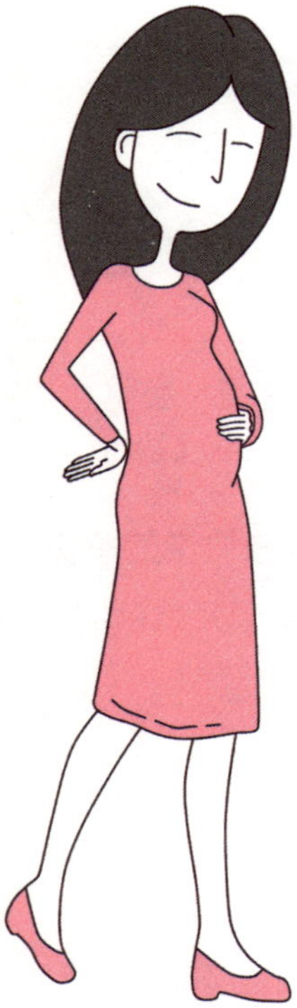

准妈妈食欲大增

0409 第17周 肚子挺起来了

现在准妈妈的肚子一天比一天大，有时会感到腹部一侧有轻微的触痛，这是子宫及子宫两边的韧带和骨盆为适应胎宝宝的变化而迅速增大引起的反应，不必担心。

0410 第18周 食欲大增

现在，大多数准妈妈都会感觉自己食欲大增，吃饭特别有胃口。切记科学安排饮食，全面摄取营养才是膳食平衡之道，过量饮食不利于母子健康。

0411 第19周 反应迟钝了

准妈妈现在可谓是大腹便便了，因为大肚子的缘故，没有以前反应敏捷，甚至会感觉自己“笨手笨脚”的。这时要放宽心态，对自己说：“我没有问题！”

0412 第20周 明显感到胎动

准妈妈的肚子随着胎宝宝的成长而迅速增长，宫底每周大约升高1厘米。准妈妈能够明显感觉胎宝宝在腹中做滚、蹬、踢的动作，有时，因为胎动强烈甚至会影响睡眠。

协和专家告诉你

准妈妈的心脏和血管正在适应孕期变化，现在可能会出现轻微低血压感。准妈妈要注意站起或仰卧时动作放慢，尽量减少不必要的眩晕。

胎宝宝长出少许头发

0413 第17周 用手抓住脐带玩

这个时候的胎宝宝，看上去像一只梨，胎动非常活跃，不但不断地吸入和吐出羊水，还经常用手抓住脐带玩。

0414 第18周 会皱眉、挤眼睛

现在，胎宝宝不但会皱眉、挤眼睛，还能听出妈妈的声音。很多准妈妈这周可以比较明显地感受到胎动。

0415 第19周 长出少许头发

本周胎动更加频繁，不但会踢腿、屈体、伸腰、吸吮手指，还会做整体滚动这样的“高难度”动作。胎宝宝全身布满胎毛，已经长出少许头发了。

0416 第20周 吞咽羊水

胎宝宝现在开始吞咽羊水了，肾脏已经能够制造尿液，头发也开始迅速生长起来。他的感觉器官开始按区域迅速发育，神经元之间的关联开始增多。

●第17周

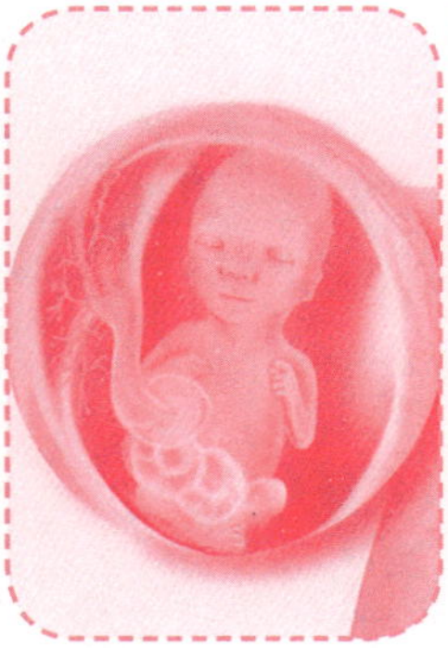

●第18周

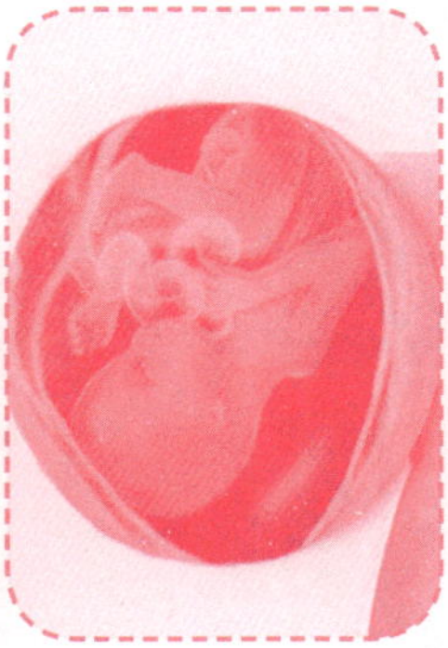

●第19周

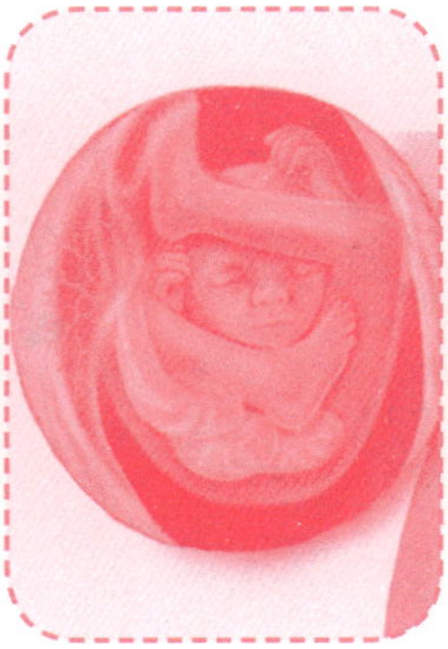

●第20周

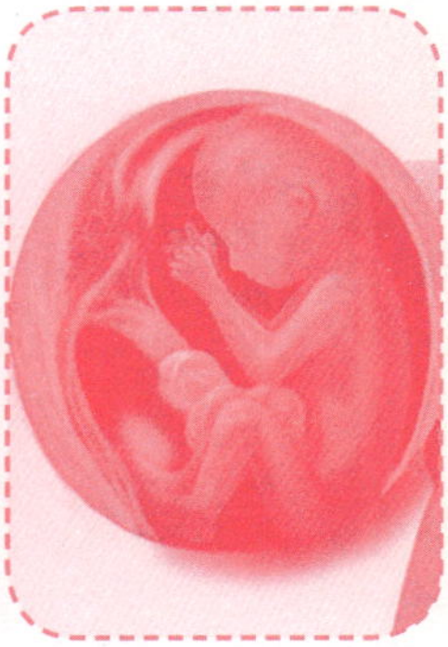

妈妈寄语

最近你的动作越来越有劲，也越来越明显。爸爸总是一个劲地问我，胎动感觉是怎样的。看他那心痒痒的样子，妈妈真的很开心。

补硒、维生素C、钙、维生素D

0417 硒——保护胎宝宝心血管

硒不仅可以促进胎宝宝的生长发育，还对其智力发育起着重要的作用。准妈妈补硒不仅可以预防妊高征、流产，而且还能减少畸形宝宝的出现。准妈妈每天应补硒50微克，来保护胎宝宝的心血管以及大脑发育。

硒含量高的动物性食物有猪腰、鱼、海虾、海蜇皮、羊肉、鸭蛋黄、鹌鹑蛋、鸡蛋黄、牛肉等。硒含量高的植物性食物有松蘑（干）、芝麻、杏仁、枸杞子、花生、黄菜花、豇豆等。

0418 维生素C——维持机体功能

维生素C又称抗坏血酸，可促进胎宝宝的生长。怀孕期间，胎宝宝从母体获取大量的维生素C来维持骨骼、牙齿的正常发育及造血系统的功能，以致母体血浆中维生素C含量逐渐下降。

胎宝宝对维生素C的分解率较高，故应适当增加维生素C补给量。准妈妈如果缺乏维生素C，容易贫血、出血，也可导致早产、流产，建议孕中期每天摄入130毫克。

富含维生素C的蔬菜有小白菜、油菜、西蓝花、苋菜、芹菜、香椿、苦瓜、花菜、毛豆、豌豆苗、藕等；水果有鲜枣、柚子、橘子、橙子、柠檬、草莓、柿子、芒果、猕猴桃、石榴等。

含维生素C最佳食物排行榜（毫克/每100克可食用部分含量）

- *Top1 鲜红枣（243）*
- *Top2 青椒（72）*
- *Top3 猕猴桃（62）*
- *Top4 西蓝花（56）*
- *Top5 橙子（33）*

0419 钙——促进身高发育

本月是胎宝宝身高生长的关键时期，准妈妈应适当补钙。钙是胎宝宝骨骼和牙齿发育的必需物质，胎宝宝缺钙易发生骨骼病变、生长迟缓，以及先天性佝偻病等。正常情况下，准妈妈每天所需钙为1000毫克，孕晚期为1200毫克。

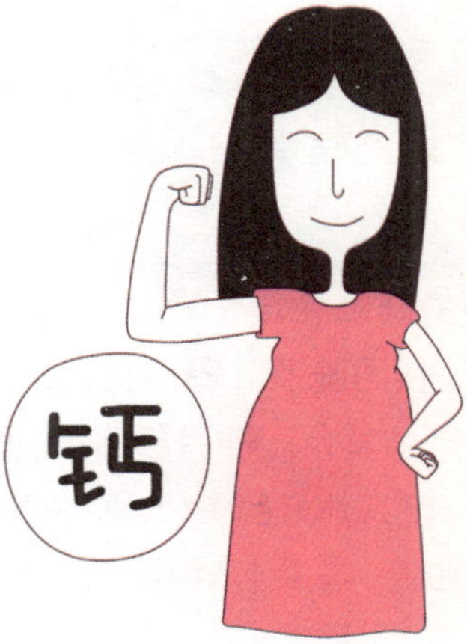

含钙量高的食物包括奶制品、鱼、虾、蛋黄、海藻、芝麻等，对于有足量乳类饮食的准妈妈，一般不需要额外补充钙。对于不常吃动物性食物和乳制品的准妈妈，应根据需要补充钙。同时，还需注意补充维生素D，以保证钙的充分吸收和利用。

含钙高的食物要避免和草酸含量高的食物如菠菜、芹菜、小白菜等一同烹饪，以免影响钙的吸收。另外，虽然孕期补钙很重要，但是盲目补钙不可取。

0420 维生素D——促进钙、磷吸收

维生素D能够促进膳食中钙、磷的吸收和骨骼的钙化。孕期如果缺乏维生素D，可导致准妈妈骨质软化，造成胎宝宝及新生儿的骨骼钙化障碍以及牙齿发育出现缺陷。准妈妈如果严重缺乏维生素D，还可使胎宝宝发生先天性佝偻病。

对于准妈妈来说，维生素D的每日摄入量为10微克。因为照射阳光有助于人体自身合成维生素D，准妈妈最好每日有1~2小时的户外活动，多晒太阳。

协和专家告诉你

准妈妈补充营养要适量，如补充维生素D过量，会在体内蓄积，易引发中毒，对准妈妈和胎宝宝都不利。

一周食谱参考

0421 五香鲤鱼 促进大脑发育

原料：

鲤鱼1条，盐、料酒、香菜末、姜片、白糖、植物油各适量。

做法：

❶将鲤鱼处理干净，洗净，切块，放入盐、料酒腌渍。❷油锅烧热，放入鱼块炸至棕黄色。❸另起油锅，放入姜片略煎，倒入炸好的鱼块，加水漫过鱼面，再加白糖、香菜末、料酒，大火煮沸后改小火煮，再用大火收汁即可。

功效：

鲤鱼不但蛋白质含量高，而且人体消化吸收率可达96%。准妈妈常吃有利于胎儿大脑发育。

0422 百合炒牛肉 促进发育

原料：

牛肉250克，鲜百合150克，甜椒片、蚝油、盐、植物油各适量。

做法：

❶牛肉洗净，切成薄片，放入碗中，用盐、蚝油抓匀，腌20分钟以上；鲜百合掰成瓣后洗净。❷油锅烧热，倒入牛肉片，大火快炒，加入甜椒片、百合翻炒至牛肉全部变色，加盐调味即可。

功效：

牛肉含有较全面的营养素，有利于胎宝宝神经系统、骨骼等器官的发育，也有助于增强准妈妈体质。

0423 什锦烧豆腐 预防贫血

原料：

虾米10克，豆腐200克，笋尖30克，水发香菇6朵，鸡肉50克，料酒、盐、葱花、植物油各适量。

做法：

❶豆腐洗净，切块；香菇、笋尖、鸡肉分别择洗干净，切片。❷油锅烧热，放入葱花、虾米和香菇片煸炒出香味，放豆腐块和鸡肉片、笋片，烹入料酒炒匀，加清水，烧开后转小火略煮，加盐即可。

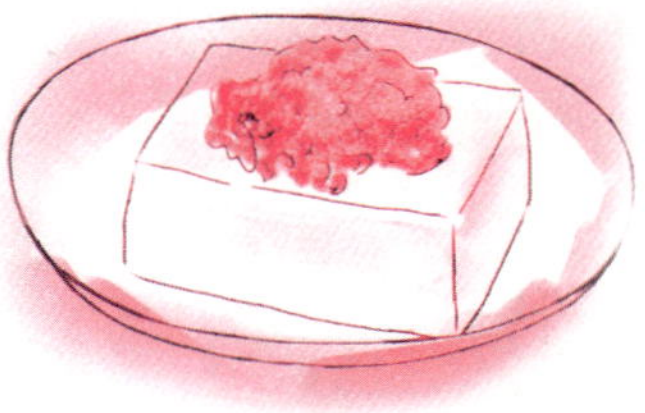

功效：

本菜品营养丰富，尤其是铁的含量很高，可以有效防治孕期缺铁性贫血。

0424 板栗烧牛肉 滋养脾胃

原料：

牛肉400克，去皮板栗20颗，姜片、葱花、盐、料酒、植物油各适量。

做法：

❶牛肉洗净，入开水锅中氽透，切成块。❷油锅烧热，下入葱花、姜片，炒出香味时，下牛肉、盐、料酒、清水。❸当锅沸腾时，撇去浮沫，改用小火炖，待牛肉炖至将熟时，放板栗，烧至肉熟烂、板栗酥软时收汁即可。

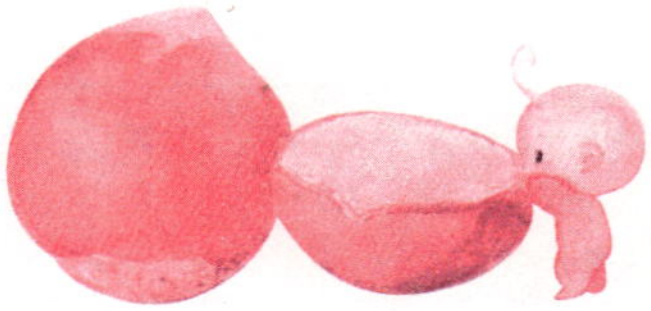

功效：

牛肉性味甘温，属温补食品，且不上火，有益气止渴、强筋壮骨、滋养脾胃之功效。

0425 清炒蚕豆 补钙

原料：

鲜蚕豆300克，甜椒片、盐、葱花、植物油各适量。

做法：

❶油锅烧热，放入葱花煸香，然后将蚕豆、甜椒片下锅翻炒。❷加适量水焖煮，水量需与蚕豆持平。❸当蚕豆熟后加盐即可。

功效：

蚕豆是低热量食物，营养丰富，每100克含蛋白质28.2克，碳水化合物48.6克，脂肪0.8克，还含有膳食纤维、钙、磷、铁、B族维生素等多种有益人体的营养物质。

0426 冰糖五彩玉米羹 补血健脑

原料：

嫩玉米粒100克，鸡蛋2个，豌豆30克，菠萝丁20克，枸杞子15克，冰糖、水淀粉各适量。

做法：

❶将嫩玉米粒煮熟；豌豆洗净。❷锅中加入适量水，放入玉米粒、菠萝丁、豌豆、枸杞子、冰糖，同煮5分钟，用水淀粉勾芡，使汁变浓。❸将鸡蛋打碎，淋入锅内成蛋花，烧开后即可。

功效：

玉米中含有丰富的营养元素，具有补血健脑、益肺宁心、健脾开胃之功效。

0427 红枣枸杞饮 补血

原料：

红枣10颗，枸杞子10克，冰糖适量。

做法：

❶锅中加适量清水煮开，再加入红枣和枸杞子，煮大约5分钟。❷加入冰糖，略煮至溶化即可。

功效：

红枣枸杞饮具有滋补肝肾、益气补血的功效，准妈妈饮用可以起到补血的作用。

0428 芝麻粥 补血益气

原料：

黑芝麻、白芝麻各30克，大米100克。

做法：

❶黑芝麻、白芝麻在热锅内炒熟；大米淘洗干净。❷将黑芝麻、白芝麻和大米一同放入锅中，加入适量水，大火煮沸后，转小火熬煮至粥熟即可。

功效：

黑芝麻、白芝麻具有补肝肾、润五脏的功效，适于身体虚弱、大便干燥、头晕目眩、贫血的准妈妈食用。

0429 西红柿豆腐羹 补充维生素C

原料：

豆腐1块，鸡脯肉150克，西红柿半个，豌豆1把，盐、香油各适量。

做法：

❶将豆腐切成块，在开水中煮1分钟；鸡脯肉、西红柿洗净，均切成小丁。❷将豆腐块、鸡肉丁、西红柿丁、豌豆放入锅中，大火煮沸后，转小火煮20分钟；出锅时加入盐，淋上香油即可。

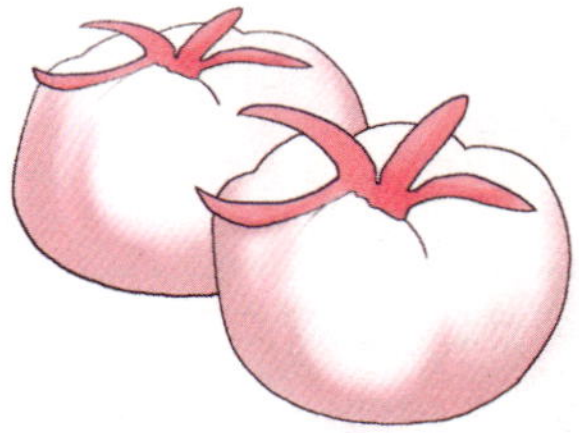

功效：

此羹含丰富的蛋白质、钙和维生素C，有助于胎宝宝骨骼、牙齿和大脑的快速发育。

0430 荠菜黄鱼卷 防治贫血

原料：

荠菜25克，油皮50克，鸡蛋（取蛋清）3个，黄鱼肉100克，水淀粉、料酒、盐、香油、植物油各适量。

做法：

❶荠菜择洗干净，切末；用1个鸡蛋清与水淀粉调成稀糊。❷黄鱼肉洗净，切丝，放入荠菜中，再加入剩下的蛋清、料酒、盐、香油混合成肉馅。❸将馅料包于油皮中，卷成长卷，抹上稀糊，切段，放入油锅中炸至金黄色即可。

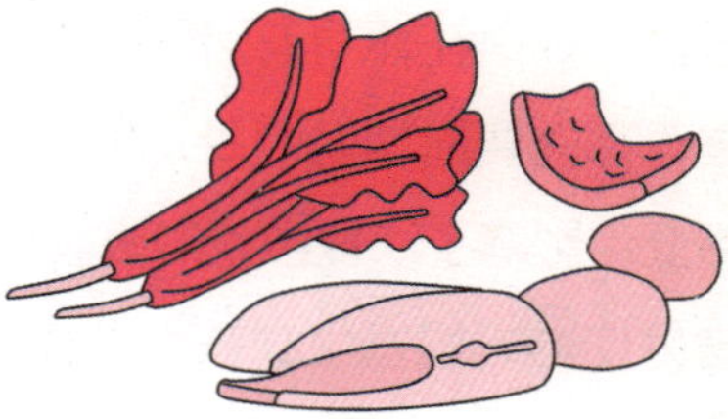

功效：

荠菜黄鱼卷是准妈妈防治缺铁性贫血的保健佳品。

0431 牛奶水果饮 补维生素C

原料：

鲜牛奶1袋（250毫升），鲜玉米粒、葡萄、猕猴桃块、水淀粉、蜂蜜各适量。

做法：

❶把鲜牛奶倒入锅中，然后开火，放入玉米粒，边搅动边放入水淀粉，调至黏稠度合适。❷放入葡萄、猕猴桃块，滴几滴蜂蜜即可。

功效：

玉米粒和葡萄等水果可以补充牛奶中膳食纤维的不足，是适合准妈妈的一道既好看又好吃的饮品。

0432 西葫芦饼 促进发育

原料：

西葫芦1个，面粉400克，鸡蛋2个，盐、植物油各适量。

做法：

❶鸡蛋打散，加盐调味；西葫芦去皮，洗净，切丝。❷将西葫芦丝、蛋液倒入面粉里，搅拌均匀。❸油锅烧热，加入适量面糊，煎成两面金黄的饼即可。

功效：

西葫芦饼富含碳水化合物、蛋白质，特别适合此阶段胎宝宝大脑的发育。

孕期缺铁性贫血

0433 孕期缺铁性贫血的原因

很多准妈妈在怀孕前因月经失血，造成怀孕后体内铁贮存量不足；而胎盘和胎宝宝的发育都需要增加血液量，以至铁的供给量要达到孕前的2倍；加上准妈妈怀孕后胃酸降低也影响了饮食中铁的吸收，而孕后又未能通过饮食摄取足量的铁。以上多种因素均易使准妈妈发生缺铁性贫血。缺铁性贫血一般从怀孕5~6个月开始发生。孕期血红蛋白低于100克/升可以诊断为贫血。

0434 缺乏叶酸也会贫血

叶酸缺乏性贫血又称营养性大细胞性贫血，主要是由于怀孕后身体缺乏叶酸而引起。怀孕后，准妈妈的身体对叶酸的需求量增大，却因为胃酸分泌减少，胃肠蠕动减弱而影响了身体对叶酸的摄入。如果动物性蛋白质和新鲜蔬菜进食得少，就更容易缺乏叶酸，由此引发叶酸缺乏性贫血。缺乏叶酸的症状并不太明显，准妈妈可能会腹泻、没有胃口、体重减轻，也可能出现身体虚弱、嗓子疼、头疼、心跳加快和易怒等状况。

0435 孕期贫血的不良影响

贫血是准妈妈在妊娠期常见的一种并发症，如不及时发现和治疗，长期的贫血易导致脑供血不足、血中含氧量不足，甚至导致晕倒。同时贫血可造成胎宝宝营养供应不足，轻者胎宝宝发育缓慢，重者可发生低体重儿、早产儿、胎儿宫内窘迫。宝宝出生后可能有以下具体表现：

- 视觉不佳与动作不灵活。
- 生活规律难以养成。
- 肌肉运动能力下降。
- 认识和语言能力落后。
- 记忆力差。

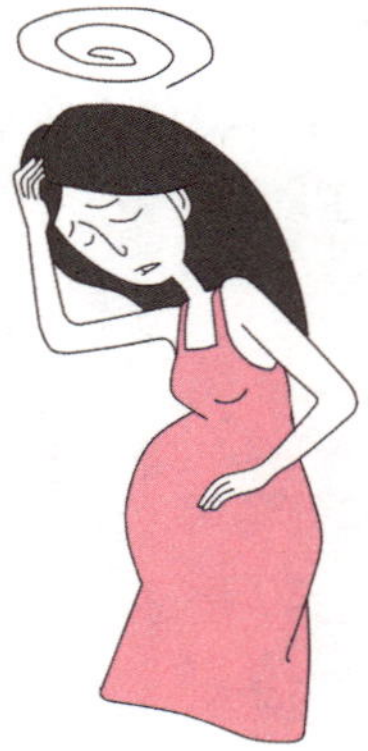

0436 积极预防贫血

在妊娠期间注重补铁是防治缺铁性贫血的关键。铁质主要存在于动物肝脏、瘦肉、动物血和蛤贝类中。所以，日常饮食适当增加含铁丰富食物的摄入量，即可增加铁的供给，改善贫血症状。另外，准妈妈多吃富含维生素C的新鲜蔬菜和水果，对铁的吸收也有促进作用。尤其是橙子和西红柿，它们所含的大量维生素C可使铁一直处于溶解状态，利于肠胃对铁的吸收。

0437 食疗预防贫血

通过食疗来预防贫血症状是最常见的方法。准妈妈在怀孕初期就要注意多吃瘦肉、动物肝脏及血（鸭血、猪血）、蛋类等富含铁的食物。

含铁十分丰富的食物	动物血、肝脏、鸡胗、牛肾、牛肉、羊肉、蛤蜊和牡蛎
含铁中等丰富的食物	瘦肉、红糖、蛋黄、猪肾、羊肾、干果（杏干、葡萄干等）
含铁一般丰富的食物	鱼、谷物、菠菜、扁豆、豌豆、芥菜叶、蚕豆、瓜子

0438 多吃富含叶酸的食物

准妈妈从孕前3个月开始服用叶酸增补剂，直到怀孕后3个月为止。服用小剂量的叶酸，不仅有利于预防贫血，还有利于预防宝宝先天性神经管畸形和先天性心脏病。但是叶酸剂量不可过多。多进食富含叶酸的食物，如动物肝脏、肾脏，绿叶蔬菜及鱼、蛋、谷、豆制品、坚果等。并且，在做菜时注意温度不要过高，烹调时间也不宜太久。

0439 服用补铁制剂

虽然怀孕期间准妈妈身体会更有效地吸收铁，但还是可能无法从日常饮食中获得足够的铁。这时候就应咨询医生补充一些补铁制剂，这样的补铁制剂能更好地预防和改善贫血，增强准妈妈免疫力。尤其是在产检中发现贫血症状的准妈妈，最好服用补铁制剂。

感受第1次胎动

0440 第1次胎动

经历过辛苦的早孕反应后，头胎准妈妈在孕16~20周开始能够感觉到胎动。胎动不仅是妈妈和宝宝间的亲密互动，也是宝宝传达健康讯息的一种重要方式。初次感觉胎动的时间因人而异，有的准妈妈怀孕16周就可感受到，也有的要到20周才能觉察。每个人体质不一样，偏瘦的准妈妈会稍早感觉得到，偏胖的准妈妈则相对会晚一些。

0441 胎动就像小鱼在吐泡泡

胎动是胎宝宝在子宫内活动时碰到了子宫壁，准妈妈的肚皮出现鼓一下或者像一条线划过的短时间表现。胎动的出现可以证明胎宝宝在子宫内是活跃的，是胎宝宝健康的一个标志。当第1次胎动来临时，多数准妈妈惊喜之余又有些不确定，反复问自己：这真的就是胎动吗？准妈妈的胎动感觉也是多种多样：抽筋似的、肚子一跳一跳、冒泡泡、像鱼在游泳……下面，我们来看一个准妈妈是怎么说的：

> 正在朦朦胧胧的时候，感觉肚子里面就好像小鱼在游动一样，又觉得好像是吐泡泡那种咕噜咕噜的感觉，不太确定是不是宝宝在动。到了晚上躺在床上看书，忽然感觉左边的肚皮一跳一跳的，放下书眼睛盯着肚皮仔细看，觉得很好玩，笑了。然后感觉到很强烈的一个动作，应该是宝宝用手或者是用脚很用力地推了肚皮一下，这次我可以确定了，是我的宝宝在踢我了。第1次胎动的感觉真的很美妙，好像气泡向上冒出，又好像蝴蝶在轻轻扇动着翅膀。

0442 二胎妈妈胎动早

都说二胎胎动要比一胎早。这是因为前一次怀孕已经把准妈妈的子宫以及周围绷紧的肌肉拉伸开了，所以，在这一次，准妈妈会对于胎宝宝的动静更加敏感，更早地感觉到他。大概在怀孕16周左右，最早能在胎儿14周的时候就感受到胎动。

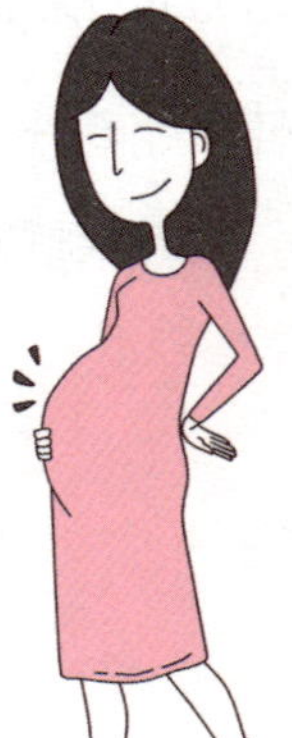

0443 胎动一天会出现几次

怀孕16~20周的时候，一般胎动的幅度都比较小，力量也比较弱，胎动表现不是十分明显。怀孕20~35周的时候，胎动的幅度会增大，胎动十分明显。这个时候，准妈妈会觉得胎儿在肚子里“拳打脚踢”。每天的胎动有好几次，甚至数十次。怀孕35周至分娩的这段时间，胎动频率相对孕中期要小很多，但是动作幅度和力量的强度则很大。

0444 什么时候可以数胎动

因为怀孕16~20周便会出现胎动，因此，数胎动可以随时进行，但一般28周后意义更大。一般每日数3次，每次1小时。将早、中、晚各1小时数的胎动次数相加，再乘以4，就能得出12小时的胎动次数。

如果所得的胎动次数大于30次，说明胎宝宝状况良好；如果多于20次少于30次，那么次日再数一次；如果所得的胎动次数小于20次，说明胎宝宝异常；如果胎动少于10次，则提示胎儿宫内缺氧。那么就要到医院做进一步的检查。特别要注意的是，如果胎宝宝平时有胎动，而突然某天胎动消失，必须马上就医。准妈妈自数一段时间后会得出一个常数，以后便可以此为标准，监测胎宝宝的状况。

0445 准妈妈的情绪会影响胎动

准妈妈的情绪会影响到胎宝宝，从而影响到胎动出现的次数。比如准妈妈生气的时候，胎宝宝也会变得烦躁，从而拳打脚踢。如果准妈妈在舒适的环境中放松心情，宝宝的情绪也会很平稳。如果准妈妈处于饥饿状态，胎动的次数会减少，力度也会减弱。

协和专家告诉你

数胎动只能作为反映胎宝宝安危的因素之一。至于胎宝宝的发育情况，有无畸形和其他异常情况，则需要结合其他医疗仪器等检查方法，加以综合分析，作出准确无误的判断。

孕中期乳房保健

0446 孕中期乳房的变化

孕中期，准妈妈乳晕颜色加深，变黑，乳晕腺突出，乳房继续增大，表皮的纹理更加清晰。由于雌性激素水平上升，乳头的敏感度也会增加。由于乳房的增大，妊娠纹可能会出现。淡黄色的初乳在这个时候也有可能渗出，当然，更晚一些时候渗出的情形更多见一些。此时开始要注意乳房的清洁，并在清洁完之后进行适当的乳房按摩，坚持到宝宝出生的时候，就能顺利地进行母乳喂养了。

0447 乳房护理也有禁忌

有过流产史、早产史的准妈妈要尽量避免对乳头的刺激，刺激乳头容易引起宫缩而导致再次流产。如果想进行乳房按摩，最好咨询医生后进行。准妈妈尽量不要穿化纤类或羊毛类内衣，内衣要单独手洗。

0448 正确清洁、按摩乳房

乳房的护理在孕期尤其重要。乳房是乳汁的来源，是宝宝的未来口粮，为了确保宝宝能顺利喝上母乳，准妈妈一定要保养好乳房。

- 清洗。每天用温水擦洗乳房，如果乳头结痂难以除掉，可以先涂抹一些植物油，待结痂软化后再用清水洗净。经常擦洗乳头能增强乳头皮肤的韧性，还能预防产后乳头皮肤皲裂。
- 热敷。用热毛巾对清洁好的乳房进行热敷，可以软化因乳腺增大出现的肿块，使乳房按摩达到更好的效果。
- 按摩。用双手手掌在乳房周围轻轻按摩1~3分钟，然后用五个手指轻轻抓揉乳房10~20次左右。
- 养护。用温和的润肤乳液再一次对清洗干净并按摩完毕的乳房进行按摩，重点是乳头，用两三个手指捏住乳头然后轻捻，但要避免刺激过度引起宫缩。

0449 矫正凹陷或扁平的乳头

有些准妈妈的乳头过短或者凹陷，或者有裂纹，这些都不利于日后给宝宝哺乳。因此，应在孕中期开始，采用适当的方式对乳头进行矫正。除了以上所说的常规清洗方法外，还必须做到：

●轻拔乳头。将双手清洗干净，然后用手捏出乳头，轻轻牵拉几下，停留一段时间；如果是凹陷型乳头，可以在乳晕周围轻轻推压，将乳头挤出。

●牵拉乳晕皮肤。在乳头两侧各放一根手指，先上下然后左右，轻轻地往相反方向牵拉乳晕皮肤及下面的组织。每日2~3次，每次重复牵拉5分钟左右。

●使用乳头吸引器。以上方法仍无法纠正时，可尝试用乳头吸引器将乳头吸出，并维持一段时间，每天进行2次。使用这种方法可能会引起宫缩，因此子宫敏感、宫缩频繁，或者有过流产史、早产史的准妈妈要慎用。

0450 慎用香皂洗乳房

孕期，准妈妈乳房上皮脂腺的分泌增加，乳晕上的汗腺也随之肥大，乳头变得柔软，而汗腺与皮脂腺分泌物的增加也使皮肤表面酸化，导致角质层被软化。如果总是用香皂类的清洁物，从乳头上及乳晕上洗去这些分泌物，对准妈妈乳房的保健是不利的。因此，为了保持乳房局部的卫生，最好选择温水清洗。

协和专家告诉你

随着胸围的增大，文胸大小需要相应调整；文胸支撑乳头的正确位置应是乳头连线在肘与肩之间的水平位上。

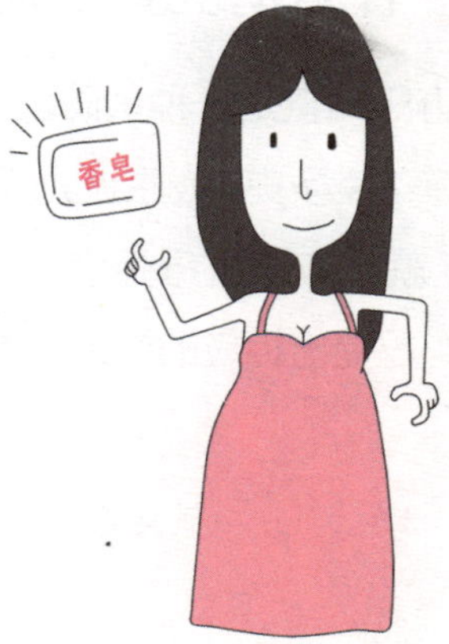

孕5月卫生保健

0451 16~20周可做羊水穿刺

羊水穿刺检查是产前诊断的一种方法。做羊水穿刺的最佳时间是妊娠16~20周。因为这时胎宝宝小，羊水相对较多，胎宝宝漂在羊水中，周围有较宽的羊水带，用针穿刺抽取羊水时，不易刺伤胎宝宝。

而且这个时期羊水中的活力细胞比例最大，细胞培养成活率高，可供制片、染色，作胎儿染色体核型分析、染色体遗传病诊断和性别判定，也可用羊水细胞DNA做出基因病诊断、代谢病诊断，还可诊断胎宝宝开放性神经管畸形等。

0452 什么情况要做羊水穿刺

羊水穿刺主要适用于35岁以上、孕16~20周的准妈妈。如果有遗传病或染色体异常等家族病史、唐氏筛查异常，或B超扫描等检测发现异常，医生则会建议进行羊水穿刺诊断，费用在400~3000元之间（根据所做检测项目的多少，金额有所不同）。

0453 唐氏筛查什么时候做

怀孕16~20周是做唐氏筛查的最佳时期，但各个医院情况不同，具体唐氏筛查时间听医院通知。唐氏筛查的主要目的，就是一定程度上规避胎儿先天愚型的风险。

0454 什么情况要做唐氏筛查

唐氏筛查是一种预防出生缺陷的筛查方法，准妈妈都应做该项检查，特别是那些有不良孕史，或生过先天畸形宝宝的准妈妈，或夫妻双方有先天缺陷，或高龄初产，就更应该进行筛查。一般在怀孕4个月左右进行，这样医生就会对有异常的准妈妈提出相应的诊治措施。

孕中期出行

0455 最佳出行时间

准妈妈出行、旅游或者是出差，在妊娠18~32周这段时间相对安全。但是总体来讲，准妈妈出去旅游不能太远，如果要度假，须观察当地的条件，一旦出现问题的时候，考虑当地能不能及时地处理，去玩的地方离当地的医院有多远。考虑了这些问题，准妈妈的出行才能更为安全。另外，准妈妈出行一定要有人陪同。

0456 准妈妈可以坐飞机吗

孕中期属于相对稳定时期，准妈妈的精神状态也比较好。这个阶段，孕吐的现象已经过去，流产的风险也降低了。准妈妈在身体健康的情况下，可以和其他人一样乘飞机旅行。为防患于未然，准妈妈最好征求妇产科医生意见，进行孕期各项检查，并将自己的体检报告随身携带。

另外，怀孕超过32周，但不足35周的准妈妈乘机要办理乘机医疗许可。怀孕35周（含）以上者，预产日期在4周（含）以内者，预产期临近但无法确定准确日期者，已知为多胎分娩或预计有分娩并发症者，产后不足7天者，航空公司一般不予承运。

0457 准妈妈能游泳吗

怀孕早期和后期都不适合游泳，而对怀孕4~7个月的准妈妈来说，游泳不但能增强心肺和神经系统功能，促进血液循环，还能锻炼腰背、大腿、骨盆底等处的肌肉，使之更加适应分娩，并能缓解孕期腰背疼痛、痔疮、下肢水肿等症状。另外，水的浮力不仅减少了准妈妈的负担，胎宝宝也不容易受到震动。

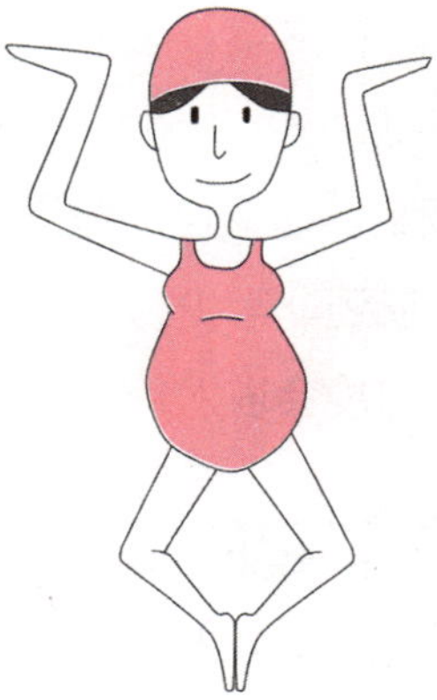

协和专家告诉你

准妈妈如果在夏天外出，注意不可以用风油精。风油精或清凉油里的冰片对准妈妈的刺激可能会导致早产。准妈妈一旦被蚊子叮咬后，可用肥皂水涂抹，去除蚊子叮咬后的痒痛。

三维彩超和四维彩超

0458 三维和四维彩超的区别

准妈妈在怀孕期间都会定期做产检，而产检项目中超声检查是必不可少的。简单来说，三维彩超是图片，四维彩超是录像。从通俗意义上说，三维彩超是黑白成像，而四维彩超则是土黄色（彩色）成像。除此之外，三维彩超呈现的是静态画面，也就是照片。而四维彩超呈现的则是动态画面，可刻录成光盘。

虽然三维彩超与四维彩超都可以排畸，但四维彩超会更精确、更清楚一些。因此，准妈妈在选择做彩超时，可根据实际需求选择。

0459 什么时候做彩超

一般在9~13周，准妈妈可做一次三维彩超，对胎宝宝进行一个整体的观察，测量胎儿颈部厚度。在孕中期做系统筛查时，也可选择三维彩超。但是在孕晚期则不建议做。

做四维彩超最佳的时间是在怀孕26~30周之间。在孕26周之前，胎宝宝皮肤下的脂肪还非常少，所以脸部的骨骼会透过皮肤突显出来。而孕30周以后，胎宝宝的头可能会进入骨盆，这样就看不到他的脸了。

0460 做彩超的用处

彩超用于产科检查，不仅可观察到胎宝宝成长的过程，而且可以检查胎盘、羊水及脐带的变化，更重要的是可作为诊断胎儿畸形的手段之一。为早期诊断胎儿先天性体表畸形和先天性心脏疾病提供准确的科学依据。比如，可诊断胎宝宝是否唇腭裂，有无脑积水、肾积水，羊水是否过少或过多等。

协和专家告诉你

虽然目前还没有论证出彩超有何害处，但是准妈妈在怀孕期间最好按产检医生的建议做。

准爸爸孕中期性生活注意事项

0461 不要压迫凸起的腹部

孕中期胎盘已形成，妊娠较稳定；早孕反应也过去了，准妈妈性欲增加，可以适度地过性生活。有研究表明：孕期夫妻感情和睦恩爱，准妈妈心情愉悦，能有效促进胎宝宝的生长和发育，生下来的宝宝反应敏捷，语言发育良好而且身体健康。

但性生活也不是多多益善，须合理安排，对姿势与频率要加以注意，避免对胎宝宝产生不良影响。此期间，性生活以每周1次为宜，不要压迫妻子凸起的腹部，可采用前侧体位、侧卧体位、前坐体位或后背体位。

0462 不要过于激烈

孕中期过性生活时准爸爸不要过于激烈，要慢慢抽动，进行中不要频繁变换体位。在做爱过程中不要刺激准妈妈的乳房，以免引起宫缩。

准妈妈如果有不适的感觉，比如腹部肿胀或疼痛、眩晕等，都可能是动作不够温柔造成的，此时应该暂时中断，休息一会儿。

0463 套套还是要戴的

事实上，本来精液是可以直接射入准妈妈体内的，但是若准爸爸患有生殖或泌尿道感染等疾病就应避免。因为性行为本身就是感染的来源。例如：膀胱炎、阴道炎、性病等的传染，都可能是经由性行为感染。

但是从安全的角度考虑，孕期性生活最好使用避孕套或做体外排精，总之，以精液不入阴道为好。另外，精液中的前列腺素被阴道黏膜吸收后，可促使怀孕后的子宫发生强烈的收缩，不仅会引起准妈妈腹痛，还易导致流产、早产。

胎宝宝感受美：美学胎教

0464 怎么做美学胎教

我们生活的这个世界中充满了各种各样的美，人们通过看、听，体会着美的一切。准妈妈可以读读童话、散文或诗歌，欣赏一些世界名画，或者做做手工布艺，或者去大自然中感受美，这些都是美学胎教的范畴。

0465 从诗歌、散文中感受美

孕期读些优美的诗歌或散文，不仅可以平复准妈妈的心绪，还能在文字的海洋中感受到母爱和童趣。准妈妈可以根据自己的喜好选读诗歌或散文，但是内容要是积极向上、正面美好。买一本胎教书，或者一些名家诗歌、散文的作品都可以。

0466 诗歌《爱》

摸摸隆起的肚子，这个你打算爱着一辈子的小家伙，你爱他什么呢？他给予你的新的生活？他让你成为妈妈的喜悦……还是仅仅因为你爱他，只是爱他。不仅仅是你爱他，还因为爱着他时你的样子。

爱（节选）

我爱你，不光因为你的样子，
还因为，和你在一起时，我的样子。
我爱你，不光因为你为我而做的事，
还因为，为了你，我能做成的事。

我爱你，因为你能唤出，我最真的那部分。
我爱你，因为你穿越我心灵的旷野，如同阳光穿越水晶般容易。
我的傻气，我的弱点，在你的目光里几乎不存在。
而我心里最美丽的地方，却被你的光芒照得通亮。
别人都不曾费心走那么远，别人都觉得寻找太麻烦，
所以没人发现过我的美丽，所以没人到过这里。

0467 带着胎宝宝欣赏名画

准妈妈欣赏名画时，大脑对色彩的反应很积极、很强烈，胎宝宝也能感受到。准妈妈在专注欣赏的过程中，给胎宝宝良好的刺激，就好像母子俩在一起学习。

准妈妈可以轻声告诉胎宝宝名画传达的意境，并展开想象把自己的想法说给胎宝宝听。可以是对未来的畅想，也可以是对名画意境的拓展，或者是准妈妈喜欢这幅画的理由等等。

0468 国学是常用的素材

国学胎教是指利用国学经典文化进行胎儿教育及艺术熏陶。胎宝宝耳濡目染中华传统瑰宝，对他的成长非常有益。

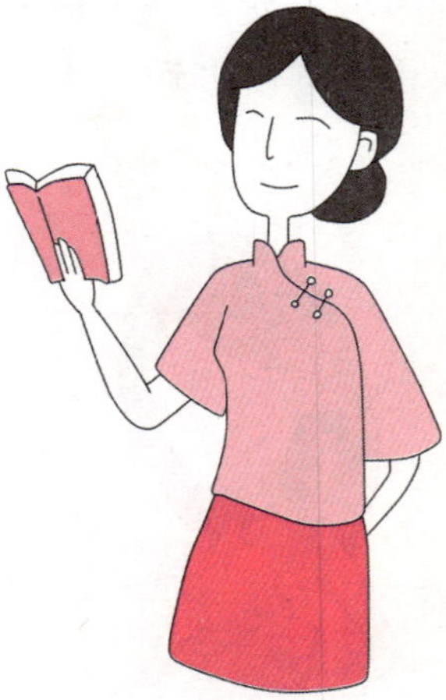

国学胎教素材推荐:《三字经》《百家姓》《弟子规》《千字文》《孟子》《论语》。除了以上推荐的，有兴趣的准妈妈还可以阅读一些唐诗宋词，或者一些寓言故事，不仅可以让胎宝宝感受古人的文化，还能受到传统美德的熏陶。

0469 为胎宝宝做个手工布偶

准妈妈可以在孕期学做一些手工，比如布贴画、袜子娃娃等，也可以做一些实用的日常用品，比如小毛衣、小袜子等。

准妈妈在做这些事的时候，注意力就会全部集中于其上，不但能缓解压力，还能让心情变得平静祥和，对胎教很有益处。据研究，准妈妈在孕期多动手，多做手工，将来的宝宝也会心灵手巧。

虽然，现在的准妈妈恐怕大部分都没有掌握这样的手艺，但学起来并不困难。书店里有很多教做手工的书，准妈妈可以依样画葫芦地做几个，慢慢就可以自己创作一些了。另外，也可以上网查找一些手工制作教学视频来学习。

孕6月（21~24周）

准妈妈现在挺着大肚子，行动也变得迟缓笨拙。也许会经常感到疲惫，不要紧，打起精神，想象一下：那是因为胎宝宝正在长大，他想快快出来与你见面。

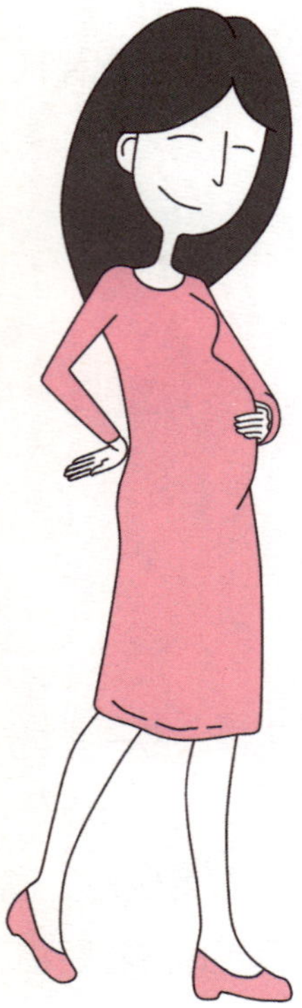

准妈妈体重持续增长

0470 第21周 上楼时会气喘吁吁

现在，准妈妈的子宫日益增大，肺部会因此逐渐受到压迫，这时准妈妈会感觉呼吸变快，特别是上楼梯的时候，走不了几步就气喘吁吁的。随着孕周的进展，这种情况会有所变化。

0471 第22周 乳房更加柔软

为了适应日益增大的子宫，准妈妈不得不挺起肚子走路，行动变得迟缓笨重。在孕激素的作用下，全身关节韧带变得松弛，乳房更加柔软。

0472 第23周 体重继续增加

准妈妈的胃口和体重都在增加，以后每周会增重250克左右，这是身体在为生产做准备。由于腹部的隆起，有的准妈妈胃部会有灼热感，少食多餐可能会舒服点。

0473 第24周 眼睛感到不适

因为腹部越来越沉重，为保持平衡，准妈妈需要腰部肌肉持续向后用力，腰腿痛因而更加明显。有些准妈妈这时会感到眼睛不适，也容易感到疲惫，这是比较典型的孕期反应。

协和专家告诉你

因为重视胎宝宝，准妈妈更容易出现患得患失的心理。这时准妈妈可以转移注意力，与准爸爸聊聊天，或者看看温情的电影，都可以缓解心绪，平复心境。

胎宝宝有了微弱的视觉

0474 第21周 身上长出胎脂

胎宝宝这周不但体重增加了，身上还出现了一层白色的、滑腻的胎脂。胎脂可以保护胎宝宝免受羊水浸泡带来的伤害，有的胎宝宝出生之后还带着这层胎脂。

0475 第22周 长出小眉毛

本周的胎宝宝手指甲长出来了，小眉毛也长出来了，听声音的本事更大了。不但准妈妈的声音他能够听得见，还能听见外界的一些声响了。

0476 第23周 有了微弱的视觉

这一周，胎宝宝的皮下脂肪还没有生成，皮肤皱巴巴的。不过胎宝宝已经有了微弱的视觉，恒牙的牙胚开始发育，胎动更多，更明显。

0477 第24周 为储备脂肪做准备

准妈妈的说话声、心跳声、肠胃蠕动声以及大一些的噪音都能被他听见，对于较大的噪音还会表现出明显的不安，现在的他已经开始为储备皮下脂肪做准备了。

第21周

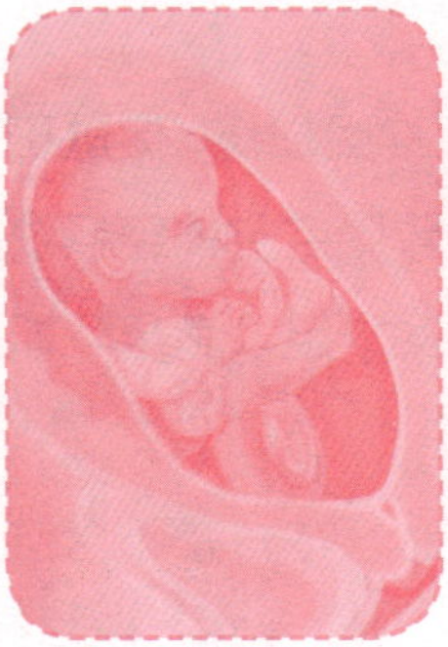

第22周

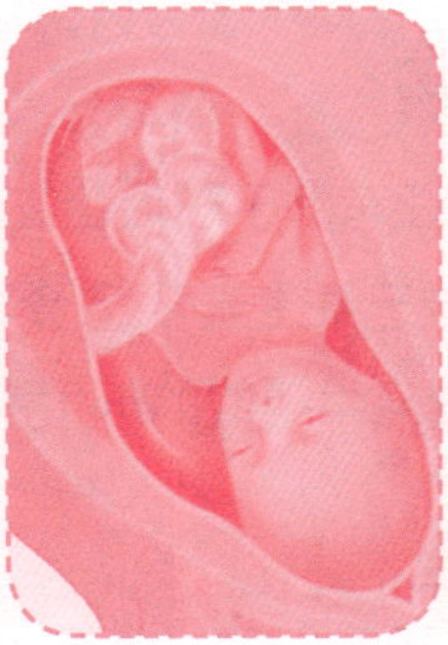

第23周

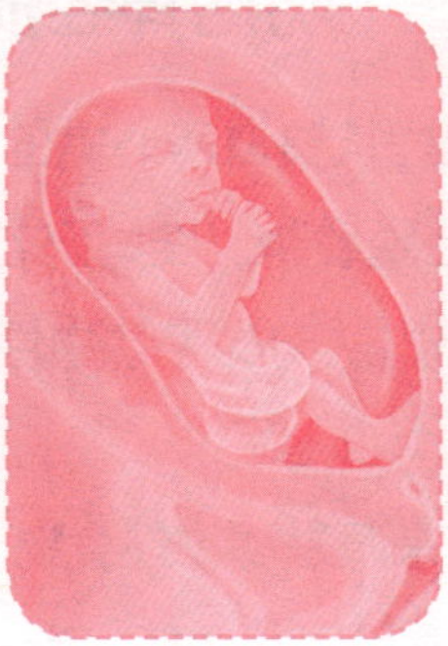

第24周

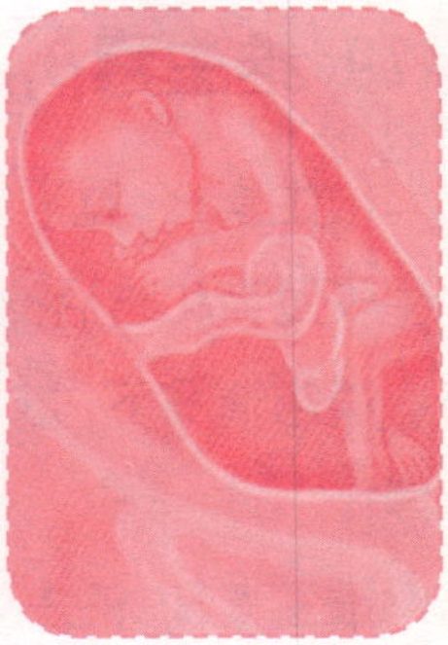

妈妈寄语

调皮的小家伙，当妈妈感觉到胎动时，你是不是正在妈妈肚子里翻跟头，是不是正在探索周围的世界。不要着急，等你出生了，妈妈就带着你认识外面的新世界。

补铁、维生素B_{12}、热量、膳食纤维

0478 铁——预防贫血

孕中期，准妈妈的新陈代谢加快，母体铁需要量增加，用以供给胎宝宝血液和组织细胞日益增长的需要，并有相当数量贮存于胎宝宝肝脏内。准妈妈自身也要储备铁，以备分娩时失血和产后哺乳的需要，所以孕期补铁尤为重要。贫血还会使胎宝宝的生长发育受到影响。因此，准妈妈要适当多吃富含铁的食物。

含铁丰富的食品首推动物性食物，特别是红肉、动物肝脏及动物血。另外，植物性食物，如木耳、海带、芝麻、麻酱等含铁也较多。

含铁最佳食物排行榜（毫克/每100克可食用部分含量）

- *Top1 蛏子（33.6）*
- *Top2 鸭血（30.5）*
- *Top3 猪肝（22.6）*
- *Top4 猪血（8.7）*
- *Top5 猪肉（3.0）*

0479 维生素B_{12}——防治神经损伤

维生素B_{12}是准妈妈抗贫血所必需的，还有助于防治胎宝宝神经损伤，促进正常的生长发育和防治神经脱髓鞘。准妈妈若缺乏维生素B_{12}，会导致胎宝宝神经系统损害。通常情况下，准妈妈从肉类等动物性食品中摄取的维生素B_{12}，足以满足孕期的需要。

维生素B_{12}的主要来源是动物性食物，因为植物性食物（除极少数外）都不含维生素B_{12}。准妈妈日常饮食可以从牛肝、猪肝、猪肾、猪心、牛肉、青鱼、虾、鸡蛋、比目鱼、牛奶、奶酪等食物中获取维生素B_{12}。

0480 热量——有助营养的吸收

本月的准妈妈每天应该摄取足够的热量。中国营养学会建议,孕中期的准妈妈每天能量的摄取要比孕前增加200千卡。当人体能量摄入不足时,蛋白质和脂肪氧化产生能量,造成蛋白质损失加重。脂肪大量氧化还会产生酮体等有害物质,不利于胎宝宝的健康。同时,能量不足也不利于维生素、矿物质等其他营养素的吸收和利用。200千卡大约相当于60克主食所产生的能量,但我们希望准妈妈用更加平衡的膳食结构来提供这200千卡。如:25克大米+1个鸡蛋+120克绿叶菜,就是很好的选择。

0481 膳食纤维——增强免疫力

从本月开始,准妈妈摄入足够的膳食纤维,能增强自身的免疫力,保持消化系统的健康,为胎宝宝提供充足的营养。准妈妈每天摄入膳食纤维还能延缓糖的吸收,降低血糖,预防妊娠糖尿病。建议准妈妈每天膳食纤维的摄入量以20~30克为宜。

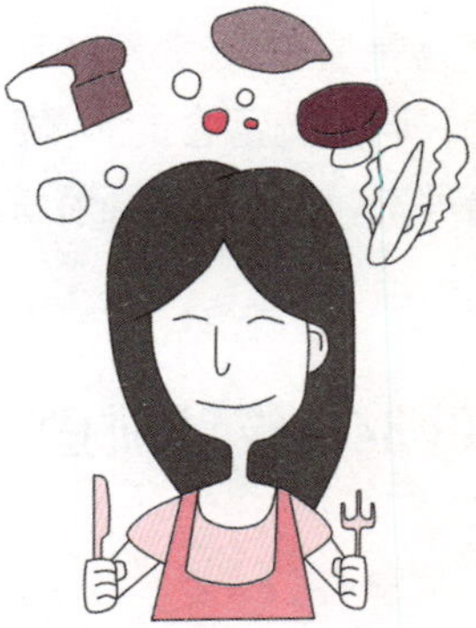

膳食纤维在蔬菜水果、五谷杂粮、豆类及菌藻类食物中含量丰富。准妈妈可以多吃一些全麦面包、麦麸饼干、红薯、菠萝片等。此外,根菜类和海藻类的膳食纤维也较多,如牛蒡、胡萝卜、四季豆、红豆、豌豆、薯类和裙带菜等。

协和专家告诉你

准妈妈不要过于限制饮食,如果母体没有得到足够的热量补充,可能会影响胎宝宝对蛋白质、维生素和矿物质的吸收。

一周食谱参考

0482 西蓝花烧双菇 排毒

原料：

干香菇5朵，口蘑5朵，西蓝花100克，盐、水淀粉、植物油各适量。

做法：

❶香菇浸泡、洗净，去蒂；西蓝花择洗干净，掰成小朵；口蘑择洗干净，切片。❷油锅烧热，放入西蓝花、口蘑、香菇翻炒至熟，放入盐调味。❸出锅前，用水淀粉勾芡即可。

功效：

香菇是富含维生素和矿物质的保健食品。西蓝花富含的类黄酮是最好的血管清理剂，还可以增强肝脏的解毒功能。

0483 豌豆鸡丝 补充蛋白质

原料：

鸡脯肉 250 克，豌豆 100 克，高汤、盐、水淀粉、植物油各适量。

做法：

❶将豌豆洗净，焯水，捞出沥干；鸡脯肉洗净，切丝。❷油锅烧热，放入鸡肉丝炒至变色，加入豌豆继续翻炒，加入盐、高汤，用水淀粉勾芡即可。

功效：

豌豆富含维生素 B_1，鸡肉能够提供优质蛋白质。此菜圆润鲜绿，荤素搭配，很适合孕中期的准妈妈食用。

0484 孜然鱿鱼 促进骨骼发育

原料：

鲜鱿鱼1条，白醋、料酒、孜然、甜椒片、葱段、姜末、洋葱片、植物油各适量。

做法：

❶鲜鱿鱼洗净，左右交叉斜切条纹，再切片，将鱿鱼片放入热水中汆一下，捞出。❷油锅烧热，放入葱段、姜末爆锅，放入鱿鱼片、洋葱片、甜椒片翻炒，放一点白醋和料酒、孜然，煸炒片刻即可。

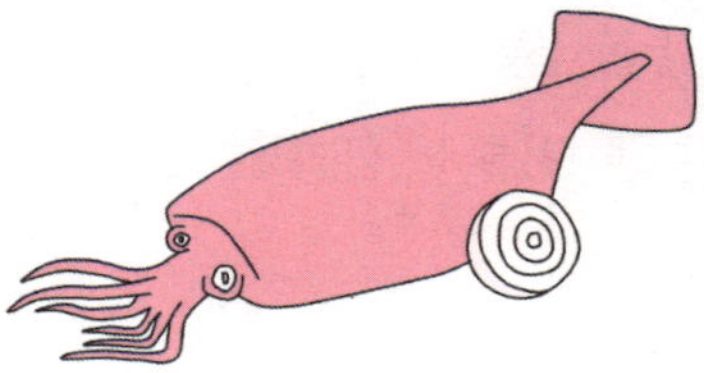

功效：

鱿鱼含有丰富的蛋白质，其中的微量元素尤以钙、磷、铁、硒、钾、钠最为丰富，对胎宝宝骨骼发育十分有益。

0485 五香酿西红柿 预防妊娠纹

原料：

西红柿1个，猪瘦肉50克，虾仁2个，香菇2朵，洋葱1个，豌豆、香油、盐各适量。

做法：

❶猪瘦肉、虾仁洗净；干香菇泡发后去蒂，洗净；洋葱洗净，与香菇、虾仁、猪瘦肉剁成馅。❷西红柿洗净，切去根部带蒂的部分，开一个小口，把内瓤挖出。❸将挖出的内瓤与剁好的肉馅及豌豆、盐、香油拌匀，15分钟后塞入西红柿空腔，并用保鲜膜封口。❹西红柿放入电蒸锅蒸熟即可。

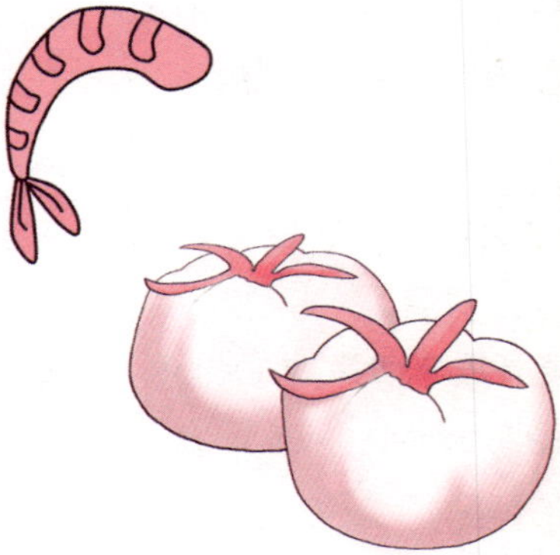

功效：

此菜既可预防妊娠纹，又能补充孕妈妈必需的营养。

0486 香菇炒花菜 提高免疫力

原料：

花菜250克，干香菇2朵，高汤、盐、葱丝、姜丝、香油、香菜叶、植物油适量。

做法：

❶花菜洗净后掰成小朵，用热水焯一下；干香菇去蒂、洗净，用温水泡发后切薄片。❷葱丝、姜丝放入油锅爆香，加入高汤和盐，烧开后放入香菇和花菜。❸小火煮5分钟后，淋香油，撒上香菜叶即可。

功效：

花菜与香菇搭配，富含多种营养成分，可提高准妈妈免疫力。

0487 西红柿炖豆腐 助消化

原料：

西红柿1个，豆腐1块，盐、植物油各适量。

做法：

❶西红柿洗净切片；豆腐切块。❷油锅烧热，西红柿下锅煸炒，把西红柿炒出汁。❸把豆腐放到西红柿汁中，加适量的水、盐，大火煮开，改小火慢炖20分钟即可。

功效：

西红柿拥有“长寿果”的美誉，它可以助消化、润肠通便，清除体内有毒物质。

0488 盐水鸡肝 补铁

原料：

鸡肝250克，香菜末、葱花、姜片、盐、料酒、醋、香油各适量。

做法：

❶鸡肝洗净，放入锅内，加适量清水、姜片、盐、料酒，煮15~20分钟至鸡肝熟透。❷鸡肝放凉切片，加醋、葱花、香油、香菜末拌匀即可。

功效：

鸡肝可以补充铁质，而且富含维生素A、维生素B_2，能增强准妈妈的免疫功能。

0489 奶汁烩生菜 补钙

原料：

生菜200克，西蓝花100克，鲜牛奶半袋（125毫升），水淀粉、盐、高汤、植物油各适量。

做法：

❶将西蓝花洗净，掰成小朵；生菜洗净，切成大片。❷油锅烧热，倒入西蓝花、生菜翻炒，加盐、高汤调味，盛盘。❸锅内加牛奶煮，加一些高汤、水淀粉，熬成浓汁，浇在盘中即可。

功效：

奶汁烩生菜可有效提高菜肴中钙含量，淡淡的奶香更能迎合准妈妈的胃口。

0490 椒盐排骨 补铁

原料：

排骨4块，青椒半个，鸡蛋1个，白糖、水淀粉、蒜末、姜丝、椒盐、红椒丁、植物油各适量。

做法：

❶青椒洗净，切丝；排骨洗净，倒入白糖、水淀粉，放入蒜末拌匀；鸡蛋打散，加水淀粉拌匀成鸡蛋糊。❷锅中倒油，将排骨在鸡蛋糊中裹一下后入油锅炸，熟后沥油、捞起。❸姜丝和青椒丝放入油锅煸香、翻炒后，放入炸好的排骨，加椒盐、红椒丁一起翻炒。

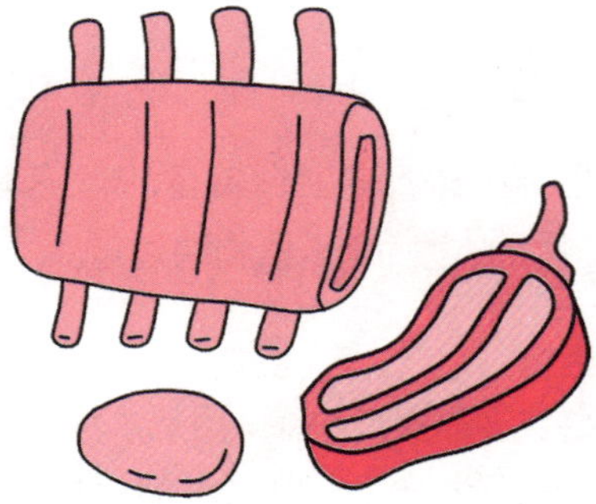

功效：

排骨能促进铁的吸收，让准妈妈远离贫血，还能促进胎宝宝乳牙牙胚的发育。

0491 腰果三文鱼丁 增进智力发育

原料：

三文鱼1块，洋葱1个，彩椒3个，腰果6颗，料酒、盐、香油、植物油各适量。

做法：

❶三文鱼洗净，切成丁，调入盐和料酒拌匀腌制片刻；洋葱、彩椒都洗净，切成丁。❷油锅烧热，放入腌制好的三文鱼丁煸炒均匀，之后加入洋葱丁、彩椒丁、腰果和盐、香油，翻炒均匀即可。

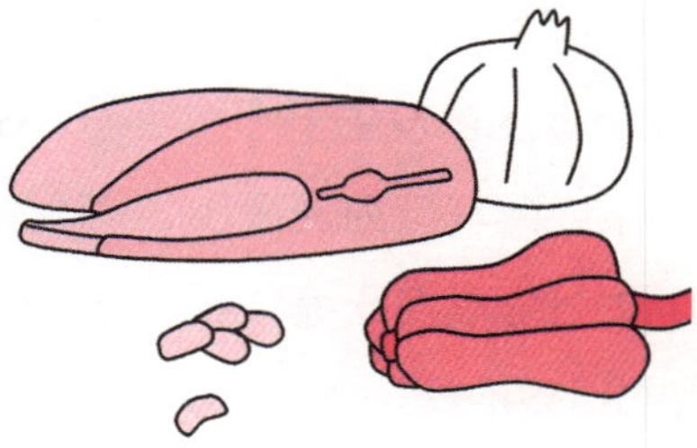

功效：

三文鱼中含有丰富的蛋白质、氨基酸，能进一步增强胎宝宝的智力和视力水平。

0492 香菇红枣粥 预防贫血

原料：

干香菇2朵，红枣10颗，鸡肉50克，大米100克，盐适量。

做法：

❶香菇、鸡肉、红枣、大米均洗净；香菇泡发，去蒂，切丁；鸡肉切丁。❷把大米、红枣、香菇丁、鸡肉丁放入锅内，加入盐和适量清水，熬煮成粥。

功效：

红枣具有预防贫血的功效，且营养丰富，能够满足准妈妈和胎宝宝营养的需要。

0493 鳗鱼饭 促进大脑发育

原料：

鳗鱼1条，竹笋2根，油菜2棵，米饭半碗，葱花、盐、料酒、白糖、高汤、植物油各适量。

做法：

❶鳗鱼洗净、切块，放入盐、料酒腌制半小时；竹笋、油菜择洗干净；竹笋切片。❷把腌制好的鳗鱼放入烤箱里，温度调到180℃，烤熟。❸油锅烧热，放入竹笋片、油菜略炒，放入烤熟的鳗鱼，加入高汤、白糖，待锅内的汤几乎收干了方可出锅，浇在米饭上，撒上葱花即可。

功效：

鳗鱼对胎宝宝大脑发育极为有利。

妊娠高血压

0494 如何确诊妊娠高血压

妊娠高血压多发生于怀孕后期。在怀孕20周以后，如果血压升高，超过140/90毫米汞柱，或比基础血压高出30/15毫米汞柱，并伴有水肿、小便化验发现尿蛋白，就可诊断为妊娠高血压综合征。

超过35岁的初孕妈妈是妊娠高血压综合征的高发人群，所以，如果你现在已超过35岁，就要格外注意。除此之外，先前患有高血压、心脏病、糖尿病、肥胖症、贫血症，或怀双胞胎的准妈妈，也是妊娠高血压的高发人群。

准妈妈如果患有妊娠高血压综合征，母体也就不能顺利向胎盘供给营养，致使胎盘功能低下，造成胎宝宝所需的营养和氧气供应不足，严重者甚至危及胎宝宝和准妈妈自己的生命安全。

0495 预防妊娠高血压

有妊娠高血压的准妈妈也不要怕，一般都可以治疗。注意不能过度劳累，作息要有规律，每天的睡眠时间保证至少8小时。另外，精神放松、保持平和的心态对预防血压升高也大有帮助。

- 在妊娠早期进行定期检查。避免热量摄入过多，以每周增重0.5千克为宜，控制食盐摄入。
- 注意既往史。曾患有肾炎、高血压等疾病，以及上次怀孕有过妊娠高血压综合征的准妈妈，要在医生指导下进行重点监护。
- 注意休息和营养。争取每天卧床10小时以上，并以侧卧位为佳，以增进血液循环，改善肾脏供血条件，及时纠正异常情况。如发现贫血，要及时补充铁质；若发现下肢水肿，要增加卧床时间，把脚抬高休息；血压偏高时要按时服药。症状严重时要考虑终止妊娠。

协和专家告诉你

准妈妈日常饮食不要过咸，保证蛋白质和维生素的摄入。每日蛋白质摄入量为100克，食盐摄入量每日应在5克以下，有助于预防妊娠高血压。

0496 妊娠高血压吃什么好

患有妊娠高血压的准妈妈应在饮食上尤为注意，遵守“三高一低”的饮食规则，即高蛋白、高钙、高钾及低钠饮食。准妈妈应多吃鱼、肉、蛋、奶及新鲜蔬菜，少食过咸食物。

- 戒酒、辛辣食品：含有酒精的各种饮料（菜肴中也不要用酒作佐料），辛辣的调味品，以及含挥发油、辣素、草酸多的各种蔬菜不宜吃。
- 少喝浓汤：过浓的鸡汤、肉汤、鱼汤，经代谢后可产生过多的尿酸，也会加重肾脏的负担。所以，上述汤汁宜淡不宜浓。
- 宜吃新鲜蔬菜水果：绿叶蔬菜和水果中含有较多的维生素C，尤其是西红柿、橘子、新鲜红枣等，可以适量吃。
- 宜吃些润肠食物：准妈妈怀孕后膨大的子宫压迫肠管，加上喜静厌动，因此孕期便秘尤为多见。应吃些润肠食物，如蜂蜜、黄瓜、萝卜等。

0497 患妊娠高血压能顺产吗

怀孕后高血压分几种情况，一种是轻度的子痫。如果血压不是很高可以做阴道试产，如果是重度的子痫需要选择剖宫产。如果血压很高达到160/110毫米汞柱，尿蛋白3个加号，分娩的时候发生子痫和其他并发症的可能性要大一些，所以应该选择剖宫产。

妊娠高血压的准妈妈究竟能不能选择顺产，其实并不是绝对的，要看准妈妈的病情发展到了什么程度，还要看胎宝宝的发育状况是不是良好。

一般情况下，医生都会建议妊娠高血压的准妈妈选择剖宫产，但如果准妈妈具备一定的顺产条件且妊娠高血压症状轻微，是可以听取医生的建议，顺利生下健康宝宝的。

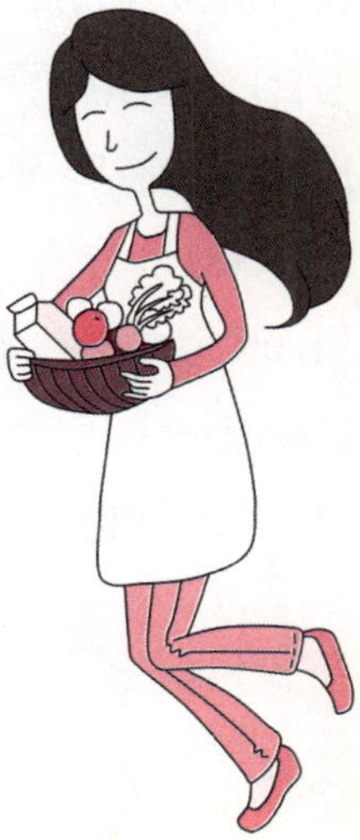

孕6月异常情况

0498 夜间腿部会抽筋

到了孕中期，相信许多准妈妈都有过夜间腿抽筋的经历，这种感觉可不好受。尤其是出现腿部痉挛的情形，那种抬抬不起来，放放不下去的抽筋滋味只有准妈妈自己才能体会。准妈妈腿部抽筋通常发生在夜间，引起小腿抽筋的主要原因是缺钙。准妈妈久坐或由于受冷、受寒、疲劳过度也是发生下肢痉挛的一个原因。妊娠后期子宫增大，使下肢的血液循环运行不畅，也会导致腿部抽筋的发生。

0499 对症应对腿抽筋

怀孕时腿抽筋虽然仅持续几分钟，但是发作过后肌肉的不适感或触痛可以持续几个小时。腿抽筋了，准妈妈要根据不同的原因采取不同的对策，这样就能很快解除痉挛而止痛。

- 低钙血症引发的腿抽筋。为预防缺钙，准妈妈平时要注意多吃含钙丰富的食物，如芝麻、牛奶、排骨、虾皮、海带等。在补钙的同时，还要注意保证饮食中维生素D的摄入。准妈妈应多晒太阳，促进钙的吸收和利用。
- 饮食因素引发的腿抽筋。准妈妈饮食应该讲究营养的均衡摄入，忌暴饮暴食。多食用富含维生素C的水果，或饮用橙汁等有利于钙的吸收。
- 过度劳累引发的腿抽筋。临睡前用40℃左右的热水泡脚10分钟，泡脚的盆要深一些，水要多一些，最好超过脚脖子，可起到舒筋活血、解除痉挛的作用。
- 寒冷因素引发的腿抽筋。冬天准妈妈可以穿上干净的棉袜睡觉，夏天不要直接对着小腿吹冷气。
- 睡眠姿势引发的腿抽筋。准妈妈睡觉时采取左侧卧位，可以改善腿部血液循环。白天适量做一些体育锻炼，增进血循环，减少抽筋的发生。

协和专家告诉你

防止腿抽筋需要补钙，可以适当选择钙剂作为辅助补充。一般建议每天钙的摄入量1000毫克左右，每天要喝250~500毫升牛奶。孕期每日补充钙片2000毫克，需要注意的是，不同的产品含钙量不同。

0500 肚皮越来越痒

怀孕是一个幸福的体验过程，但同时也伴随着许多小麻烦，而孕期准妈妈的肚子发痒就是其中之一。孕期皮肤瘙痒的准妈妈并不在少数。准妈妈腹部皮肤被增大的子宫撑大，皮肤的弹力纤维被拉开，形成妊娠纹，妊娠纹部位就会有痒感。这种现象特别在怀孕中晚期比较常见。

0501 肚皮发痒不要挠

准妈妈一旦出现肚皮发痒的症状，千万不能随意抓挠。要找出原因，对症下药。肚皮发庠多半是因为肚皮撑大。涂抹一些保湿乳液勤加按摩，给肌肤补水的同时，增加肌肤的弹性，使皮肤的延展性变大，按摩同时也是防止橘皮肌肤的好方法。

既然已经出现了干痒的症状，就说明肌肤已经有些难于承受了，滋润是最好的抚慰方式。

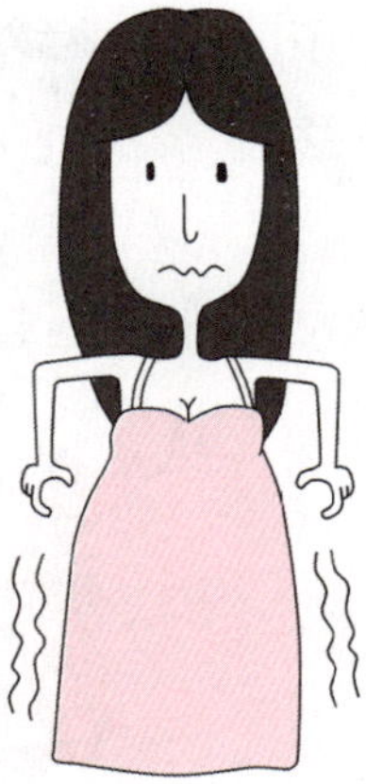

0502 左侧卧位最适宜

随着孕期的增加，胎宝宝体积变大，准妈妈腹部逐渐隆起，睡眠时就难以找到一个合适的姿势。孕期出现的尿频、腿抽筋、后背痛、心率加快、呼吸短促、胃灼热及便秘、多梦、精神压力大等其他孕期反应也会干扰准妈妈的睡眠。

此时准妈妈若采取右侧卧位或仰卧位，由于增大的子宫压迫下腔静脉，引起回心血量减少，易出现低血压。这时，胎宝宝就会在妈妈肚子里出现剧烈的躁动，影响准妈妈的睡眠质量。所以，准妈妈最好选择左侧卧位睡觉。左侧卧位则可以供给胎宝宝较多的血液，这时宝宝在准妈妈肚子里就会更安逸，同时也会保证准妈妈睡得安逸。

0503 后背发麻多因体型改变

准妈妈的体型随着孕周的增加正在发生巨大变化，如体重增加、组织水肿、下腹外挺、肌肉关节松弛都可使脊柱神经根受压，引起“后背发麻”的症状。这种生理性的发麻可以进行保守治疗缓解，而且这种症状多数在产后都可得到完全的改善。所以，准妈妈对此不用过分担心，只要在平时注意身体的行动，如不要长时间保持一个姿势，保持适量的活动，避免用电脑时间过长等，都可不同程度地缓解、避免生理性“后背发麻”。

准爸爸陪妻子数胎动

0504 和她一起数胎动

准爸爸一般会在孕20~24周，隔着准妈妈的肚皮感觉到宝宝的胎动。如果准妈妈较胖，准爸爸能感到胎动的时间也可能会更晚些。其实，准爸爸还可以通过数胎动直接与胎宝宝交流情感。准爸爸在数着胎动的时候，可以发挥自己的想象，想象着和宝宝对话，对宝宝的美好祝福与愿望都可以说出来。

0505 准爸爸怎么数胎动

准爸爸将两手掌放在妻子的腹壁上，可感觉到胎宝宝有伸手、蹬腿样活动。从孕28周后，最好每天早晨、午后、晚上各数一次，每次数1小时，然后将3小时的胎动次数相加，乘以4就可以代表12小时的胎动次数了。

如果每天不能数3次，则至少每天数1小时，即于晚上8点以后数1小时。如果发现1小时内胎动明显少于2次，可继续重复数1小时，若还是少于2次，或根本没有胎动，必须立即去医院检查。

0506 常给妻子按摩

按摩时准妈妈尽量采取坐姿，可将身子伏在桌子上（用靠垫把头和胸部保护好），尽量避免挤压到胎宝宝。准爸爸可按顺序进行如下操作：

用手掌掌根或拳面放在准妈妈后背脊柱两侧肌肉上，做轻快柔和的回旋运动，注意手要按住肌肉施加一定压力，不要在皮肤上摩擦。在一固定点按揉数10秒后，将手向下移一手掌宽，再重复此操作，直至按揉到臀部以上。

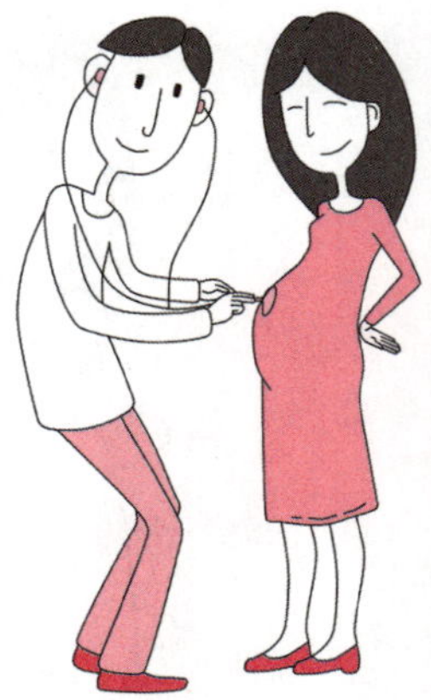

意念胎教：准妈妈美好的想象

0507 想象宝宝出生后的样子

有研究表明，如果准妈妈经常想象胎宝宝的形象，宝宝出生后的模样与这种设想的形象在某种程度上将会较为相似。因为准妈妈与胎宝宝具有心理和生理上的联系，准妈妈的想象是通过自己的意念构成胎教的重要因素，并转化渗透到胎宝宝的身心之中。

以舒服的姿势让整个身体放松下来，自由地深呼吸，慢慢地呼气，把紧张、压力与不快通通排除，准妈妈会进入更放松的状态，然后想象最愉悦和安宁的场景。这种想象能够提高准妈妈的自信心，并最大限度地激发宝宝的潜能，对克服妊娠抑郁症也很有效果。

0508 哼唱儿歌、童谣

儿歌、童谣优美的旋律、和谐的节奏、真挚的情感，可以给人带来美的享受和情感的熏陶，不但深受儿童的欢迎，很多成年人也很喜欢，胎宝宝也不例外。对于准妈妈而言，哼唱儿歌、童谣，还会情不自禁地憧憬宝宝出生后的美好时光，也会回想起自己儿时的欢乐时光，让准妈妈和胎宝宝在儿歌中获得愉快的情感享受。儿歌、童谣语言浅显明快、通俗易懂、口语化，有节奏感，便于吟诵，更容易被胎宝宝听懂。

0509 做做数独，动动脑

妊娠期间，准妈妈适量地读书学习、勤于动脑，做一些动脑游戏，如数独、拼图、魔方、积木、猜谜、脑筋急转弯等，平时多收集一些这样的玩具、玩法，也可以跟准爸爸玩跳棋、五子棋等。那么，胎宝宝也能从准妈妈身上获取到这些积极的信息，从而促进他的大脑成长发育，形成积极向上的求知精神。

孕7月（25~28周）

漫长的孕育过程已经进行了一大半，准妈妈经历了孕吐、手脚酸麻、睡眠不好等一系列孕期反应。相信在接下来的日子里，你和准爸爸一定会越来越得心应手迎接宝宝的降临。

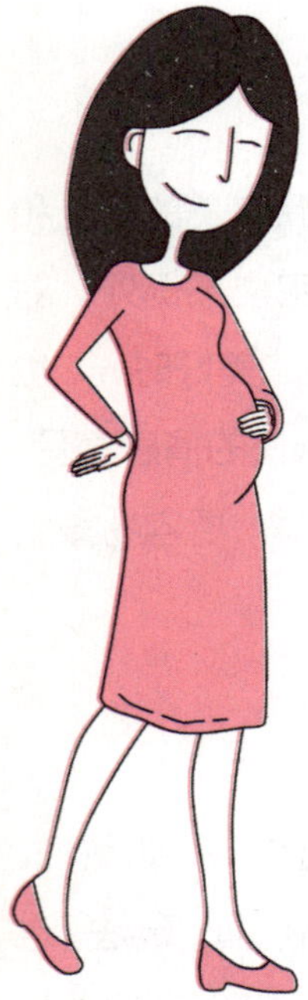

准妈妈睡眠变差

0510 第25周 斑纹明显了

准妈妈不断增大的肚子对腰腿部位的牵拉引起的疼痛继续加强，准妈妈脸上和身上的斑纹也更加明显。不要担心，这些会在生产之后慢慢消失。

0511 第26周 睡眠变差

准妈妈最近睡眠是不是变差了，还经常做一些恶梦？这是对即将承担做母亲的重任感到忧虑的反应。准妈妈要放宽心态，积极为胎宝宝的健康发育保持良好的情绪。

0512 第27周 便秘的困扰

因为子宫胀大压迫肠道，便秘困扰随之而来，这可能会影响准妈妈的心情。准妈妈可以改善一下饮食结构，通过食疗来缓解。

0513 第28周 肚皮“此起彼伏”

性格活泼的胎宝宝在准妈妈的肚子里动得越来越频繁，以致准妈妈的腹壁“此起彼伏”，好像是肚皮在“跳舞”。

协和专家告诉你

随着孕周的增加，胎宝宝越来越大，动静也越来越多，准妈妈是不是也更加紧张了？其实无需担心还没发生的事，准妈妈保持愉悦的心情，对自身和宝宝都有利。

胎宝宝睁开眼睛

0514 第25周 大脑发育高峰期

现在胎宝宝的体重稳定增长，皮肤很薄而且有皱纹，全身覆盖着一层细细的绒毛。胎宝宝的大脑细胞迅速增殖分化，体积增大，进入了大脑发育高峰期。

0515 第26周 味蕾正在形成

本周胎宝宝体重继续增长，体形较瘦。胎宝宝不喜欢强光，视觉也有了很大的发展。胎宝宝舌头上的味蕾正在形成。长大的胎宝宝还会不时把自己的大拇指或其他手指放到嘴里去吮吸。

0516 第27周 听觉系统发育完全

在准妈妈的肚子里动个不停的胎宝宝，到本周听觉系统已经发育完全，对外界的声音刺激有更明显的反应。气管和肺部还未发育完全，但是呼吸动作仍在继续。

0517 第28周 有睡眠周期，会做梦

本周胎宝宝几乎占满了整个子宫。脑神经细胞树突的分支活跃度增加，大脑皮层出现特有的沟回，并形成了自己的睡眠周期，而且还会做梦！

第25周

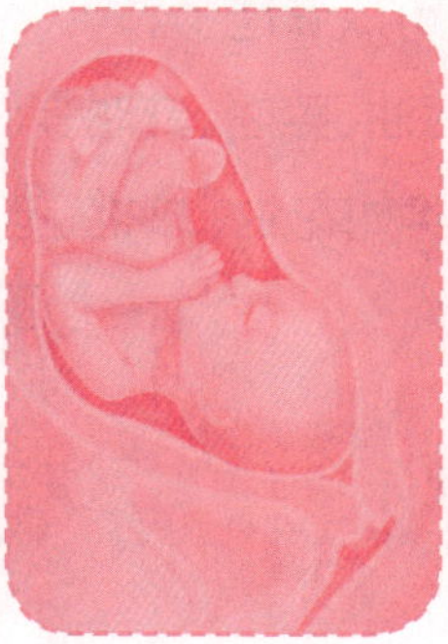

第26周

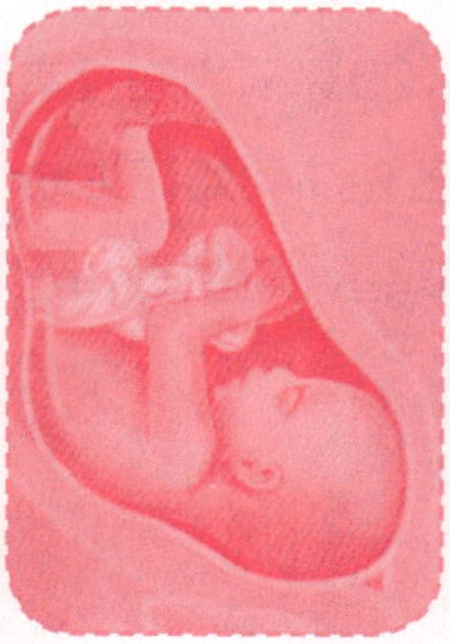

第27周

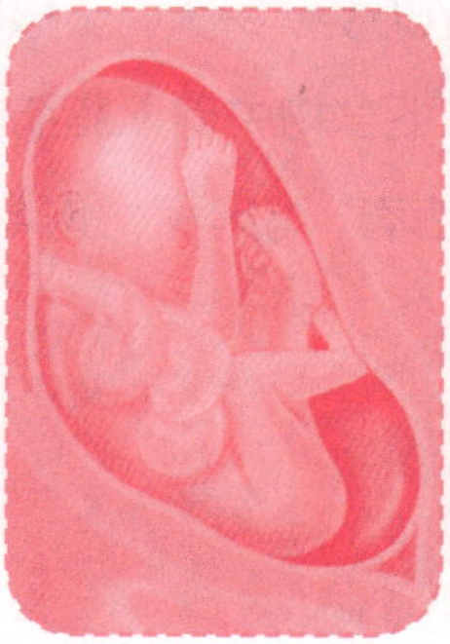

第28周

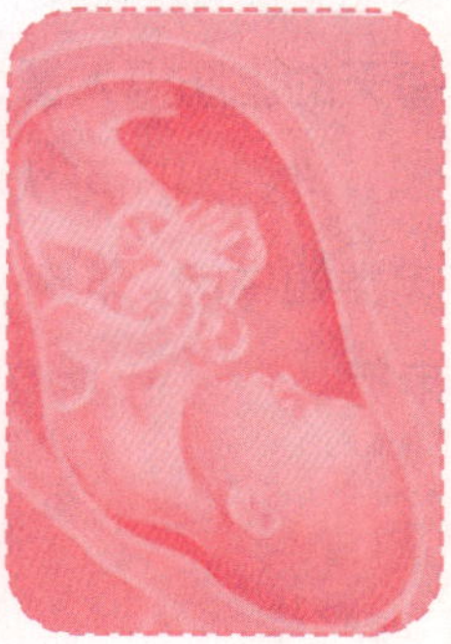

妈妈寄语

虽然距离你出生还有一段时间，但是你早已经是我们的一份子了。你已经在我的心中生根发芽，爸爸妈妈等着你。

补蛋白质、脂肪、水、B族维生素

0518 蛋白质——预防营养不良

孕7月，准妈妈对蛋白质的需要量跟以前一样，每天摄入75~95克即可满足。准妈妈可以适当多摄入些鱼、肉、奶酪、蛋、豆类等。此外，因营养不良引起水肿的准妈妈，更要注意优质蛋白质的摄入。

含蛋白质最佳食物排行榜（毫克/每100克可食用部分含量）

- *Top1 黄豆（35）*
- *Top2 瘦羊肉（20.5）*
- *Top3 鳕鱼（20.4）*
- *Top4 瘦猪肉（20.3）*
- *Top5 鲫鱼（17.1）*

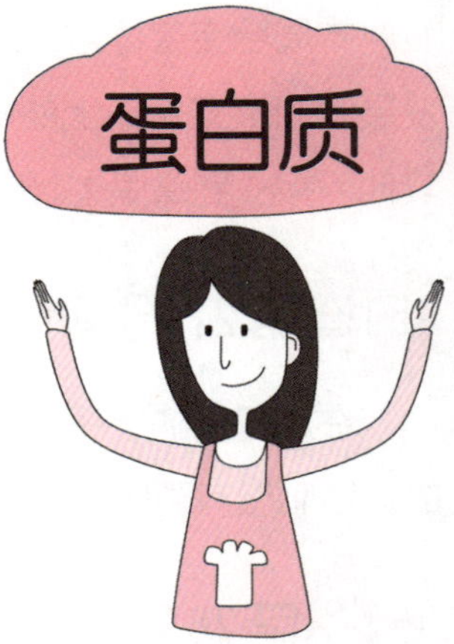

0519 脂肪——预防体重过轻

脂肪有益于本月胎宝宝的中枢神经系统发育和维持细胞膜的完整。膳食中如果缺少脂肪，可导致胎宝宝体重过轻，并影响大脑和神经系统发育。准妈妈本月每天的脂肪摄入量为60克，每天2个核桃、25克植物油基本就可以满足了。

准妈妈还可从以下食物中摄入脂肪：各种油类如花生油、豆油、菜油、麻油等；肉类如牛肉、羊肉、猪肉、鸡肉等；蛋类如鸡蛋、鸭蛋等；坚果类如花生、核桃、芝麻等。

0520 水——保证营养充分吸收

准妈妈每天都不能忽视对水的补充。只有水分充足，才能加速各种营养物质在体内的吸收和运转，更好地把营养输送给胎宝宝。准妈妈每日的饮水量为1200毫升，即每天6~8杯水。如果饮食中有汤粥等，饮水量可相应减少。

缺水和饮水过量都不好。准妈妈要根据自己的劳动强度、体温及环境气温适当补充水，而不要等口渴了才想起来喝水。另外，患肾功能不全等疾病的准妈妈，应在医生指导下饮水。

0521 B族维生素——促进发育

由于受到孕期激素的影响，准妈妈往往情绪波动比较大，B族维生素能够缓解准妈妈的紧张情绪，促进胎宝宝神经系统、大脑、骨骼及各器官的生长发育。

维生素B_1的食物来源：小麦粉、燕麦、大豆、小米、花生、猪瘦肉、羊肉、牛奶等。

维生素B_2的食物来源：奶类及其制品、动物肝脏与肾脏、蛋黄、茄子、鱼、芹菜、柑橘、橙子等。

维生素B_6的食物来源：动物肝脏与肾脏、大豆、糙米、蛋、燕麦、花生、胡桃等。

维生素B_{12}的食物来源：动物肝脏与肾脏、牛肉、猪肉、鸡肉、鱼类、蛤蛎、蛋类、牛奶、乳制品等。

含维生素B_1最佳食物排行榜（毫克/每100克可食用部分含量）

- *Top1 榛子（0.62）*
- *Top2 瘦猪肉（0.54）*
- *Top3 小米（0.33）*
- *Top4 燕麦（0.3）*
- *Top5 糯米（0.11）*

协和专家告诉你

准妈妈不宜把饮料当水喝。大部分饮料都含有大量的糖分、防腐剂、色素、香精等，对准妈妈及胎宝宝不利。

一周食谱参考

0522 土豆炖牛肉 补充蛋白质

原料：

牛肉300克，土豆200克，盐、葱段、姜片、料酒、植物油各适量。

做法：

❶将牛肉洗净，切块；土豆洗净，去皮，切块。❷油锅烧热，放入葱段、姜片、牛肉块炒香，加盐略炒，加开水，大火烧开，撇去浮沫。❸改用小火焖至牛肉快烂时，加土豆块、料酒，继续焖至牛肉软烂即可。

功效：

牛肉提供高质量的蛋白质，含有人体必需的氨基酸，同时也是人体矿物质及维生素的良好来源。

0523 红枣南瓜 预防妊娠高血压

原料：

南瓜500克，红枣、枸杞子、白糖、姜片、植物油各适量。

做法：

❶南瓜去皮，去子，切丁；红枣、枸杞子用温水泡开，待用。❷南瓜丁码放在盘里，加入红枣、枸杞子、姜片，入电蒸锅蒸15分钟。❸取出盘，去掉姜片，轻轻扣入碗里。油锅烧热，放入白糖，加少许水，小火熬制成汁，进行勾芡，浇在南瓜上即可。

功效：

南瓜含有丰富的膳食纤维、维生素及碳水化合物，可预防妊娠高血压。

0524 双鲜拌金针菇 促进智力发育

原料：

金针菇300克，鲜鱿鱼120克，熟鸡脯肉100克，姜片、葱花、盐、高汤、香油各适量。

做法：

❶金针菇洗净，去根，焯水，盛盘。❷鲜鱿鱼处理干净，切丝，与姜片下沸水锅氽熟，捞起，拣去姜片，放入金针菇碗内。❸将熟鸡脯肉切丝，氽烫，沥水，放入金针菇盘内，加高汤、盐、香油拌匀，装盘后撒上葱花即成。

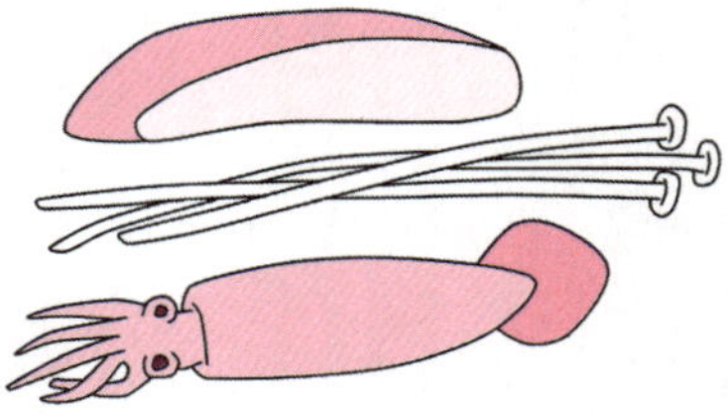

功效：

金针菇有低脂肪、富含维生素的特点，能促进胎宝宝智力发育。

0525 熘肝尖 预防孕期贫血

原料：

猪肝300克，胡萝卜片、黄瓜片各50克，料酒、白糖、醋、盐、葱花、姜末、植物油、水淀粉各适量。

做法：

❶猪肝洗净、切片，加盐、料酒、水淀粉拌匀，入油煎炸，捞出；取小碗，加入料酒、盐、白糖和水淀粉，兑成芡汁。❷油锅烧热，用葱花、姜末炝锅，烹入醋，下胡萝卜片和黄瓜片煸炒片刻；再下猪肝片，浇入芡汁，炒匀即可。

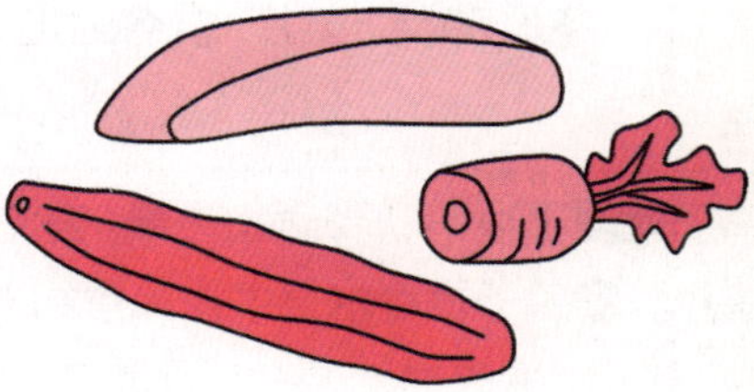

功效：

猪肝中的铁含量远远高于猪肉，食用猪肝可以预防孕期贫血。但猪肝不可一次食用过多。

0526 松子仁玉米 补充维生素

原料：

鲜玉米粒1碗，胡萝卜半根，洋葱半个，豌豆、松子仁各1小把，葱花、盐、白糖、水淀粉、植物油各适量。

做法：

❶胡萝卜、洋葱去皮洗净，切丁；豌豆、松子仁洗净。❷油锅烧热，放入葱花煸香，下胡萝卜丁翻炒，再下洋葱丁、豌豆、鲜玉米粒翻炒至熟，加盐、白糖调味，加松子仁，出锅前用水淀粉勾芡即可。

功效：

玉米富含膳食纤维和维生素，松子仁含有维生素E、DHA和镁元素，能为准妈妈和胎宝宝提供充足的营养。

0527 什锦沙拉 补充叶酸

原料：

西红柿1个，黄瓜半根，芦笋2根，紫甘蓝2片，沙拉酱适量。

做法：

❶将黄瓜、西红柿、芦笋、紫甘蓝洗净；黄瓜、西红柿切丁；芦笋切段；紫甘蓝切丝。❷芦笋在开水中略微焯水，捞出后浸入冷开水中。❸将黄瓜、西红柿、芦笋、紫甘蓝码盘，浇上沙拉酱，拌匀即可。

功效：

此菜富含叶酸等多种营养元素，凉拌可以最大限度保护叶酸免遭破坏，清爽可口又有营养。

0528 鸭肉冬瓜汤 利水消肿

原料：

鸭子1只，冬瓜50克，姜片、盐各适量。

做法：

❶鸭子处理干净；冬瓜洗净，去瓤，去皮，切厚片。❷鸭子放冷水锅中大火煮约15分钟，捞出，冲去血沫，放入汤煲内，倒入足量清水大火煮开。❸放入姜片，转小火煲90分钟，倒入冬瓜，煮软，加盐调味即可。

功效：

鸭肉的脂肪结构非常接近橄榄油，有益于心脏健康；冬瓜有利湿消肿、清暑降压之效。

0529 猪骨萝卜汤 温胃消食

原料：

猪棒骨300克，莴笋150克，胡萝卜100克，陈皮5克，蜜枣5颗，盐适量。

做法：

❶猪棒骨洗净，用热水汆烫；莴笋、胡萝卜去皮洗净，切块；陈皮浸开，洗净。❷锅内放适量清水，待水煮沸时，放入猪棒骨、莴笋、胡萝卜、陈皮、蜜枣同煲3小时，加盐调味即成。

功效：

莴笋具有祛热消食、滋阴润燥的功效；猪骨汤温胃、补钙。猪骨萝卜汤适合食欲不佳的准妈妈。

0530 红枣莲子粥 滋补强身

原料：

大米80克，红枣3颗，莲子6颗，蜂蜜适量。

做法：

❶大米淘洗干净；红枣洗净；莲子用温水泡软，去心。❷将大米、红枣、莲子放入锅内，加适量水，大火煮开，转小火熬煮成粥；晾凉后调入蜂蜜即可。

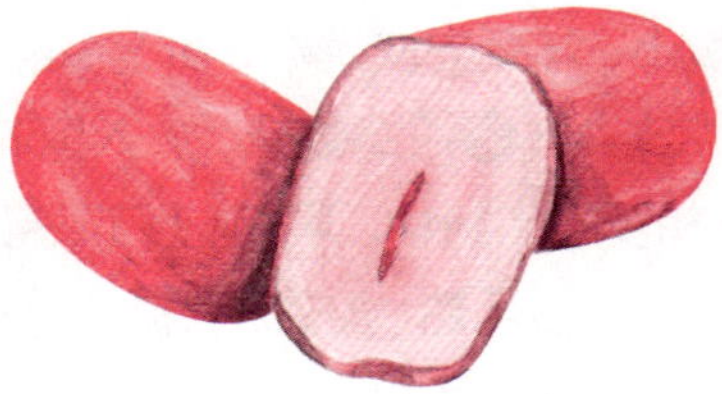

功效：

此粥富含丰富的碳水化合物，养胃健脾，还可防治缺铁性贫血。

0531 芪枣枸杞茶 促进肝脏发育

原料：

黄芪2片，红枣6颗，枸杞子10粒。

做法：

❶将黄芪、红枣洗净，放入锅中加水煮开，改小火再煮10分钟。❷加入枸杞子，再煮1~2分钟，滤出汁即可。

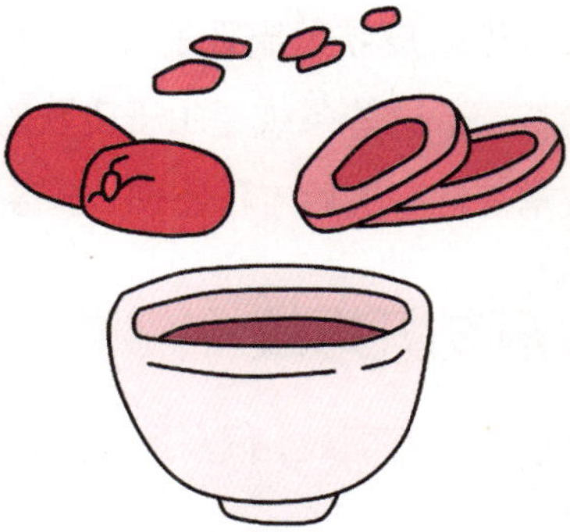

功效：

准妈妈食用芪枣枸杞茶，可以促进胎儿肝脏的发育，增强自身的免疫力。

0532 莴笋猪肉粥 缓解妊娠水肿

原料：

莴笋50克，大米100克，猪瘦肉150克，干香菇、料酒、盐、葱花各适量。

做法：

❶莴笋去皮、洗净，切细丝；干香菇泡发，洗净切丁；大米淘净；猪瘦肉洗净，切成末，放入碗内，加少许料酒、盐，腌10分钟。❷锅中放入大米，加适量水，大火煮沸，加入莴笋丝、猪肉末、香菇丁，改小火煮至米烂时，加盐、葱花搅匀即可。

功效：

莴笋含膳食纤维、钾、钙、磷、铁等营养元素，具有缓解妊娠水肿的功效。

0533 黑豆饭 补充维生素

原料：

黑豆、糙米各50克。

做法：

❶黑豆、糙米洗净，放在大碗里泡几个小时。❷将黑豆、糙米、泡米水，一起倒入电饭煲焖熟即可。

功效：

糙米是去壳但仍保留米粒表皮的大米，表皮含有大量的B族维生素。准妈妈可经常食用，保证孕期营养均衡。

令人防不胜防的妊娠纹

0534 什么时候长妊娠纹

妊娠纹是皮肤上出现的红色、粉红色或紫色的条纹，大部分出现在大腿、臀部、腹部和胸部。这些条纹是由于皮肤的伸展造成的，最早会在怀孕5~6个月时出现，但大多数常在怀孕的后半程出现，最容易出现妊娠纹的时间是在产前2个月。

0535 预防妊娠纹

一旦出现妊娠纹，很多妈妈开始为之烦恼。那么，有什么办法预防妊娠纹吗？

- 控制体重。在怀孕期间控制体重，或者逐渐增加所需的体重，有助于防止不必要的皮肤牵拉。
- 均衡饮食。不要一次吃得过多、过饱，或连续食用同一种食物。多摄取富含维生素C与蛋白质的食物，这两种营养素有助于重建皮肤的胶原纤维。
- 肌肤保养。皮肤干燥和有瘙痒感的准妈妈，产生妊娠纹的概率更大。每天涂抹含有维生素E的油脂或者橄榄油等，令皮肤滋润保湿。如果能在产后的3个月里，持续对产生妊娠纹的皮肤施以按摩，则效果会更好。

0536 怎么消除妊娠纹

产后3个月是消除妊娠纹的最佳时机，建议准妈妈可以在家做一些简单的例如抬腿之类的动作，以消除水肿。此外，勤于按摩容易产生妊娠纹地方（腹部、大腿内侧、臀部，以及胸部），可以有效减轻妊娠纹。

准妈妈此时应多吃富含维生素C的食物，如柑橘、草莓、西红柿等，还应多吃牛奶及其制品。另外，要保证充足的睡眠，才能让皮肤恢复弹性。

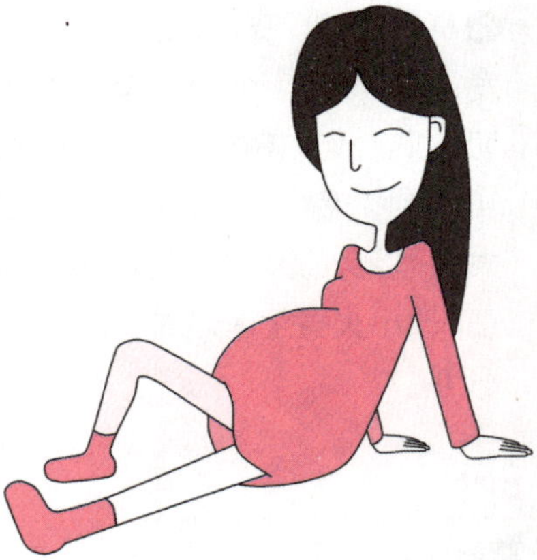

孕期水肿

0537 孕28周，水肿来了

进入孕28周以后，准妈妈的子宫已大到一定程度，有可能会压迫到静脉，所以，静脉回流不好的准妈妈此阶段较易出现下肢水肿现象。随着怀孕周数的增加，准妈妈的水肿现象会日益明显。一天当中，下午会最明显，夜间休息则会使水肿减轻。

0538 产后会消失

一般产后数日，准妈妈通过排尿及大量流汗，可将体内过多的水分排掉，而排水速率与水肿严重程度成正比。比如，有些准妈妈产后脚的大小会恢复，有些则会比原来大些，这是由于体内松弛素作用在骨盆腔关节处，以利胎宝宝从产道娩出，同时连带将脚撑大的缘故。

0539 生活小招去水肿

怀孕后期，准妈妈容易出现水肿，尤其是脚踝、小腿等部位，血液回流受阻，导致孕期水肿。其实生活中的一些小细节，也能在不经意间解决准妈妈的水肿烦恼。

- 第一招：平躺，把脚抬高。平躺后把脚稍稍抬高能够使血液更容易回到心脏，水肿也就比较容易消除了。
- 第二招：坐着的时候把脚稍稍垫高。为了使腿部积存的静脉血能够回到心脏，坐在椅子上的时候，可以把脚放到小台子上；坐在床上的时候，就用坐垫把脚垫高。
- 第三招：卧床，尽量用左侧位。准妈妈应注意休息，每天卧床休息至少9~10小时，中午最好能休息1小时，左侧卧位利于水肿消退。

协和专家告诉你

准妈妈不要因为水肿而不敢喝水，因为孕期下肢水肿是子宫压迫静脉或摄取太多盐分造成的，并不是喝太多水的原因，所以准妈妈仍要适量喝水。

“难以启齿”的孕期便秘

0540 怎么界定孕期便秘

准妈妈在内分泌激素变化的影响下，胎盘分泌大量的孕激素，使胃酸分泌减少、胃肠道的肌肉张力下降及肌肉的蠕动能力减弱，使吃进去的食物在胃肠道停留的时间加长，致使食物残渣中的水分被肠壁细胞重新吸收，粪便变得又干又硬，不能像孕前那样正常排出体外。

0541 便秘了怎么办

准妈妈能坚强面对剧烈的妊娠反应，却对难以启齿的孕期便秘束手无策！在厕所酝酿半天，还是无功而返。那便秘了该怎么办呢？

改善生活方式	晨起定时排便	早餐后1小时左右为最佳排便时间。
	适当增加活动量	可增强胃肠蠕动，睡眠充足、心情愉快，精神压力得到缓解等都是减轻便秘的好方法。
	保持放松心态	排便时要保持放松的心态，即使未排出也不要紧张，否则便秘会加重。
	安排合理的饮食	忌辛辣食物，多吃含纤维多的食物，如苹果、萝卜、香蕉等。
	多补充水分	每日至少喝1000毫升水，补充体内水分，是减轻便秘的重要方法。
孕期便秘日常禁忌	忌吃辛辣刺激食物	做饭时，调味品用少许即可，或尽量不用，少喝碳酸饮料。
	忌吃难以消化的食物	莲藕、蚕豆、荷包蛋、糯米汤圆。
	不宜进食的水果	菠萝、柿子、桂圆、橘子等。
药物治疗	如果便秘无法减轻，就必须立即就医，遵医嘱服用通便药物。忌随意使用泻药，特别是在怀孕晚期。因为大多数泻药都有可能引起子宫收缩，易导致流产或早产。	

孕7月要预防早产

0542 早产的5大征兆

“十月怀胎，一朝分娩。”这是最令准妈妈期待的事情。然而，早产却成为许多人心头的乌云。所谓先兆早产，是指妊娠28~37周之间的分娩。子宫收缩是早产的典型征兆，子宫颈扩张，腹部肌肉发胀，阴道血性分泌物或胎膜破裂，破水。出现这5个现象，就意味着要早产了。

0543 假宫缩不是早产征兆

在怀孕28~37周时，如果出现有规律的子宫收缩，而且频率也很高，就可能预示着准妈妈有早产的危险。若是准妈妈在体位变化或走路急的时候出现子宫收缩，但没什么规律，而且收缩的频率也不是很高，这种情况医学上称为假宫缩，准妈妈不必过于担心。

0544 避免早产要注意

准妈妈最好不要长途旅行，不要到人多拥挤的地方去，以免碰到腹部；走路，特别是上下台阶时，一定要注意一步步地走稳；不要长时间站立或下蹲；在孕晚期须禁止性生活。保持良好生活状态，多休息，预防早产。

0545 发生早产怎么办

早产是每个准妈妈最不愿意看到的事，早产宝宝要经历的养育难关，要吃的那些苦，也是准爸妈最不忍看到的。可是，还是有很多宝宝“迫不及待”地要跟爸爸妈妈见面。一旦发生早产，准妈妈应沉着冷静，先放松心情，卧床观察与休息（采取左侧卧位），补充水分，或打电话到医院询问。若有见红及破水现象，应立刻就医。

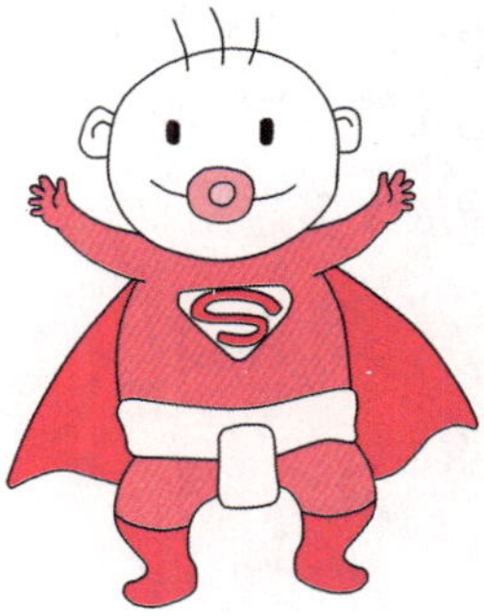

准爸爸多关注妻子

0546 多陪准妈妈去散步

孕晚期准妈妈的肚子越来越大，行动越来越不方便。准爸爸工作再忙，也要争取每天抽出时间陪妻子散步。

散步的场所要选择噪声少、尘土少，最好是有树的地方，有利于呼吸清新空气。

陪妻子散步的时间可以固定在晚饭后这段时间，避开车辆出行高峰期，因为污浊的空气对准妈妈和胎宝宝都会产生不良影响。

0547 偶尔带准妈妈外出就餐

总在家里吃饭，花样变化再多也有腻的时候，况且在家还少了一种在餐馆吃饭的氛围。

所以，在准妈妈心情不佳的时候，准爸爸可以带她出去吃饭，给一成不变的生活加入调剂。注意外出就餐要选择卫生有保障的餐馆，点菜的时候可以提醒一下菜里不要放太多盐。

0548 和胎宝宝说说话

和胎宝宝说话是爱的表现，也能满足准爸爸的父爱天性。根据研究指出，大约5~6个月以上的胎宝宝就能够听到子宫外的声音，并会有反应，尤其对男性低频率的声音听得比女性高频率的声音更清楚，这样能使胎宝宝出生后对爸爸的声音有很深刻的印象，对于建立亲子关系有很大的帮助。

0549 和妻子一起参加孕妇课

准爸爸陪妻子参加孕妇课可学习相关的怀孕及生产知识，例如了解胎宝宝的成长及产兆、生产过程，并可以和妻子一起做产前运动与练习拉梅兹呼吸法，可使生产更顺利，更可缓解妻子的焦虑。知道丈夫随时在身旁支持她，准妈妈从而增加了勇敢面对生产的信心。

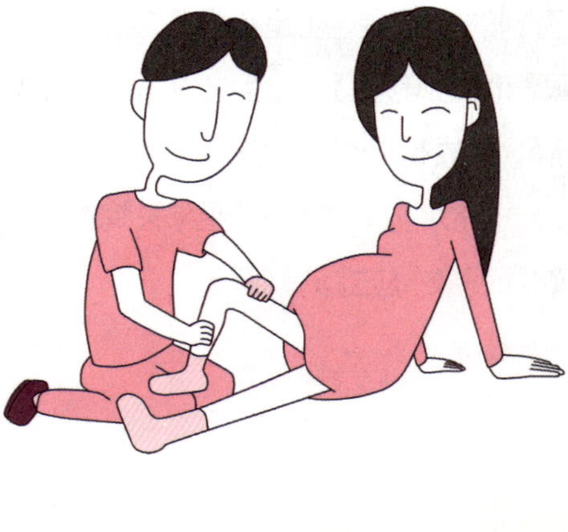

胎宝宝具备视觉能力：光照胎教

0550 了解光照胎教

怀孕6个月末就可以尝试光照胎教了。用柔和的光线移动照射腹部，能够锻炼胎宝宝眼睛的灵活度，促进眼睛的发育，同时还能够刺激他对光做出相应的反应。光照胎教采用的光线应能够很好地穿透进入准妈妈的子宫中，同时，光照胎教所用的光线应柔和，不能太刺眼。

0551 如何实施光照胎教

临睡前准妈妈或准爸爸先用手摸到胎宝宝头部，然后用手电筒弱（微）光贴住腹壁一闪一灭地对着照射，每次约5分钟，照射2~3次即可。照射时，如果胎宝宝转头，表示他在黑暗的腹部看到了照进去的光线，视觉反应正常。如果手电光线较强，可以蒙上一块白色的棉布在腹壁上。

0552 不要把看电视当胎教

很多准妈妈认为看电视既有声音又有图像，也是一种胎教方法。事实上这种想法是错误的，长时间看电视对准妈妈和胎宝宝都会造成不良影响。

电视机的显像管在高压电源激发下，向荧光屏连续不断地发射电子流，从而产生对人有影响的高压静电，并释放大量的正离子。正离子可以吸附空气中带负电的尘埃和微生物，附着在人的皮肤上，容易使准妈妈的皮肤产生炎症。

因此，准妈妈不宜近距离长时间看电视。看电视时，一般距荧屏2米以外，并开启门窗。看完电视后要记得洗脸。

0553 看几部温馨的电影

怀孕了还能看电影吗？当然可以，只要正确观影，避免身处影院等嘈杂环境，不观看剧情恐怖、悲伤，场面刺激、暴力、血腥的电影即可。

准妈妈要保持快乐的情绪，才能给胎宝宝营造一个良好的生长环境。在家里看电影也是一个不错的选择。有准爸爸的陪伴，看一些轻松、温暖、幽默的电影，不仅能满足准妈妈的观影需求，还能使准妈妈情绪放松，准妈妈还可以把电影内容用自己的语言跟胎宝宝分享。

Part 4

孕晚期

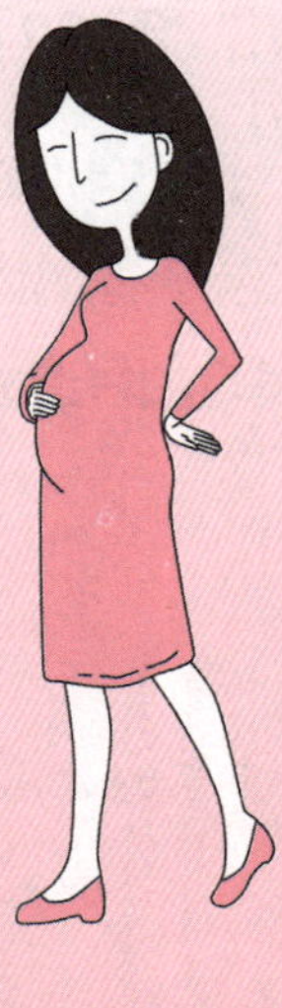

孕8月（29~32周）

现在你的肚子可以用“庞然大物”来形容了，走起路来真有种雄赳赳气昂昂的气势。孕晚期，虽然行动不便，但是准妈妈还是要坚持散步，为顺利分娩打下基础。

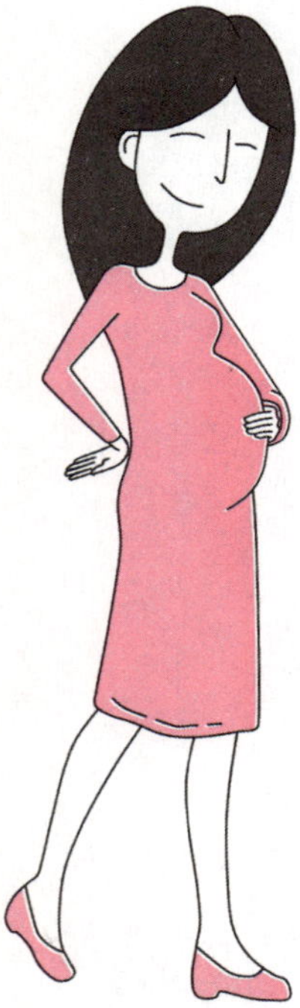

准妈妈肚子大得看不到脚尖

0554 第29周 出现假宫缩

准妈妈此时会觉得肚子偶尔一阵阵地发硬发紧，这是假宫缩现象，不必太担心。胎宝宝比较好动且无时间规律，有时在妈妈想睡觉的时候胎宝宝会动个不停，等妈妈醒来时，他却安静地睡着了。

0555 第30周 看不到脚尖了

准妈妈会感到身体越发沉重，肚子大得看不到脚尖，行动开始吃力，偶有胃部不适。胎宝宝的营养需求也逐步达到了最高峰。

0556 第31周 呼吸变得困难

这时子宫底已上升到了接近横膈处，准妈妈会感到呼吸有些困难，吃下食物后会觉得胃里不舒服，这种情况以后会有所缓解。

0557 第32周 明显感到下腹坠胀

这个月准妈妈的体重继续增加，但每周增加不超过500克。准妈妈会感到明显的下腹坠胀，这是胎宝宝生长发育加快造成的。

协和专家告诉你

到了孕晚期，即使走路不方便，胃不舒服，或者感到小腹坠胀，准妈妈还是要保持愉悦的心情，这样可以促进胎宝宝的身体和智力朝着更加健康的方向发展。

胎宝宝具备呼吸能力

0558 第29周 睁开眼睛找光源

胎宝宝的体形比原来胖了，而且此时胎宝宝的视觉发育已相当完善，如有光亮透过子宫壁照射进来，胎宝宝就会睁开眼睛并把头转向光源。

0559 第30周 头部继续增大

此时胎宝宝头部继续增大，大脑发育非常迅速，大脑和神经系统已发育到了一定程度。胎宝宝的骨骼、肌肉和肺部发育日益成熟。

0560 第31周 胎动有所减少

现在胎宝宝的肺部和消化系统已接近成熟，体重增加迅速。但随着胎宝宝的增大，他在子宫内的活动空间将越来越小，胎动也会有所减少。

0561 第32周 具备呼吸能力

胎宝宝的身体和四肢继续长大，各个器官继续发育、逐步完善，具备呼吸能力，肺和肠胃功能接近成熟，皮下脂肪开始堆积。

第29周

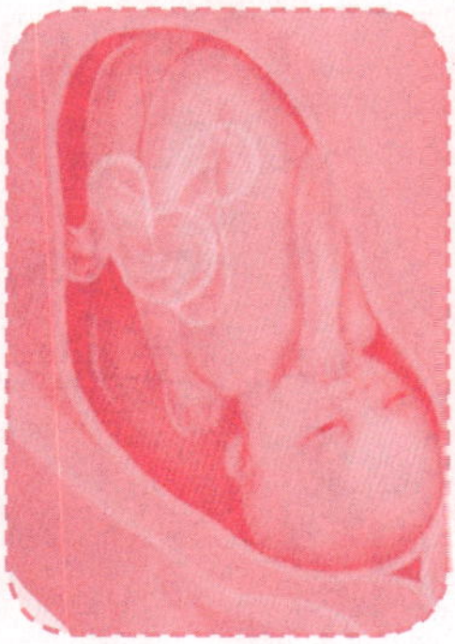

第30周

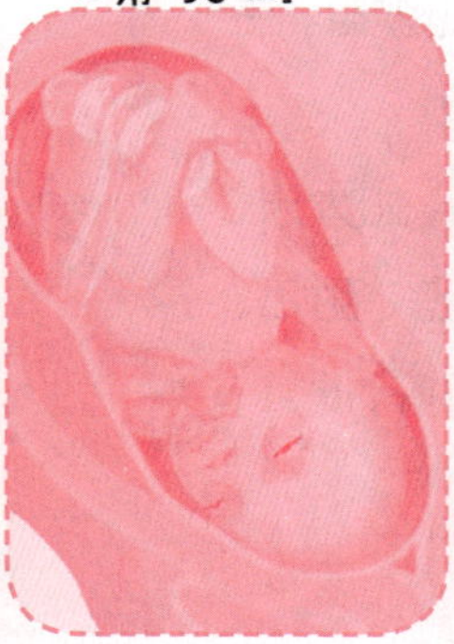

第31周

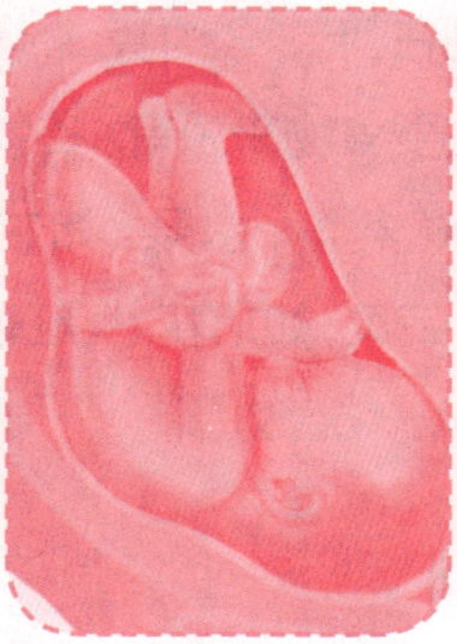

第32周

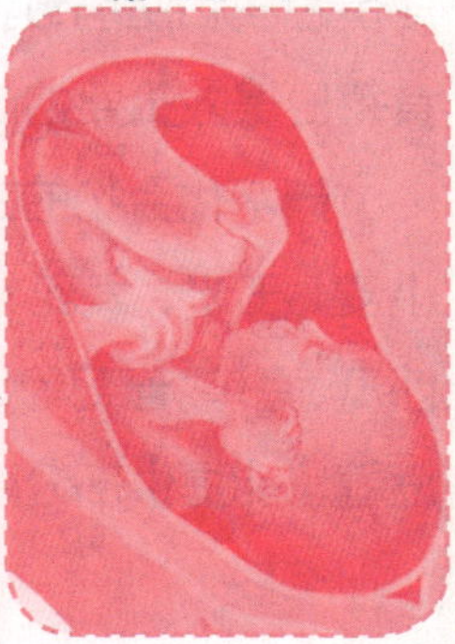

妈妈寄语

感谢你来到我们身边，让我们的生活变得如此美好幸福。可爱的小天使，妈妈希望你在暖暖的“家”里健康成长。

补α-亚麻酸、碳水化合物、蛋白质、铁

0562 α-亚麻酸——提高智力

在孕期的最后3个月，准妈妈体内会产生两种和DHA生成有关的酶。在这两种酶的帮助下，胎宝宝的肝脏可以利用母体血液中的α-亚麻酸来生成DHA，帮助发育完善大脑和视网膜。

如果α-亚麻酸错过最佳的补充时期，或补充得不够，极有可能造成胎宝宝发育不良、形体小于正常胎宝宝、出生时智力低下、视力不好、反应迟钝等后果。

准妈妈本月应多吃一些富含α-亚麻酸的食物，来帮助胎宝宝成长。含α-亚麻酸丰富的食物有：葵花子油、大豆油、玉米油、芝麻油、花生油、茶油、葵花子、核桃仁、松子仁、杏仁等。绿色食叶蔬菜如圆白菜、菠菜、花菜、莴笋等，也能提供少量的α-亚麻酸。

0563 碳水化合物——热能站

怀孕第8个月，胎宝宝开始在肝脏和皮下储存糖原及脂肪，此时准妈妈要及时补充足够的碳水化合物。

如果准妈妈的碳水化合物摄入不足，就容易造成蛋白质和脂肪过量消耗。结合准妈妈的体重，主食每日摄入量要控制在250~350克。

碳水化合物的主要食物来源有：谷物，如大米、小麦、玉米、大麦、燕麦等；水果，如甘蔗、甜瓜、西瓜、香蕉、葡萄等；蔬菜，如胡萝卜、红薯等，此外，蔗糖也能提供部分碳水化合物。

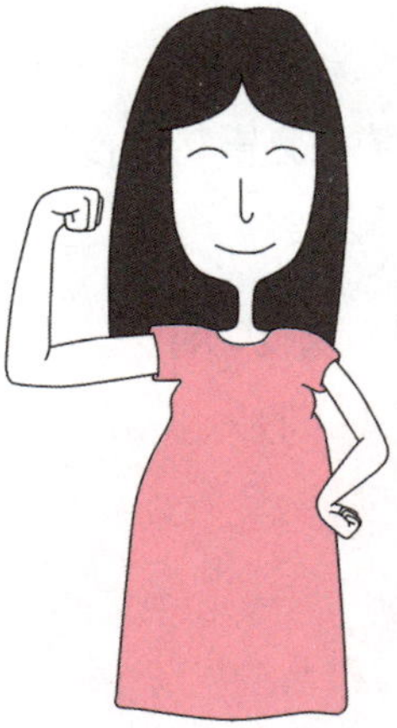

0564 蛋白质——补充营养

本月准妈妈的基础代谢达到最高峰，胎宝宝生长速度也增至最高峰，准妈妈应尽量补足因胃容量减小而减少的营养。

优质蛋白质的摄入能很好地为准妈妈和胎宝宝补充所需的营养。与孕中期相比，准妈妈可适当增加摄取量，每天摄取80~100克蛋白质为最佳。优质蛋白质的主要食物来源有：动物蛋白质，如蛋、鱼、鸡、肉、奶制品。

0565 铁——预防贫血

孕晚期补铁十分重要，尤其是在孕期的最后3个月，胎宝宝除了造血之外，其脾脏也需要储存一部分铁。如果此时铁储备不足，宝宝可能在婴儿期出现贫血，准妈妈也可能因缺铁而导致产后贫血，不利于身体的恢复。

准妈妈在孕晚期一定要注重铁的补充。与孕中期相比，准妈妈可适当增加铁的摄入量，每日以35毫克为佳。要注意的是，准妈妈也不能滥补铁，过量补铁同样对自身和胎宝宝不利。含铁较多的食物有猪肝、蛤蜊、海带、木耳、鱼类、鸡肉、牛肉、蛋类、紫菜、菠菜、芝麻、红枣、山药等。

含铁最佳食物排行榜（毫克/每100克可食用部分含量）

- *Top1 蛏子（33.6）*
- *Top2 鸭血（30.5）*
- *Top3 猪肝（22.6）*
- *Top4 猪血（8.7）*
- *Top5 猪肉（3.0）*

协和专家告诉你

在动物蛋白中，牛奶、蛋类的蛋白质更易于人体消化吸收。准妈妈可以适当吃些蛋、鱼、鸡、肉、奶制品等。

一周食谱参考

0566 软熘虾仁腰片 补充蛋白质

原料：

枸杞子 5 克，山药小半根，虾仁 350 克，猪腰 100 克，盐、料酒、醋、白糖、葱花、姜末、植物油、蒜末各适量。

做法：

❶枸杞子用温水浸泡；山药去皮切块，用少量油煸熟；虾仁洗净；猪腰洗净，去腰臊切片，用盐、料酒、醋、白糖腌制片刻。❷油锅烧热，放猪腰片炒熟，盛出；锅里留底油，放葱花、姜末、蒜末炝锅后炒虾仁，后放入腰片、枸杞子、山药丁及盐熘炒至熟。

功效：

此菜鲜嫩润口、色泽美观，具有补充蛋白质、滋补脾肾的功效。

0567 银鱼炒鸡蛋 促进大脑发育

原料：

鸡蛋 2 个，银鱼干 1 把，葱花、姜丝、盐、植物油各适量。

做法：

❶鸡蛋打入碗中，搅拌打散；银鱼用水泡 10 分钟。❷油锅烧热，放入葱花、姜丝爆香，倒入银鱼干和鸡蛋翻炒，加盐调味即可。

功效：

鸡蛋富含卵磷脂，能为胎宝宝的大脑发育提供充足的营养。银鱼含丰富的蛋白质，还含有锌、铁、钙等矿物质。

0568 豆腐干拌芹菜 预防高血压

原料：

熟鸡脯肉丝、芹菜各 200 克，豆腐干 150 克，香油、醋、盐、香菜末各适量。

做法：

❶芹菜择洗干净，切段，焯水，用凉开水泡凉，沥水；豆腐干洗净，切成细丝。❷将豆腐干、芹菜、熟鸡脯肉丝放入碗中，加入香油、醋、盐、香菜末拌匀即可。

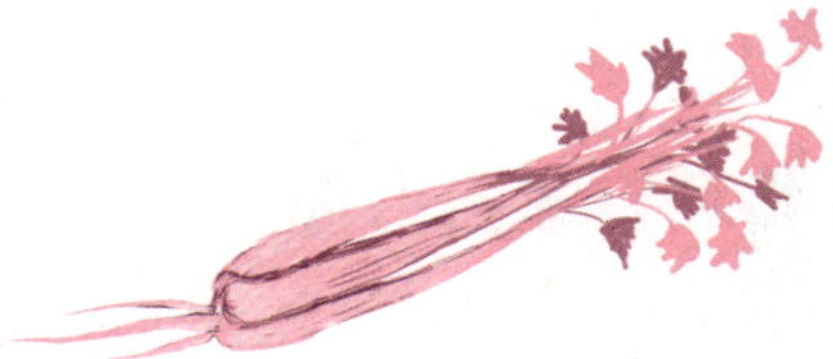

功效：

芹菜和豆腐干含有丰富的铁、维生素 C、蛋白质等多种营养素，可预防孕期高血压、贫血、神经衰弱等症。

0569 板栗扒白菜 助消化

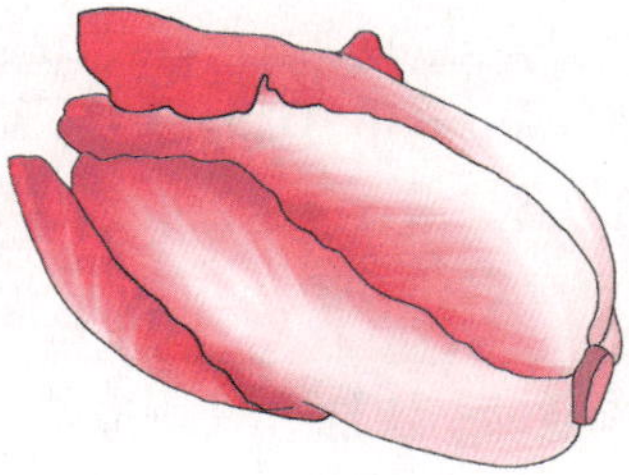

原料：

白菜400克，去皮板栗100克，葱花、姜末、水淀粉、盐、植物油各适量。

做法：

❶白菜洗净，切成小片，先放入油锅内煸炒，盛起；板栗洗净，然后在油锅内过油，取出。❷油锅烧热，放入葱花、姜末炒香，接着放入白菜与板栗肉，用水淀粉勾芡，加盐调味即可。

功效：

板栗含丰富维生素和矿物质，可以补充准妈妈和胎宝宝的营养需要。白菜富含膳食纤维，助消化，利排便。

0570 丝瓜金针菇 清热通便

原料：

丝瓜150克，金针菇100克，盐、水淀粉、植物油各适量。

做法：

❶丝瓜洗净，去皮切条。❷金针菇洗净，放入沸水中略焯一下，立即捞出，沥干。❸油锅烧热，放入丝瓜条翻炒，再放金针菇同炒，加盐调味，出锅前用水淀粉勾芡即可。

功效：

在炎热的夏天，食用丝瓜既能补充营养，又有清热通便的功效。

0571 爆炒鸡肉 增强体质

原料：

鸡脯肉150克，胡萝卜半根，土豆半个，干香菇2朵，盐、料酒、水淀粉、植物油各适量。

做法：

❶胡萝卜、土豆去皮洗净，切丁；干香菇泡发，洗净，切块；鸡脯肉洗净，切丁，用盐、料酒、水淀粉腌10分钟。❷油锅烧热，放入鸡脯肉丁翻炒，再将胡萝卜丁、土豆丁、香菇丁放入炒匀，加适量水，放盐，小火慢炖至土豆绵软即可。

功效：

鸡肉蛋白质含量高，脂肪含量低，常食能增强准妈妈的体质。

0572 豆角小炒肉 补充蛋白质

原料：

猪瘦肉300克，豆角10根，姜丝、盐、香油、植物油各适量。

做法：

❶猪瘦肉洗净，切丝；豆角择洗干净，斜切成段。❷锅内放油烧热，煸香姜丝，放入猪瘦肉丝炒至变色。❸倒入豆角段，准备半碗凉开水，一边炒，一边点入适量水，可使豆角保持青翠。❹待豆角将熟，放入盐调味，出锅前淋几滴香油即可。

功效：

豆角含丰富的B族维生素、维生素C和植物蛋白质，与猪瘦肉搭配能补充更多的优质蛋白质，满足胎宝宝快速生长的需要。

0573 冬瓜腰片汤 预防高血压

原料：

冬瓜250克，猪腰200克，黄芪、淮山各20克，干香菇2朵，高汤、姜末、葱花、盐各适量。

做法：

❶冬瓜、黄芪、淮山均洗净；冬瓜去瓤，削皮，切厚片；香菇泡软去蒂，切块；猪腰剖成两半，去腰臊，然后洗净切片，用热水汆烫。❷将高汤倒入锅中加热，先放姜末和葱花，再放黄芪和冬瓜片，用中火煮40分钟，再放猪腰片、香菇块、淮山，煮熟后加盐调味即可。

功效：

冬瓜有清热、消肿、强肾、降压的作用，准妈妈食用可以预防妊娠高血压。

0574 虾仁冬瓜汤 缓解水肿

原料：

虾仁6只，冬瓜半个，鸡蛋（取蛋清）2个，姜片、盐、白糖、香油、高汤各适量。

做法：

❶虾仁隔水蒸8分钟；冬瓜洗净，去皮，去瓤，切小粒，与姜片及高汤同煲15分钟至烂。❷放入虾仁，加盐、白糖、香油，淋入蛋清略煮即可。

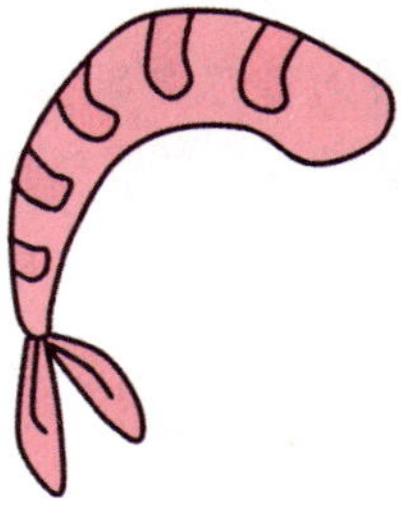

功效：

此汤不仅补充蛋白质，还为胎宝宝的生长提供热量，同时可有效缓解准妈妈孕晚期水肿症状。

0575 火龙果酸奶 利于头发生长

原料：

火龙果 1 个，酸奶半袋（125 毫升），柠檬半个。

做法：

❶火龙果切两半后挖出果肉；柠檬去皮后榨成汁。❷将柠檬汁倒入搅拌器中，再加入火龙果、酸奶搅匀即可。

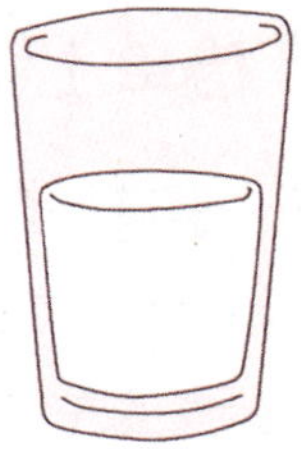

功效：

此饮品含有丰富的维生素和矿物质，叶酸含量也很丰富，尤其适合胃口不佳的准妈妈食用，对胎宝宝头发的浓密和皮肤的发育很有好处。

0576 丝瓜虾仁粥 促进生长发育

原料：

丝瓜半根，虾仁4个，糙米80克，盐适量。

做法：

❶将糙米清洗后加水浸泡约 1 小时；虾仁洗净。❷将虾仁、糙米一同放入锅内，加入适量水，用中火煮成粥。❸丝瓜洗净，去皮，切小丁，放入粥内稍煮，加适量盐调味即可。

功效：

糙米富含的碳水化合物是人体主要的热量来源，也是胎宝宝新陈代谢必需的营养素。虾仁富含钙和铁，有助于胎宝宝的生长发育。

0577 红枣小米粥 滋阴补血

原料：

红枣5颗，小米100克。

做法：

❶红枣、小米均洗净。❷锅内加适量水，水开后放入小米、红枣一起煮，转小火煮至粥熟即可。

功效：

红枣富含铁和维生素，有补血效果。小米能滋阴补气，还有助于促进消化和吸收。

重要常识：胎位不正

0578 看懂产检单上胎位的缩写

很多准妈妈去医院检查的时候，经常会被医生告知胎宝宝的位置是怎样的，但面对孕检单上的一串字母还是一头雾水。其实胎位的写法由三方面来表明：

①代表骨在骨盆的左侧或右侧，简写为左（L）或右（R）。

②代表骨名称，如顶先露为“枕”，即“O”；臀先露为“骶”，即“S”；面先露为“颏”，即“M”；肩先露为“肩”，即“Sc”。

③代表骨在骨盆之前、后或横。例如顶先露，枕骨在骨盆左侧，朝前，则胎位为左枕前（LOA），为最常见的胎位。

各种胎位缩写

	名称	缩写
顶先露有6种胎位	左枕前	LOA
	左枕横	LOT
	左枕后	LOP
	右枕前	ROA
	右枕横	ROT
	右枕后	ROP
臀先露有6种胎位	左骶前	LSA
	左骶横	LST
	左骶后	LSP
	右骶前	RSA
	右骶横	RST
	右骶后	RSP
面先露有6种胎位	左颏前	LMA
	左颏横	LMT
	左颏后	LMP
	右颏前	RMA
	右颏横	RMT
	右颏后	RMP
肩先露有4种胎位	左肩前	LScA
	左肩后	LScP
	右肩前	RScA
	右肩后	RScP

0579 什么样的胎位适合顺产

在孕早期、孕中期，胎位不是很重要，因为在孕28周以前羊水很多，足够宝宝在里面游泳，所以胎位是随时可能发生变化的。孕32周以后，宝宝的胎位会相对比较固定。

通常，“枕前位”是最理想的分娩胎位。胎宝宝背朝前胸向后，两手交叉于胸前，两腿盘曲，头俯曲，枕部最低。分娩时，头部最先伸入盆骨，医学上称之为“头先露”，这种胎位分娩一般比较顺利。

0580 异常胎位

大部分宝宝都是头位，即正常胎位。但是有些宝宝可能在子宫内活动时形成一些异常胎位，比如臀位、横位。

横位就是宝宝没有乖乖待在垂直的正常胎位上，而是侧躺着，横在子宫里。如果宝宝在生产前还是横位，那么医生基本都会建议剖宫产。

臀位有很多种，有混合臀先露、单臀先露、单足先露、双足先露等。如果妈妈在产前检查出来宝宝是臀位，大多数最后会进行剖宫产。

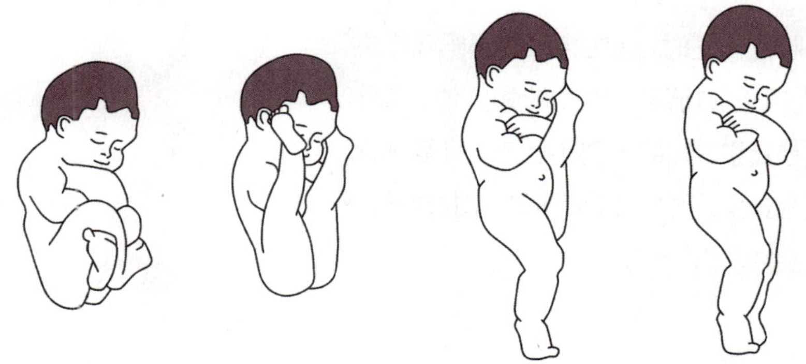

混合臀先露　单臀先露　单足先露　双足先露

0581 胎位不正如何纠正

医生会通过四步检查手法来确定胎位是否异常。若为臀位或横位，在孕30周前可以自行转位成正常；但若30周后不能自动复位，应在医生指引下加以矫正。

- 膝胸卧位操纠正。准妈妈排空膀胱，松解腰带，在硬板床上，俯撑，膝着床，臀部高举，大腿和床垂直，胸部要尽量接近床面。每天早晚各1次，每次做10分钟，连续做1周，然后去医院复查。
- 做好产前检查，预先诊断出胎位不正，及时治疗。如未转为头位，则需要在预产期前1~2周住院待产，由医生根据准妈妈的具体情况决定分娩方式。

0582 胎位不正最佳纠正时间

妊娠28周以前，由于羊水相对较多，胎宝宝又比较小，在子宫内活动范围较大，所以位置不容易固定。妊娠32周以后，宝宝生长迅速，羊水相对减少，此时胎宝宝的姿势和位置相对固定。

所以在孕32周以后，如果宝宝还是胎位不正，就基本上等于确定了，也有例外。所以胎位不正最合适的纠正时间为孕30~32周之间。在妊娠7个月以前，胎位不正还可能转正。如果妊娠8个月，胎位仍未转正，就需要矫正胎位了。

0583 胎位不正能顺产吗

发现胎位不正时，医生会跟准妈妈商量生产方式，如果经过调整，胎儿转为头位，自然生产方式是首选；如果调整不回来，可能选择剖宫产较为安全。医生会分析利弊，由准妈妈、家属及医生共同做出选择。

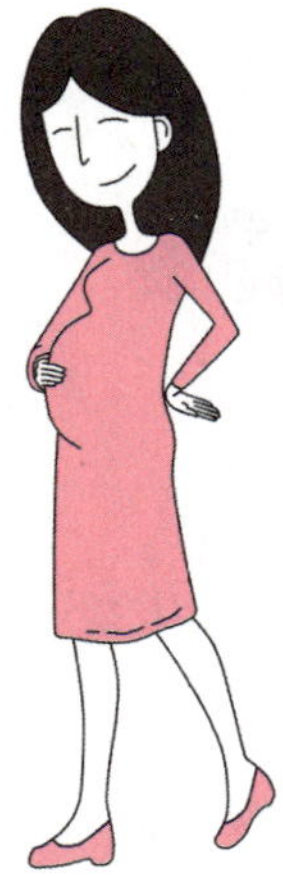

脐带绕颈

0584 与胎宝宝好动有关

脐带绕颈是胎儿分娩时常见的情况，一般认为这与脐带过长和胎动过频有关。绕颈周数与胎宝宝的存活程度大多无直接关系。只有在临产以后，随着宫缩加紧，下降的胎头将缠绕的脐带拉紧时，才会造成脐带过短的情况，以致不能顺利分娩。

通过B超检查可在产前看到胎儿是否有脐带绕颈，有时腹部还可听到较明显的脐带杂音。因此，这时更需要勤听胎心，注意胎动，以便及时采取措施。

一般脐带绕颈1~2周较为常见，脐带绕颈3周以上或缠绕胎儿躯干、肢体的则比较少见。

0585 胎宝宝能自己绕出来吗

当脐带缠绕胎宝宝，而且缠绕较紧、胎宝宝感到不适时，他会向周围运动，寻找舒适的位置，左动动，右动动。

当胎宝宝转回来时，脐带缠绕自然就解除了，胎宝宝就会舒服地休息一会。当然，如果脐带绕颈圈数较多，胎宝宝自己运动出来的机会就会少一些。

0586 脐带绕颈怎么办

准妈妈在检查中一旦得知胎宝宝脐带绕颈都会很紧张，不知道该怎么办。其实不要过于担心，脐带绕颈是检查中经常发生的现象。准妈妈要放宽心，回家以后首先要学会数胎动。保持睡眠左侧卧位。在家中可以每天2次使用家用胎心仪，定期检查胎宝宝情况，发现问题及时就诊。

0587 脐带绕颈能顺产吗

脐带绕颈1周能顺产吗？脐带绕颈2周呢？如果胎宝宝是脐带绕颈，准妈妈可能会担心自己顺产时会出现危险，而不得不剖宫产。

事实上，胎宝宝在分娩时脐带绕颈是很平常的事，发生率约占生产时的1/4。分娩中，若脐带绕颈不紧并有足够长度，则不需剖宫产。绕颈圈数多且紧，脐带相对过短，胎头不下降或胎心明显异常，才要考虑手术。

胎心监护

0588 10~12周就能听到胎心

胎心就是胎宝宝的心跳，此时的心跳就像马蹄声一样。一般在10~12周就可以听到胎心。

胎心的频率一般在120~160次/分，有时还要快些，也不太规律，到怀孕末期就规律多了。

有时会有短暂的停跳，或速度达到180次/分，属正常现象。但是若频繁、长期出现这种现象，须及时就医问诊。

0589 胎心位置

胎宝宝小于5个月时，听胎心的位置通常在脐下、腹中线的两侧。随着胎宝宝长大，6~8个月时，胎心的位置也会上移。

由于胎动通常是胎宝宝手脚在动，所以右侧感到胎动频繁时，胎心一般在左侧；左侧感到胎动频繁时，胎心一般在右侧。头位和臀位也可以影响胎心的位置。头位时胎心在脐下，臀位时胎心在脐上。

0590 胎心的正常范围

胎心率是预测胎宝宝安危的手段，因此每个准妈妈都有必要作好胎心率记录。此时准妈妈一定要知道，正常胎心率为120~160次/分钟。

0591 胎心监护什么时候做

正常妊娠从怀孕第37周开始每周做1次胎心监护，如有合并症或并发症，可以从怀孕第30周开始做。

应注意胎心音的节律性是否忽快忽慢等，正常胎心音120~160次/分，如果胎心音160次/分以上，或持续100次/分，都表示胎宝宝宫内缺氧，应及时治疗。

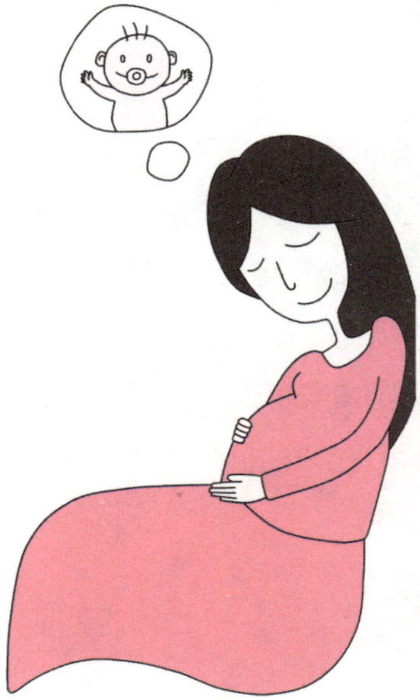

0592 在家怎么做胎心监护

胎心监护是胎心胎动宫缩图的简称，是应用胎心率电子监护仪，将胎心率曲线和宫缩压力波形记下来，供临床分析的图形，是正确评估胎宝宝宫内状况的主要检测手段。家庭监测胎心的方法：听诊器、胎心仪。以胎心仪为例：

- 准备胎心仪，心情平稳的情况下，平躺，胎心声是如钟表的“嗒嗒声”，在腹部同一位置，缓慢持续加压，如在这一位置没有听到，以这一位置半径5厘米转移。
- 6个月时，以与肚脐平齐为基准，左右下各10~20厘米转移。
- 7个半月~8个月时，听胎心的位置先腹部的各左右下方，然后各左右上方，再各左右中。

0593 影响胎心异常的情况

胎心异常多数情况下是代表胎宝宝在宫内缺氧，胎心异常的程度越严重，意味着胎宝宝缺氧也越严重，但并非所有的胎心异常都是缺氧引起的。

除上述情况之外，准妈妈本身的情况也会影响胎心的变化。

- 如准妈妈发热，胎心常常会超过160次/分。
- 准妈妈有甲状腺功能亢进，本身的心率很快，胎宝宝的心率也常常超过160次/分。
- 如果准妈妈服用某些药物，也可引起胎心加快。

因此在发现胎心异常时，需仔细地分析情况，作出正确的判断及处理，及早就医。

协和专家告诉你

胎心率慢可能由于胎宝宝缺氧引起，但有时准妈妈服用某些药物作用于胎宝宝，也可引起胎宝宝心率减慢。胎心率持续减慢时，还要注意检查胎宝宝有无先天性心脏病的可能。

孕8月准妈妈异常情况

0594 小便失禁很尴尬

在怀孕的喜悦中也会有不和谐的插曲，孕8月的某一天，准妈妈会忽然发现自己竟像刚出生的孩子，连最基本的小便控制能力都没有了。难道是身体出了什么问题？

到了怀孕8个月，胎头与骨盆衔接，此时由于子宫或胎头向前压迫膀胱，膀胱变得扁扁的，当然贮尿量比非孕时明显减少，因而排尿次数要增多。这是正常的生理现象，准妈妈千万不要憋着，应立即去卫生间。另外，如果准妈妈有大笑、咳嗽或打喷嚏等增大腹压的活动，有时会发生尿失禁，产后能慢慢恢复。

0595 骨盆放松练习

如果准妈妈觉得尿失禁让人受窘，可使用卫生巾或卫生护垫，并做骨盆肌肉锻炼，也有助于预防压力性尿失禁。即四肢着地呈爬行状，背部伸直，收缩臀部肌肉，并弓起背，持续几秒钟后再放松。

这样不仅可以在孕期减少压力性失禁的发生，而且在分娩时会减轻痛苦，缩短产程，有助于恢复阴道良好的弹性和收缩力，同时对产后恢复与伴侣的亲密也是有好处的。但如有早产的风险，事前应征求医生的意见，注意避免过于激烈的运动。

协和专家告诉你

有些准妈妈为避免压力性尿失禁所带来的尴尬而少喝水，这是不对的。中断了水分的摄取只会导致更大的麻烦——便秘。而且孕期准妈妈体内的血流量增加了，所以更要摄取大量水分，每天至少喝6杯水，以供给血液循环和消化的需要，并保持肌肤健康。

0596 尿急、尿痛要注意

如果准妈妈在发生尿频的同时伴有尿急、尿痛、尿液浑浊，则是异常现象，应及时请医生检查。最常见的是膀胱炎，需查明原因，及时进行治疗，以防止炎症上行引起急性肾盂肾炎。

0597 大部分准妈妈呼吸沉重

孕晚期，85%的准妈妈说话时都有点上气不接下气，而且呼吸声也开始沉重起来。这是因为随着子宫的增大，准妈妈胸廓活动相应增加，并以胸式呼吸为主，才能保持充分的氧气交换。这段时间里，准妈妈的呼吸次数不变，但每次呼出和吸入气体的量却在渐渐增加，所以会感到压力重重。

解决这个问题的最有效且最简单的方法就是少食多餐，把原来的一顿饭分成三小顿，呼吸困难的问题就会缓解不少。另外，热爱运动的准妈妈到了这个阶段，则要相应减少运动量，避免给艰辛的肺脏再增加负担。

0598 乳汁会浸透衣衫

宝宝还没出生，乳房就已迫不及待地提前进入工作状态，这是部分准妈妈的烦恼。有时溢出的乳汁会浸透衣衫，让准妈妈很尴尬。

其实乳房漏奶是个好征兆，这说明准妈妈的乳房将来完全能够胜任哺乳任务，为自己喝彩吧，你的身体只是出乎意料地合作而已！

在文胸里放入一小片棉质乳垫就可避免尴尬。

迎接宝宝，准备待产包

0599 妈妈用品

待产包是为准妈妈生产住院、坐月子及宝宝出生而准备的各类物品的总称，一般从怀孕8个月开始就应该开始准备了。待产包包括妈妈用品、宝宝用品、入院重要物品。现列出以下物品作为参考。

用品	数量	说明
开襟睡衣	2套	产后出汗多，要准备棉质、透气的睡衣；虽然医院会准备住院服，但当汗水浸湿时，可及时换上自带睡衣。
孕妇内裤	6条	产后恶露多，需要随时更换，保持清洁卫生。不一定要买新的，但最好多带几条孕妇内裤。
产妇护理垫	10片	在最初的几天，可用来隔恶露，保持床单干净。
束腹带	1条	束腹带分顺产和剖宫产专用，使用时间也有点不同。如果担心买的不合适，可由医院提供。
拖鞋	2双	选择鞋底柔软、有后跟的拖鞋；有亲人陪床，最好准备双人份。
哺乳文胸	3件	可以选择前开式或吊带开口式的，方便给宝宝喂奶，够住院时替换即可。
产妇卫生巾	25片	产后私处易受细菌感染，一定要保持干爽清洁；选用安全正规的产妇卫生巾，提前到正规商场去购买。
洗漱用品	1套	牙刷、梳子、小镜子、脸盆若干。毛巾要准备4~6条，最好颜色有所区分，分别用于擦洗身体不同部位。
餐具	1套	饭盒、筷子、杯子、勺子，还有带弯头的吸管。产后不能起身时，可用吸管喝水、喝汤，很方便。
妈妈食品	若干	可提前准备好红糖、巧克力等食品。巧克力可用于生产时增加体力，红糖是产后补血之用。
出院衣服	1套	出院的时候可不是大肚子啦，所以应该准备一套适合出院当天穿的服装。

协和专家告诉你

现在很多医院会提供部分母婴用品，所以最好事先向分娩医院了解一下，以免准备过多。也不要担心自己准备的东西不够，就算到时候缺一两样，让家人临时准备也没有问题。

0600 宝宝用品

除了准备新妈妈的必备品，宝宝的用品自然也少不了。新生儿降临之前，准爸妈需要将宝宝的衣、食、住、行等方面的用品准备就绪，以便迎接宝宝的到来。

新生儿衣服	3套	根据季节来选择衣服厚度。不用频繁更换，够住院时替换即可。
纸尿裤	1小包	新生宝宝一天大概用3~4片NB码纸尿裤，所以先准备3天的量。如果纸尿裤好用的话，再继续买。
奶瓶	若干	如果是母乳喂养，准备1~2个奶瓶；如果是人工喂养，需准备5~6个，以200毫升的耐热玻璃奶瓶为宜。
奶瓶刷	1个	要彻底清洁奶瓶，不能随便冲洗，可以选择海绵刷头的奶瓶刷，加上奶瓶清洁剂进行涮洗。
奶嘴	3~4个	准备和奶瓶配套的奶嘴3~4个。
抱被	2条	用于保暖。即使是夏天，宝宝睡觉也要遮盖小肚子，避免因受凉导致肠道不适。
配方奶粉	1小罐	虽然新生宝宝最好是喂母乳，但考虑到有些妈妈开奶困难或奶水不足，最好也先准备一罐配方奶粉。
小毛巾	2条	喂奶、喂水时做围嘴使用。
大毛巾	1条	可以用浴巾，除了擦拭身体还可以当被子用。
清洗用具	若干	洗脸、洗澡、洗屁股盆各一个，还要准备婴儿洗发水、沐浴露、润肤露、护臀膏、婴儿洗衣液各一份。
婴儿袜子	2双	如果宝宝在夏天出生可以穿薄棉袜，冬天出生一定要厚一点。
胎帽	1顶	避免宝宝出院受凉。

0601 入院所需的其他物品

除了宝宝和新妈妈的物品准备，一些证件同样必不可少。比如入院的证件、身份证等，手机也是方便新妈妈与家人联系的工具。

入院的证件	医院就医卡、身份证、《孕妇保健手册》、医保卡一定要带好。
照相机、摄像机	给宝宝、妈妈留下美好的回忆，记得要带上充电器。
手机	一定要带上，一旦有情况可随时与家人取得联系。
银行卡、现金	刷卡可免去带大笔现金在身边的麻烦；在支付额外费用或者不能刷卡时，现金就非常重要了，可以事先打电话到医院咨询相关的费用情况。

0602 春季待产包注意事项

春天的天气变化最为反复无常，使人出现种种不适症状，准妈妈在生完宝宝之后要防止病毒感染以及皮肤过敏等。春季待产包中要多放些针对春季多发病的药物，以保证准妈妈和宝宝的健康。春天里，湿疹最容易找上免疫力不强的新生儿。妈妈可以为宝宝准备好婴儿专用的润肤霜和小棉签。若属于轻度的湿疹，可以使用低致敏性的润肤霜帮助皮肤恢复滋润，形成保护膜，避免湿疹继续恶化。

0603 夏季待产包注意事项

夏季待产包相对来说比较简便，不用带一些厚重的保暖衣物。但由于气候炎热，坐月子不能吹风，就要多准备一些毛巾擦汗，做好沐浴清洁。另外，夏天妈妈的胃口也会变差，但为了给宝宝充足的母乳，你一定要注重营养的摄入。待产包里还可以准备一些开胃的小零食。一些肠道疾病的常备药还是要带上的。

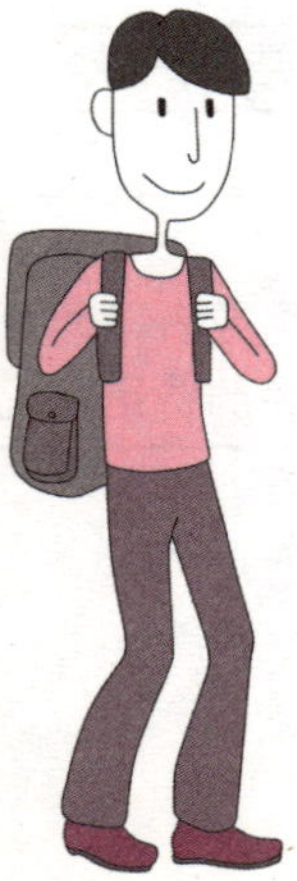

0604 秋季待产包注意事项

秋天干燥，衣物容易起静电，静电会吸附各种灰尘和细菌，使宝宝皮肤出现红肿瘙痒、发炎等肌肤症状，抵抗力弱的宝宝甚至有可能引发气管炎、哮喘等。因此，准妈妈在准备待产包时可以加入防静电婴儿洗衣液和加湿器，避免因为天气干燥引起的静电。

0605 冬季待产包注意事项

冬季寒冷风大，除了常规的待产包物品，在冬季生宝宝的准妈妈要预防疾病侵袭自身。

准妈妈需要为自己准备一顶月子帽，给宝宝准备一个水温计。新手爸妈在给新生儿洗澡的时候要特别注意水温，成年人觉得合适的水温对于新生儿来说可能过高了。冬天用手去测水温，手部感觉到的水温会比实际水温要低。给新生儿洗澡，水温控制在37~38℃为宜。水温过低，宝宝容易感冒；水温过高，宝宝容易被烫伤。因此，冬季待产包里除了常规用品之外，还可以准备一个水温计，它能帮助准爸妈为宝宝调试合适的水温。

准爸爸和妻子一起准备待产包

0606 按照顺序摆放物品

准备待产包，准爸爸必须是参与的主力军。但是在准备待产包时，最好按照一定的顺序进行放置，这样当需要某物品时，就方便查找了。

- 按物品的使用时间放置。将物品按照入院、住院、分娩、出院的时间段，分别放置在不同的袋子里，然后再装入待产包。
- 按物品的功能放置。将衣服、清洗用品、护肤用品、贵重用品等分别放置在不同的袋子里，这样也容易查找。
- 按物品的贵重程度放置。建议将妈妈用品和宝宝用品放置在不同的袋子里，然后再一起放入一个大包里，另外将贵重物品放在随身带的小包里。

0607 准爸爸也要为自己准备

除了准备准妈妈和宝宝的物品，其实准爸爸也需要准备自己的待产包。在等待宝宝出生的这个相对漫长的过程中，准爸爸所有的注意力都需要放在帮助和支持准妈妈身上。有一个合适的待产包，准爸爸会感觉更舒服，这样准爸爸对准妈妈的帮助和支持自然也会更有效。

- 充足的零钱、零食和饮料、舒服的鞋子。
- 有秒针的手表。需要为准妈妈数宫缩持续和间隔的时间，别忘了再带一个本子，以便记录。
- 自己的枕头。准爸爸也许能在椅子上打个盹，带上自己的枕头，会睡得更舒服。

协和专家告诉你

如果准爸爸准备带录像机，一定要提前向医院咨询，因为他们可能不允许把录像机带进产房。同时记得提前充好电，并带好备用电池。

知识胎教：给宝宝积极的思维引导

0608 图形的学习

在准妈妈孕期的不同阶段，穿插不同内容的胎教，更有利于宝宝的成长学习。

从怀孕第32周开始，准妈妈可以通过卡片等内容来增进与胎宝宝的互动。教胎宝宝认识图形，可以间接地奠定胎宝宝的形象思维。

准妈妈可以用彩纸制作漂亮的卡片，在上面画上图形，也可以买一些儿童识图卡片。有了这些视觉化的东西，胎宝宝接受起来更容易。

0609 准爸爸教百科

除了通过图形进行知识胎教外，还可以通过数字、颜色、英语、拼音等的学习进行。

比如，准爸爸擅长的百科知识就可以教给胎宝宝。准爸爸和准妈妈外出散步时，看到一些自然界的现象也可以跟胎宝宝讲。比如，月亮为什么会变化？为什么花儿有香味？为什么星星有不同的颜色？为什么鱼儿离不开水？这些自然界神奇的现象通通是胎宝宝学习的源泉。

0610 数字胎教怎么做

准妈妈可以找个舒服的姿势坐下，面带微笑，心中想象胎宝宝认真学习的样子。

在开始之前，准妈妈要把呼吸调整得深沉而平稳，然后把要教的内容在头脑中描绘出来，通过深刻的视觉印象，将卡片上的文字、数字、图形的形状和颜色，以及准妈妈的声音一起传达给胎宝宝。例如，如何教胎宝宝学习正方形？

准妈妈凝神注视卡片上的正方形，把这个图形映入大脑，将其视觉化后传递给胎宝宝。

准妈妈用手指沿正方形的四条边勾勒出正方形的形状，问问胎宝宝："和卡片上的图形一样的东西在哪儿？"再和胎宝宝一起在屋子里寻找："有了，坐垫、桌子、杯垫……"

准妈妈把找到的正方形物件一个个拿在手里，一边讲"这是正方形"，一边用手描这个图形的轮廓，通过这种"三度学习法"进行胎教。

0611 教胎宝宝学拼音

实践证明，经过胎教训练的胎宝宝日后在学习语言、文字等方面，比没受过胎教影响的宝宝要更快更好。所以，准妈妈要坚持给胎宝宝做胎教，拼音学习就是知识学习中良好的方法。

准妈妈在教拼音时，可以用笔在纸上描摹“ɑ”，一边写一边反复正确地发出这个音。准妈妈要将“ɑ”的视觉形状和发音深深地印在脑海里，这样，胎宝宝在准妈妈描摹和发音时就能感受到它的形象，并学着去记忆。

0612 绘本推荐

绘本不仅是婴幼儿读物，也是准妈妈胎教的最佳读本。首先绘本一般都是大绘画铺底，适合准妈妈的视觉转化；其次，绘本内容充满童趣，准妈妈可以发挥自己的想象，绘声绘色地讲给胎宝宝听。这样，胎宝宝就能感受到准妈妈的情感、思维，才能受到良好的胎教影响。再次，宝宝出生后，还可以看这些绘本，他将会对这个在胎儿期听过的奇幻世界异常熟悉。

适合胎教的绘本：

《猜猜我有多爱你》：两只兔子关于爱的比赛。大兔子用智慧赢得了比赛和小兔子的爱，小兔子用它的天真和想象赢得了大兔子多出一倍的爱。

《月亮的味道》：小动物们叠罗汉，就为了尝尝月亮的味道。

《爷爷一定有办法》：爷爷总有办法把旧的东西变成新的东西，使小约瑟的生活处处充满惊奇。

《是谁嗯嗯在我的头上》：倒霉的鼹鼠被人在头上“嗯嗯”了，究竟罪魁祸首是谁？

《不一样的卡梅拉》：每个人都与众不同。

《花婆婆》：努力让世界变化也可以是普通人的愿望。

《我爸爸》《我妈妈》：真的很棒的爸爸妈妈！

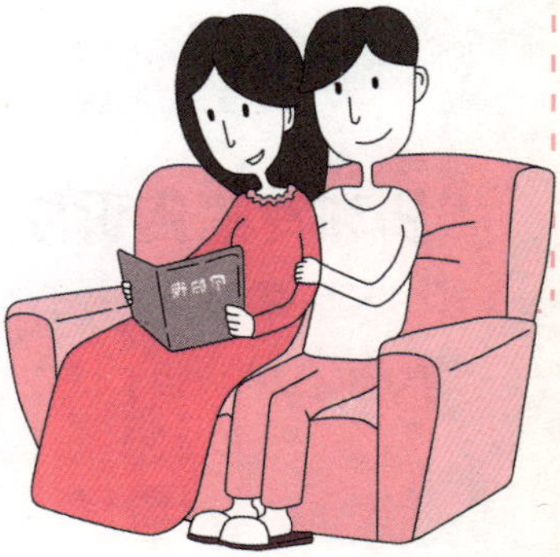

孕9月（33~36周）

准妈妈体重达到最高峰

这几个月，你是不是都在操心宝宝出生后的生活用品。看着那些小小的东西被你和准爸爸打包放在房间的角落，以便拿起来就走。是不是感觉分娩就在眼前。

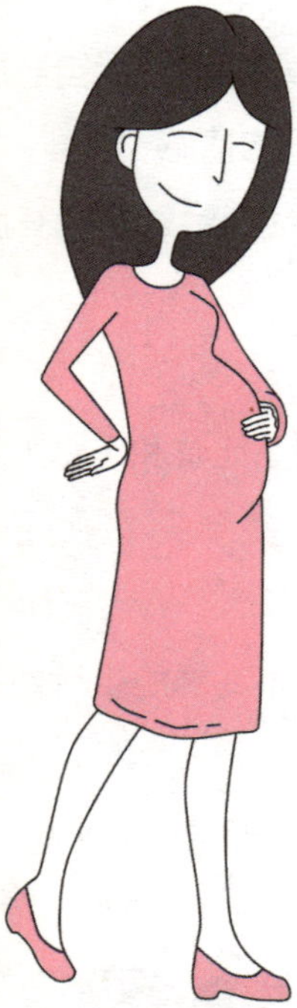

0613 第33周 总想上厕所

准妈妈现在会感到尿意频繁，这是由于胎头下降压迫膀胱的缘故。为了顺利分娩，准妈妈应适当地散散步。

0614 第34周 腿脚肿得厉害

准妈妈此时腿脚可能会肿得厉害，生产后才会消失。如果发生手、脸突肿，一定要去看医生。准妈妈此时仍需要补充水分，因为母体和胎宝宝都需要大量的水分。

0615 第35周 腹坠腰酸

因胎宝宝增大，并逐渐下降，多数准妈妈此时腹坠腰酸，骨盆后部附近的肌肉和韧带感觉麻木，并有一种牵拉式的疼痛，行动变得更为艰难。

0616 第36周 体重达到最高峰

准妈妈的体重此时已经达到了最高峰，肚子已经相当沉重了，所以更要注意自身安全，不要滑倒。从现在开始，应该每周做1次产前检查了。

协和专家告诉你

第36周准妈妈的子宫壁和腹壁已变得很薄了，因此会有更多的光亮透射进入子宫，这会帮助胎宝宝逐步建立起自己每日的活动规律。

胎宝宝头部入盆了

0617 第33周 发育渐渐成熟

这时胎宝宝身体变得圆润，呼吸系统、消化系统发育已成熟，而且胎宝宝的生殖器官发育也已成熟。

0618 第34周 胎头入盆

此时胎宝宝已将身体转为头朝下的姿势，头部已经进入骨盆。胎宝宝身体其他部分的骨骼已经变得很结实，皮肤已不再有褶皱。

0619 第35周 生存能力增强

胎宝宝如果在此时出生一般都能够成活。此时胎宝宝肺部发育已基本完成，但中枢神经系统尚未完全发育成熟。

0620 第36周 能呼吸和吮吸了

胎宝宝现在肾脏已经发育完全了，肝脏也能够处理一些代谢废物。胎宝宝此时的肺脏和胃肠功能很发达，已经完全具备呼吸、啼哭、吮吸和吞咽能力。

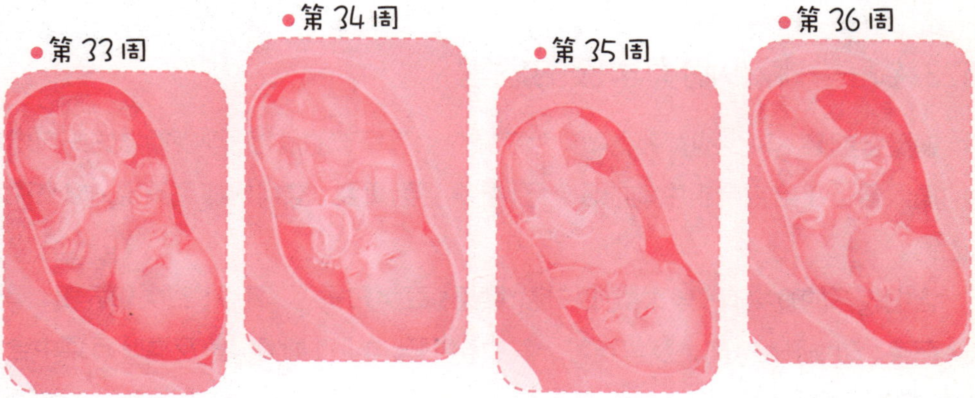

妈妈寄语

宝宝，妈妈的肚子大得连自己的脚都看不见了，不过这种沉甸甸的感觉让妈妈很有成就感。宝宝你一定要安安心心待足月再出来。

补钙、膳食纤维、铜、维生素K、维生素B_2

0621 钙——预防软骨病

如果第9个月钙的摄入量不足，胎宝宝出生后就有发生软骨病的危险。此时，准妈妈每天需要摄入1200毫克的钙，每天2杯牛奶已不能满足所需，还需再补充些富含钙的食物，如虾、虾皮、海带、紫菜，以及木耳、大豆及其制品等。

含钙最佳食物排行榜（毫克/每100克可食用部分含量）

- *Top1 奶酪（799）*
- *Top2 豆腐干（308）*
- *Top3 酸奶（118）*
- *Top4 牛奶（104）*
- *Top5 花生酱（67）*

0622 膳食纤维——缓解便秘

为了缓解便秘带来的痛苦，准妈妈应该继续补充足够量的膳食纤维，以促进肠道蠕动。芹菜、胡萝卜、红薯、土豆、花菜等新鲜蔬菜，还有全麦面包等五谷杂粮中都含有丰富的膳食纤维，准妈妈可坚持适量食用。

0623 铜——减少胎膜早破的危害

铜是孕期必不可少的营养物质。为了减少胎膜早破的危害，孕晚期准妈妈应增加铜的摄入量。在胎宝宝出生前的3个月，补铜更为重要，准妈妈应每天摄入2毫克左右的铜。

含铜较多的食物有：坚果类如核桃、腰果；豆类如蚕豆、豌豆；谷类如荞麦、黑麦以及蔬菜、动物肝脏、肉类及鱼类等。其中，牛肝、羊肝、牡蛎、鱼及绿叶蔬菜中含铜较多，精制谷类含铜较少。

0624 维生素K——预防产后出血

维生素K是影响骨骼和肾脏组织形成的必要物质，参与一些凝血因子的合成，有防止出血的作用，因此维生素K有“止血功臣”的美称。

如准妈妈维生素K吸收不足，血液中凝血酶原减少，易引起凝血障碍，发生出血症。准妈妈体内凝血酶低下，生产时出血较多，胎宝宝也容易发生出血问题。因此，准妈妈应注意摄取富含维生素K的食物，以预防产后新生宝宝因维生素K缺乏而引起的颅内、消化道出血等。

准妈妈在预产期前一个月，尤其要注意每天多摄入富含维生素K的食物，如花菜、白菜、菠菜、莴笋、西蓝花、紫甘蓝、奶酪、肝脏和谷类食物等。必要时，准妈妈可在医生指导下每天口服维生素K，以预防产后出血及增加母乳中维生素K的含量。

0625 维生素B_2——预防贫血

维生素B_2也称作核黄素。维生素B_2有助于促进机体对蛋白质、脂肪和糖类的代谢，同时还参与红细胞的形成，并且有助于铁的吸收以及维生素B_6的代谢。

准妈妈缺乏维生素B_2会妨碍铁的吸收、储存和运转，易造成缺铁性贫血，影响胎宝宝的生长。准妈妈的维生素B_2摄入量应是每天1.7毫克。

准妈妈应多吃富含维生素B_2的食物，如动物肝脏、鸡蛋、牛奶、豆类及一些蔬菜，如油菜、菠菜、青蒜等。

含维生素B_2最佳食物排行榜（毫克/每100克可食用部分含量）

- *Top1 猪肝（2.08）*
- *Top2 羊肾（1.78）*
- *Top3 松蘑（1.48）*
- *Top4 牛肝（1.30）*
- *Top5 紫菜（1.02）*

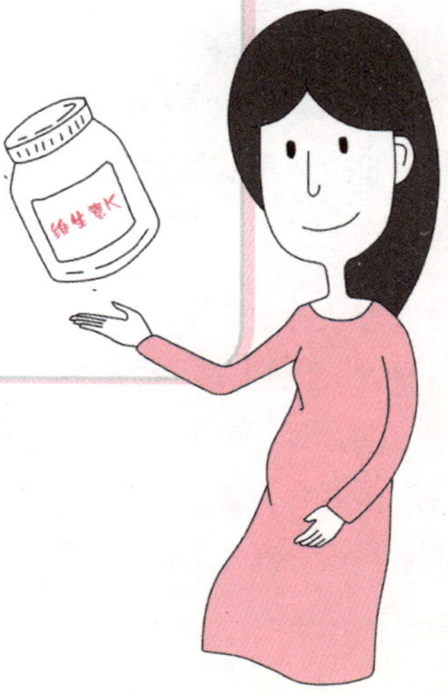

一周食谱参考

0626 清蒸鲈鱼 缓解胎动不安

原料：

鲈鱼1条，熟火腿片50克，笋片30克，干香菇4朵，香菜段、姜丝、葱丝、盐、料酒、酱油各适量。

做法：

❶鲈鱼去除内脏，洗净，在鱼身两侧划上花刀后放入盘中。❷干香菇泡发，洗净去蒂后切片，与火腿片、笋片、姜丝、葱丝一起码在鱼身上，加入盐、酱油、料酒。❸盘放入蒸锅内，大火煮沸水后蒸8~10分钟，鱼熟后立即取出，饰以香菜段即可。

功效：

鲈鱼具有补肝肾、益脾胃、化痰止咳之效，还可治胎动不安等症。

0627 彩蔬小炒 提高抵抗力

原料：

西蓝花半个，胡萝卜半根，玉米粒2小匙，青椒、红椒各半个，盐、植物油各适量。

做法：

❶青椒、红椒择洗干净，切丁；胡萝卜去皮，洗净，切成丁；玉米粒洗净；西蓝花洗净，切小朵。❷锅内烧水，下胡萝卜丁、玉米粒焯水；再下西蓝花焯水。❸油锅烧热，下胡萝卜丁、玉米粒，大火翻炒；放青椒丁、红椒丁翻炒，加盐，起锅。❹西蓝花围边，将炒好的菜放入盘中央即可。

功效：

西蓝花彩蔬小炒富含维生素C，可提高准妈妈的抵抗力。

0628 鱼香肝片 促进视力发育

原料：

猪肝250克，青椒1个，盐、葱花、姜末、蒜末、白糖、醋、料酒、高汤、水淀粉、植物油各适量。

做法：

❶青椒洗净，去子，切片；猪肝洗净，切薄片，用料酒、盐及水淀粉腌渍；将白糖、醋、高汤及水淀粉调成芡汁。❷油锅烧热，加姜末、蒜末、葱花爆香，加猪肝和青椒片急炒，用芡汁勾芡即可。

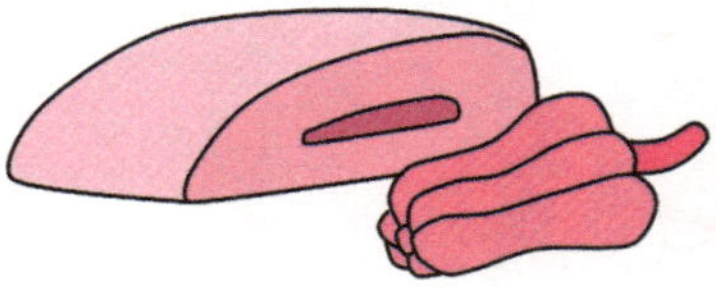

功效：

猪肝含蛋白质、铁、胡萝卜素、维生素A等营养成分。准妈妈常食可以促进胎宝宝视力发育。

0629 牛蒡炒肉丝 排毒

原料：

牛蒡200克，猪肉100克，葱花、姜末、盐、醋、料酒、水淀粉、植物油各适量。

做法：

❶将猪肉洗净切成丝，放入碗中加盐、料酒、水淀粉拌匀。❷牛蒡去皮洗净，切细丝，用水浸泡。❸油锅烧热，倒入猪肉丝炒散。❹另起油锅，放葱花、姜末炒出香味，烹入醋、料酒，倒入牛蒡丝、盐翻炒，再加入猪肉丝炒匀即可。

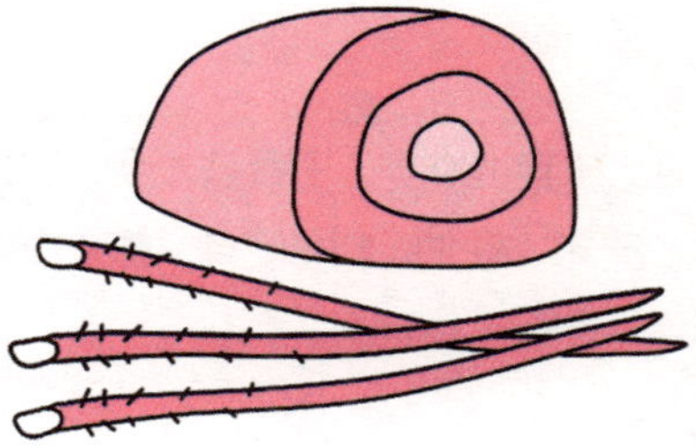

功效：

牛蒡中的膳食纤维可以帮助排便，减少毒素、废物在体内的积存，准妈妈可以常吃。

0630 木耳炒肉 补铁

原料：

猪肉150克，木耳100克，黄瓜80克，香菜末、盐、水淀粉、植物油各适量。

做法：

❶木耳泡发好，去蒂，洗净，撕成片；黄瓜洗净，切成片。❷猪肉洗净切成细条，加入盐、水淀粉腌片刻。❸油锅烧热，放入猪肉丝快速翻炒，再将木耳、黄瓜片一同放入炒熟，出锅前放盐、香菜末即可。

功效：

木耳营养丰富，具有清肺解毒、补铁等功效。贫血的准妈妈可以多吃点木耳，气血足了，胎宝宝才强壮。

0631 豉香牛肉片 补铁

原料：

牛里脊肉200克，芹菜100克，鸡蛋清1个，姜末、盐、料酒、豆豉、水淀粉、高汤、植物油各适量。

做法：

❶牛里脊肉洗净，切片，加盐、鸡蛋清、水淀粉拌匀；芹菜洗净，去叶，切成段。❷油锅烧热后，下牛肉片滑散至刚熟，捞出沥油。❸锅内留底油，放入豆豉、姜末略煸片刻，再倒入芹菜翻炒，放入料酒、高汤和牛肉片，炒熟加盐即可。

功效：

牛肉能补铁、补锌，芹菜能帮助准妈妈消除水肿。

0632 菠菜鸡煲 预防孕期并发症

原料：

鸡1只，菠菜100克，干香菇4朵，冬笋、葱花、姜末、蚝油、料酒、盐、植物油各适量。

做法：

❶鸡处理干净，剁块；菠菜择洗干净，焯水，切段；干香菇浸泡，去蒂，切块；冬笋洗净，切片。❷油锅烧热，用葱花、姜末爆香，加入鸡块、香菇块及蚝油翻炒，放料酒、盐及冬笋片，炒至鸡肉熟烂。❸菠菜放在盆中铺底，将炒熟的鸡块倒入即可。

功效：

菠菜、香菇富含的B族维生素有助于预防准妈妈盆腔感染、精神抑郁、失眠等常见的孕期并发症。

0633 虾米洋葱 预防孕期糖尿病

原料：

虾米50克，洋葱250克，姜丝、盐、料酒、葱花、植物油各适量。

做法：

❶洋葱去皮、洗净，切成丝；虾米洗净，沥干水分。❷将料酒、盐放入碗中调成汁。❸油锅烧热，加入洋葱丝、姜丝、虾米翻炒，并烹入调味汁炒至洋葱绵软，装盘后撒上葱花即可。

功效：

洋葱营养丰富，且能刺激胃肠及消化腺分泌，增进食欲，促进消化。洋葱中含有较多的可溶性膳食纤维，很适合孕期患有糖尿病的准妈妈食用。

0634 樱桃沙拉 促进味觉发育

原料：

樱桃6颗，虾仁4个，青椒半个，沙拉酱适量。

做法：

❶樱桃、青椒、虾仁择洗干净，切丁。❷虾仁丁放入开水中汆熟捞出，以冷开水冲凉。❸虾仁丁、樱桃丁及青椒丁放入盘中拌匀，淋上沙拉酱即可。

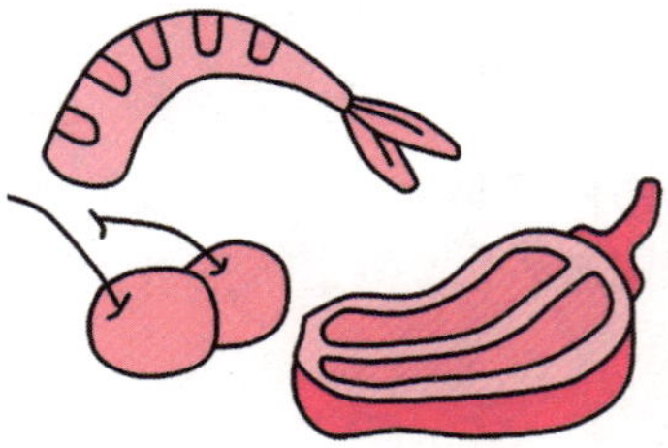

功效：

此菜补益效果绝佳，能适应胎宝宝味觉的发育，防止宝宝出生后偏食、挑食。

0635 西红柿培根口蘑汤 开胃

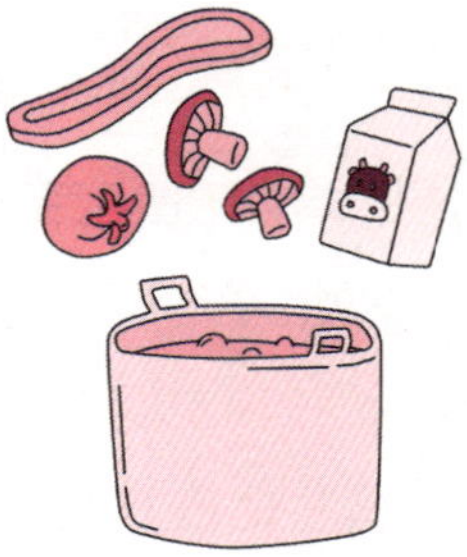

原料：

西红柿2个，培根100克，口蘑、面粉、牛奶、香菜末、盐、植物油各适量。

做法：

❶培根切小片；西红柿用开水烫一下，去皮后放入搅拌机搅打成泥；口蘑洗净，切片。❷油锅烧热，加少许面粉煸炒，放入培根片、口蘑片、牛奶和西红柿泥，加水调成适当的稀稠度，加盐调味，撒上香菜末即可。

功效：

口蘑历来被视为食物中的珍品，它含有丰富的蛋白质，还含有丰富的B族维生素和维生素C，以及人体不可缺少的微量元素。

0636 萝卜炖羊肉 增强体质

原料：

萝卜1根，羊肉500克，葱段、姜片、香菜段、盐各适量。

做法：

❶将羊肉洗净，切成块，汆烫，沥干水分；萝卜去皮洗净，切块。❷锅中放入羊肉块、萝卜块，放葱段、姜片，放入适量水，大火煮沸后改小火慢炖，待羊肉熟时，放盐，出锅前放入香菜段即可。

功效：

羊肉较牛肉的肉质要细嫩，容易消化，高蛋白、低脂肪、含磷脂多。萝卜含有丰富的维生素C、钙、铁等多种营养物质。此汤能增强准妈妈体质。

0637 红枣莲子糯米粥 补元气

原料：

红枣6颗，糯米100克，莲子10克。

做法：

❶将糯米、莲子洗净，用水浸泡1小时；红枣洗净。❷将糯米、红枣和莲子一起放入锅中，加适量水，先以大火煮沸，再转入小火煮成粥即可。

功效：

糯米自古就是重要的滋补食物，有健脾益气、调和气血的功效。此粥特别适合给准妈妈滋补元气。

孕9月异常情况

0638 睡眠不足

随着孕周的增加，胎宝宝体积变得越来越大，准妈妈肚子也越来越大。这就造成准妈妈孕后期的难以入眠。

一旦准妈妈发现夜间难以入睡，可以这样做：睡觉前不要做剧烈运动，养成有规律的睡眠习惯，临睡前避免饮食，考虑参加分娩学习班或准爸妈学习班等。

0639 胃口欠佳

孕晚期，有些准妈妈会感觉胃口大开。但是，也有不少准妈妈胃口会变得很差，每次吃饭的量变得少了。甚至有些准妈妈在每餐吃完之后，觉得胃部有烧灼感，尤其是晚上，甚至影响睡眠。

准妈妈胃口变得不好，是因为到了孕晚期，由于子宫膨大压迫了胃，使胃的容量变小，所以吃了一点就感觉饱了。

准妈妈可以改变饮食习惯，少吃多餐。最好一天吃6顿，3顿正餐3顿加餐。一旦出现胃灼热也不要过分担心，这种现象在分娩后会自行消失。值得注意的是，未经医生同意不要擅自服用治疗消化不良的药物。

0640 宫缩频繁

在孕晚期，准妈妈会偶尔感觉到肚子痛。有些准妈妈刚开始时还没感觉，只有用手去摸肚子时才会感受到宫缩。到了孕晚期，这种无效宫缩会经常出现，且频率越来越高。

宫缩太频繁了即使不是即将生产，对宝宝也不好，容易造成胎宝宝宫内窘迫。如果频繁持续宫缩，建议去医院看看。

临盆开始的重要标志是有规律且逐渐增强的子宫收缩。这种宫缩无法缓解，每次持续30秒以上，间隔5~6分钟。如果你的宫缩持续时间短且不规律，就表示分娩尚未发动。

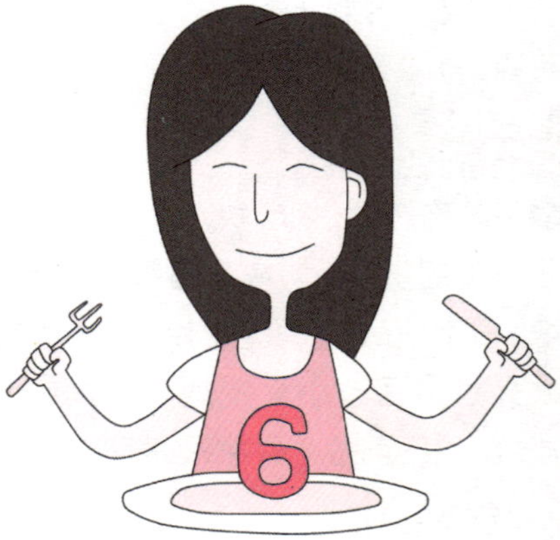

羊水过多或过少

0641 羊水过多

正常情况下，羊水随妊娠月份的递增而逐渐增加，34周时可达1000~1500毫升，以后逐渐减少。一般到足月时，羊水会迅速减少，一旦羊水产生与消退失去平衡，就会引起羊水过多或羊水过少。

羊水超过2000毫升为过多，多在孕晚期出现。羊水过多极易发生早产、胎膜破裂、胎盘早剥和脐带脱垂，危及母婴。

随着羊水的逐渐增多，准妈妈会有明显压迫感，心悸、气喘、无法平卧，甚至呼吸困难，此时应立即到医院进行B超检查。

0642 羊水过少

羊水过少也是胎宝宝异常或准妈妈潜在疾病的重要表现。羊水过少一般表现为子宫偏小，触诊时胎儿肢体缺乏在羊水中的浮动感，而有肢体被宫壁紧紧包裹感，经彩色B超检查即可确诊。

0643 羊水过多或过少怎么办

羊水过多的情况下，胎宝宝若无畸形，症状不严重者可继续妊娠，只要注意休息，低盐饮食即可。症状严重时，可在B超引导下做羊膜穿刺，缓慢放出部分羊水以缓解症状，但目前我国开展得比较少。若胎宝宝有畸形，应立即中止妊娠。

若羊水过少，发现胎儿畸形应立即终止妊娠。未发现有明显畸形应加强监护，适时选择剖宫产。准妈妈应听从医生的专业意见。

孕晚期胎盘

0644 什么是胎盘成熟度

胎盘会随着孕期的进行而逐渐成熟，成熟到一定程度时功能就会减退，就像老化一样，无法正常给胎宝宝提供营养和氧气。

胎盘成熟度分级就是用来衡量胎盘成熟程度的一项标准，通常分为4个级别：0级标志胎盘还没成熟；1级标志胎盘基本成熟；2级标志胎盘已经成熟；3级标志胎盘已老化，由于钙化和纤维素沉着，使胎盘输送氧气及营养物质的能力降低，胎宝宝随时有危险。

0645 胎盘不是越早成熟越好

胎盘不是越早成熟越好，因为胎盘是供应胎宝宝营养的关键，过早成熟的胎盘意味着老化得快，容易导致胎宝宝供氧不足，甚至会导致胎宝宝的生长发育迟缓。

一般情况下，妊娠12~28周胎盘为0级；妊娠30~32周胎盘为1级；36周以后胎盘为2级，比较成熟。如果37周以前发现胎盘3级，结合双顶径及对胎儿的体重估计，在2500克以上者应考虑胎盘早熟，警惕发生胎儿宫内生长发育迟缓的可能。38周胎盘进入3级，标志胎盘成熟。每个人胎盘成熟情况都有所不同。

0646 如何判断胎盘老化

通常来说，将近足月时胎盘成熟度都在2级和3级，这很正常。但是，如果怀孕20周左右，胎盘成熟度就达到了2级，或怀孕35周左右，胎盘成熟度达到3级，就表明胎盘功能减退了。

衡量一个胎盘功能是否减退，也就是常说的“胎盘老化”，主要看胎盘的发育成熟度是否超过了妊娠月份。

除了看胎盘级别是否超过妊娠月份，还可以通过B超检查钙化点。比如，钙化点散在就诊断为2级，钙化点连成片就诊断为3级。

发生胎盘功能减退，除了过期妊娠外，准妈妈可能存在妊娠合并症，如妊娠高血压、糖尿病、肾病等。这些都会导致胎盘血液供应减少，加速胎盘老化。

协和专家告诉你

准妈妈一定要定期检查，密切关注胎心、羊水的情况，谨防胎盘老化。一旦胎宝宝出现缺氧状况，不仅发育得小，还有胎死宫内的危险，甚至危及准妈妈生命。

0647 胎盘钙化对胎儿有危险吗

胎盘钙化的不良后果是胎盘血流减少，胎盘功能减退。这是所有准妈妈妊娠后期不可避免的现象。正常情况下足月后，B超检查均会发现胎盘Ⅰ~Ⅱ度钙化，这是胎儿已足月的间接标志。当Ⅲ度钙化并伴有羊水过少时，即提示有胎盘严重不良，胎宝宝有危险，须及时终止妊娠。

0648 胎盘早剥的症状

妊娠中晚期或分娩期，正常位置的胎盘在胎儿娩出前，部分或全部从子宫壁剥离，为胎盘早剥。胎盘早剥后出血情况不同，准妈妈的局部与全身表现亦有轻重差异。

- 轻型：主要症状为阴道流血，出血量较多，色暗红，可伴有轻度腹痛或无明显腹痛，贫血不显著，以外出血为主，一般胎盘剥离面不超过胎盘的1/3。
- 重型：主要症状为突发的持续性腹痛或腰酸腰痛，其程度因剥离面大小及胎盘后积血多少而不同，积血越多疼痛越剧烈。严重时可恶心、呕吐，以致出冷汗、面色苍白，脉弱、血压下降等休克状态。没有阴道出血或只有少量的阴道出血，贫血程度与外出血量不相符。以隐性出血为主。胎盘剥离面超过1/3，同时有较大的胎盘后血肿，多见于重度妊高征。

0649 预防胎盘早剥的方法

妊娠中晚期容易发生妊娠高血压综合征。准妈妈一旦出现高血压、水肿和蛋白尿症状，应积极去医院治疗。

在妊娠过程中，特别是妊娠晚期，出现突发性腹痛和阴道流血应马上去医院。一旦确定胎盘早剥应迅速终止妊娠，争取在胎盘早剥6小时内结束分娩。

除了以上所说的，孕晚期准妈妈还要特别注意安全，特别是上下楼梯，不要去拥挤场合，避免坐公交车，也不要开车，以免摔倒或使腹部受到撞击和挤压。坚持产前检查，可及早发现异常。如果出现胎盘早剥，通过超声波检查和分娩监视装置就可早期发现，尽快采取相应对策。

0650 前置胎盘多见于经产妇

生过1个宝宝的准妈妈就是经产妇。胎盘的正常附着处在子宫体部的后壁、前壁或侧壁。如果胎盘附着于子宫下段或覆盖在子宫颈内口处，位置低于胎儿的先露部，称为前置胎盘。前置胎盘是妊娠晚期出血的主要原因之一，为妊娠期的严重并发症，处理不当会危及母子生命安全。

0651 治疗原则是止血补血

前置胎盘的治疗原则是止血补血，如出血少、胎儿未足月，准妈妈应保持心态平衡，卧床休息，严禁性生活。出血停止，即可走动，就诊方便且不再出血的准妈妈可出院。准妈妈如果反复大量出血导致贫血甚至休克，不论胎儿成熟与否，为了母亲的安全，都应终止妊娠。

0652 前置胎盘可以顺产吗

前置胎盘要根据前置类型选择分娩方式。如果是完全性和部分性前置胎盘，就要选择剖宫产。因为完全性和部分性前置胎盘发生时，会完全或者部分覆盖宫颈内口，导致产道阻塞，无法顺产。而且必须在出现宫缩前到医院进行剖宫产术终止妊娠，否则一旦出现宫缩后胎盘与子宫壁分离造成大量阴道出血，对准妈妈和胎宝宝都十分危险。

如果是边缘性前置胎盘可以选择自然分娩，但只适合于已临产，阴道出血量不多，全身状况良好，产程进展顺利，估计短时间内可以结束分娩者。如果在顺产的过程中产程进展不顺利，阴道出血增多的话，必须立即改成剖宫产。

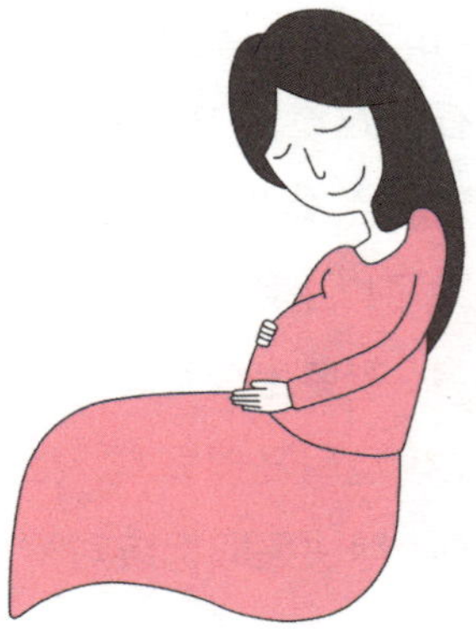

协和专家告诉你

如果准妈妈检查有前置胎盘现象，平时要注意不要搬重物，不能过度运动。每日留意胎动是否正常，如果觉得胎动明显减少，需尽快就医。

胎宝宝入盆

0653 36周左右入盆

随着怀孕周数的增加，到孕晚期，准妈妈往往感觉到腹部发紧或偶有腹痛，这表明胎头的双顶径达到准妈妈的盆腔入口以下，为胎头与骨盆相称，称为“胎儿入盆”。

第1次生育，胎头入盆的时间一般在36周左右。经产妇往往都要到临产前后才进入骨盆，也有的在分娩前才会入盆。

0654 胎儿入盆是什么感觉

随着胎儿的入盆，宫底位置下移，对心脏、肺、胃的挤压减轻，准妈妈会感觉胃胀缓解、食欲增加，但对直肠和膀胱的压迫加重，尿频、便秘、腰腿痛等症状更明显，阴道分泌物增多，腹壁紧绷而发硬，有无规律的宫缩。此后准妈妈要坚持每周一次的产前检查，以便发现异常尽早处理。

这段时期准妈妈要注意全身清洁，按摩乳头；禁止性生活，以免导致破水和早产。适当活动，充分休息，密切关注自己身体的变化。一旦出现临产征兆，随时做好入院准备。

0655 入盆并不意味着生产

胎儿入盆后并不意味着马上就要分娩，但胎头入盆后由于对宫颈压迫，有可能诱发宫缩，所以在未接近预产期之前，准妈妈要适当控制活动时间。

早入盆也不一定会早产。一般来讲，准妈妈在临近预产期前2周左右胎头入盆，但也有一部分人会提前入盆，这都属于正常现象。

0656 妊娠足月，胎宝宝还不入盆

一般情况，在妊娠的最后一个月，胎头均应进入准妈妈的骨盆，并与骨盆衔接而不浮动。但也有少数准妈妈到妊娠足月时，胎头仍未进入骨盆，而是浮在耻骨联合之上，称为初产头浮。

出现初产头浮，不必紧张。如果准妈妈的骨盆及胎儿情况都正常，应密切配合医生，临产后由于子宫收缩的挤压，胎头亦会变形进入骨盆，这样仍可以阴道顺利分娩。

如果检查发现头浮是由不可纠正的病理性因素造成的，要做好手术生产的准备。

过期妊娠

0657 过期妊娠

平时月经周期规律，妊娠达到或超过42周尚未临产分娩者，即为过期妊娠。这是一种高危妊娠，其新生儿死亡率明显高于正常妊娠期妊娠，而且过期越久，死亡率越高。虽然过期妊娠的发生原因还不明确，但一般认为与准妈妈的体质及怀孕后期是否运动有关。

0658 迟迟不生怎么办

如果准妈妈已经过了预产期，还没出现分娩征兆。应首先确认预产期，建议最好赶快到医院，请医师确认预产期是否正确。虽然过期妊娠的发生原因还不明确，但绝大部分产科医生认为这跟准妈妈本身的体质及怀孕后期是否做适度的运动有关。

因此，到了怀孕后期（尤其满37周之后），如果产检一切正常，准妈妈要做好即将生产的准备，可以多做以下运动：

- 每天散步30分钟以上。适合所有准妈妈。
- 每天缓慢上台阶数次。适合不会喘得太厉害，不会造成异常宫缩的准妈妈。

0659 孕41周时可到医院催产

催产可以说是准妈妈自然产的最后希望，过去认为要过了42周才需要为准妈妈做催产。但现代医学发现，42周后准妈妈的胎盘可能已经老化，其功能变差，羊水也变少了，事实上，这个时候催产的效果不佳。所以现在只要过了41周仍未生产，即可进行催产。

协和专家告诉你

如果经过确认，并且打过催产药剂后仍然无法自然生产，应该立即进行剖宫产手术，而不宜再等待。因为时间越拖延，胎儿的围产期死亡率及患病率越大，对母体的危害也越大。

准爸爸要提前了解生产知识

0660 提前看看孕产书

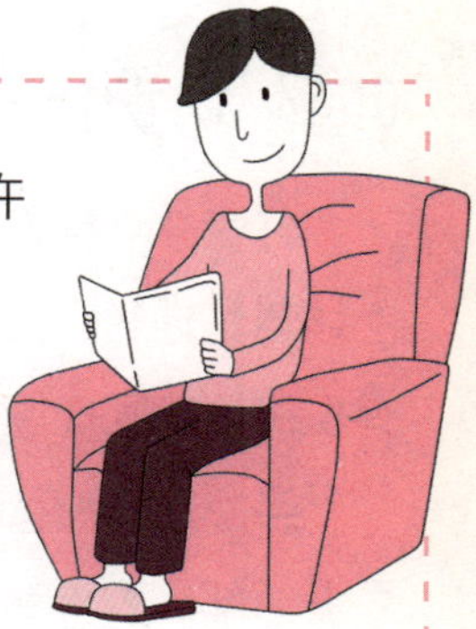

孕后期准妈妈的乳房会有漏奶的现象，四肢水肿，夜晚也许腿部会抽筋，胃口有时还会变得不好。加上临近生产，准妈妈的心理会产生对分娩的恐惧、不安等。这时，准爸爸应从孕产书中学习相关知识，了解妻子生理和心理的变化，以便随时为她排忧解难，更好地面对即将到来的分娩。

0661 待产包准备好，记得带手机

由于孕9月后准妈妈随时都有生产的可能，准爸爸要做好一切准备。包括将待产包放好，以便随时可走；分娩医院的联系电话、乘车路线和孕期所有检查记录要记得携带。当准妈妈发生临产征兆，准爸爸要迅速行动。

为防止准妈妈在家中无人时突然发生阵痛或破水，准爸爸要为妻子建立紧急联络方式，并随身携带手机。最好给妻子预留出租车的电话号码或住在附近的亲朋好友的电话，必要时协助送进医院。

0662 严禁性生活

孕晚期准妈妈的肚子已相当沉重，容易重心不稳而滑倒。准爸爸应检查家中的防滑措施是否到位，防止妻子滑倒。孕36周开始，严禁性生活。因为此时胎宝宝开始下降，进行性生活极易引发细菌感染，造成胎膜早破、早产和宫内感染。

0663 鼓励妻子选择自然分娩

如果准妈妈和胎宝宝一切正常，准爸爸应鼓励妻子自然分娩。分娩是人类繁衍过程中的一个正常生理过程，瓜熟蒂落的自然结果，是人类的一种本能行为。

自然分娩不仅有利于妈妈，更有利于宝宝。选择顺产，准妈妈身体恢复快，而且还容易下奶，宝宝免疫力也会很强，患病的概率会很低。所以准爸爸应适当鼓励妻子自然分娩，从心理上为妻子解除压力，可以的话，准爸爸可选择陪产。

抚摸胎教

0664 认识抚摸胎教

妊娠9个月后，由于胎宝宝的进一步发育，准妈妈或准爸爸用手在准妈妈的腹壁上能清楚地触到胎宝宝的头部、背部和四肢。准爸妈可以轻轻地抚摸胎宝宝的头部，有规律地来回抚摸背部，也可以轻轻地抚摸胎宝宝的四肢。

当胎宝宝感受到触摸的刺激后，会做出相应的反应。触摸顺序可由头部开始，然后沿背部到臀部至肢体，要轻柔有序，这样有利于胎宝宝感觉系统、神经系统及大脑的发育。

0665 临睡前做抚摸胎教最好

抚摸胎教可以在每晚临睡前进行（具体时间可按照实际情况安排），并注意胎宝宝的反应类型和反应速度。准妈妈倚靠在床上或坐在沙发上，全身放松，用手捧着腹部，从上而下，从左到右，反复轻轻抚摸。在抚摸时，应注意胎宝宝的反应，如果胎宝宝对抚摸刺激不高兴，就会出现躁动或用力蹬踢，准妈妈则要立即停止抚摸。如果胎宝宝在准妈妈抚摸下出现轻轻的蠕动，则表示胎宝宝感到很舒服，很满意。抚摸胎教每次5~10分钟左右为宜。

0666 做抚摸胎教时要注意

准妈妈做抚摸胎教应有规律性，每天1~2次，在固定的时间进行。在抚摸胎宝宝之前，准妈妈应排空小便。进行抚摸胎教时，如能配合对话胎教和音乐胎教等方法，效果会更佳。需注意的是，临近预产期不宜进行抚摸胎教，有不规则子宫收缩、腹痛或先兆早产的准妈妈，也不宜进行抚摸胎教，以免发生意外。

协和专家告诉你

对胎宝宝的抚摸并不是越多越好，因为抚摸过多会使胎宝宝感觉很累，甚至会损伤胎宝宝机体。

0667 散步时不要摸肚子

抚摸胎教是准爸妈和宝宝之间最早的交流，适当地抚摸、轻拍，能加强亲子之间的情感交流和联系，还可以锻炼宝宝的触觉神经和运动神经。

但是常常会看到准妈妈两手撑着腰往后挺，或者一边散步一边摸肚子，其实这些都是不正确的行为习惯。撑腰后挺容易诱发腰疼、腰肌劳损，再加上频繁抚摩肚皮，容易刺激子宫，导致假性宫缩。

0668 胎动频繁不要继续抚摸

如果准妈妈经常有一阵阵腹壁变硬，可能是不规则的子宫收缩，就不能用抚摸胎教，以免引起早产。此外，如果准妈妈有不良产史，如流产、早产、产前出血等情况，则不宜使用抚摸胎教。如果准妈妈在抚摸肚皮时，感觉胎宝宝动得异常，此时应立即停止抚摸。

0669 准爸妈的情绪会影响胎宝宝

这时期的宝宝是个真正的小人儿了，准妈妈的修养、兴趣、爱好、职业，以及与准爸爸的融洽关系，都能影响胎宝宝的性格。高尚的情趣、豁达的心胸、丰富的生活、真挚热烈的爱情，会使胎宝宝的外环境稳定，让宝宝感受到幸福。

胎宝宝在子宫内如果感到温暖、和谐、慈爱的气氛，其幼小的心灵将感到生活的美好和欢乐，可逐渐形成热爱生活、活泼外向等优良性格的基础；如果家庭关系紧张，甚至充满敌意和怨恨，胎宝宝会感受到痛苦，以致影响将来性格的发展。

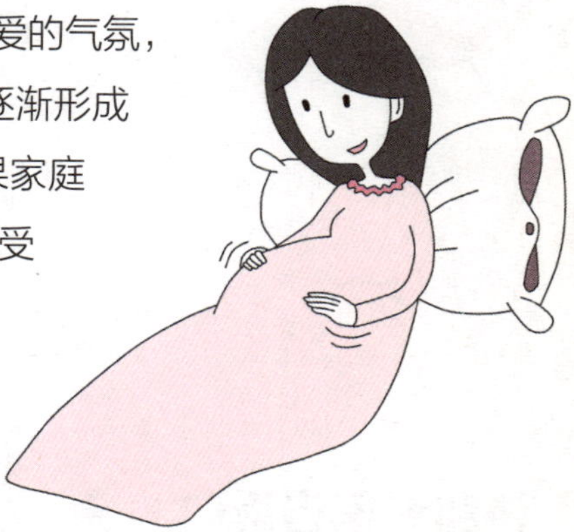

孕10月（37~40周）

所有的忍耐、所有的等待，都是为了那第一次的温暖对视。马上就要跟胎宝宝见面了。现在最重要的就是保持身心健康，克服对分娩的恐惧。

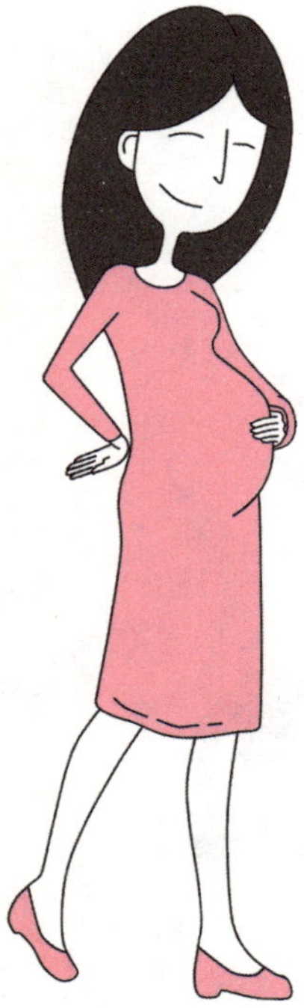

准妈妈即将分娩

0670 第37周 肚子下坠感明显

准妈妈可能会感觉下腹部的压力越来越大，突出的大肚子逐渐下坠，这是胎宝宝在为出生做准备呢。

0671 第38周 有点紧张和焦虑

准妈妈此时一般都会有点紧张和焦虑，既希望宝宝早点出生，又对分娩有些恐惧。准妈妈应该适当活动，充分休息，并且密切关注自己身体的变化。同时熟悉产程，做到心中有数，以减轻焦虑的情绪。

0672 第39周 警惕宫缩、见红和破水

本周准妈妈要格外注意3个重要现象：宫缩、见红和破水，这些都是临产的前兆。如果准妈妈多次出现宫缩般的疼痛，或者出血，这就是临产的症状，应立刻到医院检查。

0673 第40周 顺利过了分娩关

十月怀胎，一朝分娩，漫长的等待终于要结束了。只要顺利过了分娩这一关，马上就可以享受一家三口在一起的天伦之乐了！

协和专家告诉你

从38周开始，胎头已经下来，开始固定，并卡在骨盆腔内。此时准妈妈应做好随时分娩的心理准备。有的准妈妈过了41周以后，仍没有分娩迹象，医生会考虑使用催产素。

胎宝宝就要出生了

0674 第37周 是个足月儿了

到了本周，胎宝宝大概有3000克了。不过胎宝宝也有胖瘦不一的情况，超过2500克就都属于正常。只要胎宝宝的发育正常，就没必要特别在意他的体重。

0675 第38周 绒毛、胎脂在脱落

胎宝宝身体的各部分都还在继续生长着，而且之前覆盖在他身上的那层细细的绒毛和白白的胎脂逐渐脱落、消失了，所以胎宝宝现在的皮肤很光滑。

0676 第39周 还在继续长肉

胎宝宝还在继续长肉呢，脂肪的储备可以帮助他出生后调节体温。肺部是最后一个成熟的器官，在出生后才能建立正常的呼吸模式。胎宝宝没有以前那么活跃了，因为他现在主要的任务就是向下降，以便随时等待出生。

0677 第40周 就要出生啦

大多数的胎宝宝都会在这一周诞生，但是只有5%的胎宝宝会很听话地在预产期出生，提前3周或者推迟2周都有可能，这都是正常的。

第37周

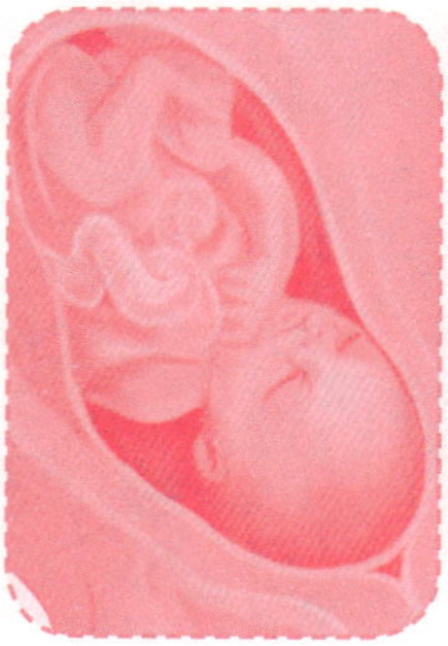

第38周

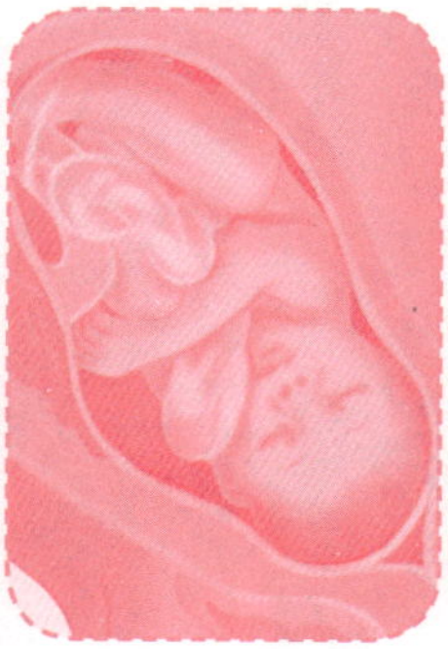

第39周

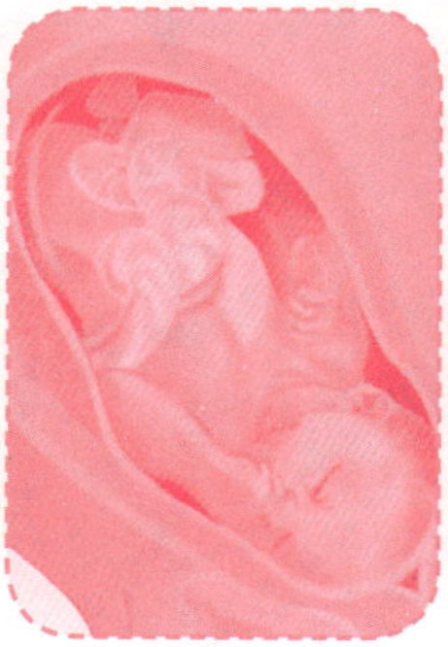

第40周

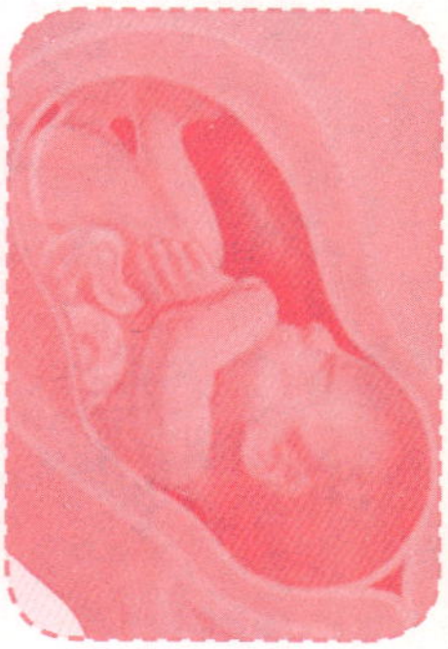

妈妈寄语

现在已经到了冲刺的阶段，虽然妈妈也很怕疼。但是宝宝要和妈妈一起加油，迎接我们新的生活。

补锌、维生素B_1、铁、维生素B_{12}

0678 锌——满足胎宝宝生长发育

胎宝宝对锌的需求在孕晚期最高。准妈妈体内储存的锌，大部分在胎宝宝的成熟期被利用。孕晚期应保持每日补充锌，以满足胎宝宝的生长发育需要。含锌丰富的食物如肉类中的猪肝、猪肾、瘦肉等，海产品中的鱼、紫菜、牡蛎、蛤蜊等，豆类食品中的大豆、绿豆、蚕豆等，硬壳果类的花生、核桃、栗子等，均可选择入食。

0679 维生素B_1——为生产助力

最后一个月里，准妈妈必须补充各类维生素，尤其以维生素B_1最为重要。如果维生素B_1不足，易引起准妈妈呕吐、倦怠、疲乏，还可能影响分娩时子宫收缩，使产程延长，分娩困难。

维生素B_1含量丰富的食物有谷类、豆类、坚果类，尤其在粮谷类表皮部分含量更高。另外，动物内脏、蛋类及绿叶菜，如芹菜叶、莴笋叶等维生素B_1含量也较丰富。

含维生素B_1最佳食物排行榜（毫克/每100克可食用部分含量）

- *Top1 羊肝（8970）*
- *Top2 猪肝（6502）*
- *Top3 牛肝（5490）*
- *Top4 鸭肝（2670）*
- *Top5 鸡肝（1527）*

0680 铁——预防产时失血

本月除了胎宝宝自身需要储存一定量的铁之外，还要考虑到准妈妈在生产过程中会失血。生产会造成准妈妈血液流失，顺产的出血量为350~500毫升，剖宫产失血最高会达750~1000毫升。准妈妈如果缺铁，很容易造成产后贫血。因此孕晚期补铁是不容忽视的，推荐补充量为每日35毫克。

含铁较多的食物有猪肝、蛤蜊、海带、木耳、鱼类、鸡肉、牛肉、蛋类、紫菜、菠菜、芝麻、红枣、山药、豆类等。

含铁最佳食物排行榜（毫克/每100克可食用部分含量）

- *Top1 蛏子（33.6）*
- *Top2 鸭血（30.5）*
- *Top3 猪肝（22.6）*
- *Top4 猪血（8.7）*
- *Top5 猪肉（3.0）*

0681 维生素B_{12}——帮助神经发育

本月胎宝宝的神经开始发育出起保护作用的髓鞘，这个过程将持续到出生以后。髓鞘的发育依赖于维生素B_{12}。建议孕妈妈每日摄入2.6微克的维生素B_{12}。在日常膳食中，应每日保证2份肉类菜肴外加1杯牛奶和1个鸡蛋。

维生素B_{12}几乎只存在于动物制品中，准妈妈可以从瘦肉或家禽、低脂奶制品中获得，如牛肉、牛肾、猪肝、鱼、牛奶、鸡蛋、奶酪等。

协和专家告诉你

准妈妈在吃含铁食物的同时，也要多吃富含维生素C的水果及蔬菜，这样更有助于铁质的吸收和利用。

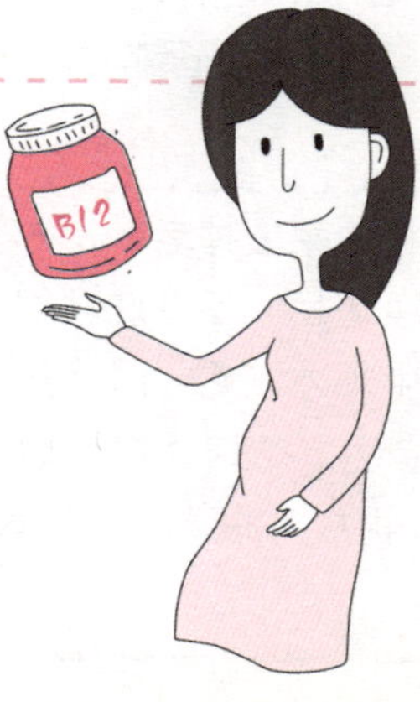

一周食谱参考

0682 奶香玉米花菜 补充叶酸

原料：

鲜牛奶半袋（125毫升），花菜半棵，胡萝卜半根，玉米粒、豌豆、盐、水淀粉、黄油各适量。

做法：

❶花菜掰小朵，择洗干净；胡萝卜去皮洗净，切丁；豌豆洗净，与花菜和胡萝卜丁焯水，煮至六成熟。❷锅烧热，加入小块黄油用小火化开，倒入花菜翻炒，加入胡萝卜丁和玉米粒。❸加适量水，烧开后加盐调味，最后加牛奶、豌豆翻炒，用水淀粉勾芡即可。

功效：

此菜含有丰富的叶酸和膳食纤维，非常符合准妈妈营养均衡的饮食原则。

0683 鲶鱼炖茄子 强筋壮骨

原料：

鲶鱼1条，长茄子200克，葱段、香菜段、蒜末、姜丝、盐、白糖、黄酱、植物油各适量。

做法：

❶鲶鱼处理干净，在鱼身两侧切刀花；长茄子洗净，切成条。❷油锅烧热，用葱段、蒜末、姜丝炝锅，炒出香味时放黄酱、白糖一起翻炒。❸再加水，放入茄子条和鲶鱼，大火烧开，转小火炖30分钟大火收汁，加盐调味，撒上香菜段即可。

功效：

鲶鱼营养丰富，有强筋壮骨的作用。

0684 双冬扒油菜 控制血压和血糖

原料：

油菜2棵，冬笋1根，冬菇4朵，葱花、盐、植物油各适量。

做法：

❶将油菜去掉老叶，洗净掰开；冬菇洗净切片；冬笋洗净切片，并放入沸水中焯水。❷油锅烧热，放入葱花、冬笋片、冬菇片煸炒后，倒入少量清水，再放入油菜、盐，用大火炒熟即可。

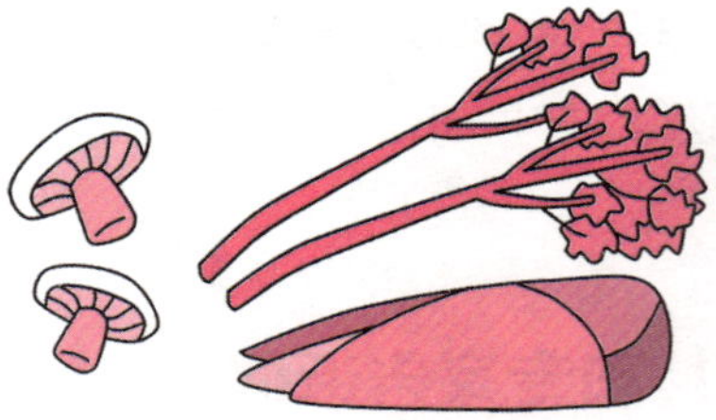

功效：

本菜清淡可口，含大量维生素C和膳食纤维，对调节准妈妈血糖和控制妊娠高血压综合征都很有帮助。

0685 冬笋拌豆芽 促进食欲

原料：

冬笋250克，黄豆芽200克，盐、白糖、香油各适量。

做法：

❶黄豆芽洗净；冬笋洗净，切成丝；将黄豆芽、冬笋丝放入沸水中焯水，捞出过冷水，沥干。❷将冬笋丝、黄豆芽一同放入碗内，加盐、白糖、香油拌匀即可。

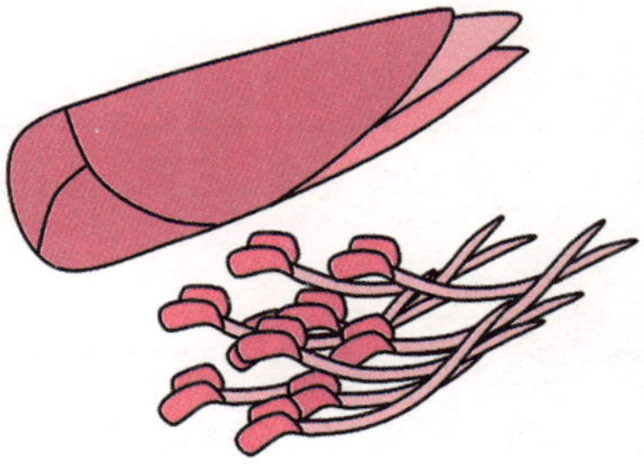

功效：

冬笋能促消化，对妊娠糖尿病也有一定的食疗作用。

0686 菠菜鸡煲 预防精神抑郁

原料：

鸡1只，菠菜100克，干香菇4朵，冬笋、葱花、姜末、蚝油、料酒、盐、植物油各适量。

做法：

❶鸡处理干净，剁成小块；菠菜择洗干净，焯水，切段；香菇浸泡，去蒂，切块；冬笋洗净，切成片。❷油锅烧热，用葱花、姜末爆香，加入鸡块、香菇块及蚝油翻炒片刻，放料酒、盐及冬笋片，炒至鸡肉熟烂。❸菠菜放在盆中铺底，将炒熟的鸡块倒入即可。

功效：

菠菜、香菇富含的B族维生素可帮助准妈妈预防盆腔感染、精神抑郁、失眠等常见孕期并发症。

0687 猪肉焖扁豆 补充营养

原料：

五花肉200克，扁豆250克，葱花、姜末、胡萝卜片、盐、高汤、植物油各适量。

做法：

❶五花肉洗净，切薄片；扁豆择洗干净，切成段。❷油锅烧热，用葱花、姜末炝锅，放五花肉片炒散后，将扁豆、胡萝卜放入翻炒。❸加盐、高汤，转中火焖至扁豆熟透即可。

功效：

扁豆含有的B族维生素、维生素C及烟酸等，是准妈妈特别需要的营养成分。值得注意的是，扁豆烹调时要焖煮至熟透。

0688 薏米炖鸡 助产

原料：

鸡1只，冬菇3朵，薏米、白菜、盐各适量。

做法：

❶薏米洗干净；冬菇泡软后洗净，去蒂切块。❷白菜择洗干净后撕片；鸡处理干净，切块，放入沸水中煮片刻，取出冲洗干净。❸把鸡放入锅内，加入适量水，炖约1个小时；放入冬菇、薏米，再炖30分钟，放入白菜片和盐，稍炖即可。

功效：

中医认为，准妈妈在孕早期、孕中期都应忌吃薏米，但临产前可以吃少量薏米，有助产作用。

0689 羊肉冬瓜汤 为分娩助力

原料：

羊肉片100克，冬瓜250克，香油、葱花、姜末、盐、植物油各适量。

做法：

❶冬瓜去皮、瓤，洗净，切片；羊肉片用盐、葱花、姜末拌匀腌渍5分钟。❷油锅烧热，放入冬瓜略炒，加适量水烧开。❸加入腌渍好的羊肉片，煮熟后加盐，淋上香油，撒上葱花即可。

功效：

此汤既能为准妈妈的分娩助力，又能利尿消肿。

0690 红枣黄芪母鸡汤 补虚益气

原料：

红枣10颗，黄芪30克，枸杞子15克，母鸡1只，姜片、盐各适量。

做法：

❶将黄芪、枸杞子、姜片洗净；母鸡处理干净，切小块，放入沸水中汆烫，捞出洗净。❷将母鸡肉块、红枣、黄芪、枸杞子、姜片放入锅内，加适量水，大火煮开后改小火炖约1小时，出锅前加盐调味即可。

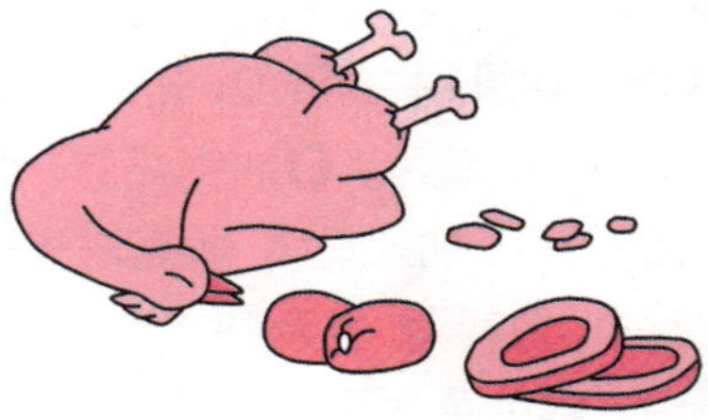

功效：

母鸡肉蛋白质的含量比较高，而且很容易被人体吸收利用。母鸡与红枣、黄芪一起炖煮可补虚益气。

0691 鲷鱼豆腐羹 促进体重增长

原料：

鲷鱼1条，豆腐1块（约100克），胡萝卜半根，葱花、盐、水淀粉各适量。

做法：

❶鲷鱼清洗干净，切块，入开水汆烫，捞出；胡萝卜去皮洗净，切丁；豆腐洗净，切丁。❷锅内入水，烧开，放入鲷鱼块、豆腐丁、胡萝卜丁，小火煮10分钟，放入盐，用水淀粉勾芡后，撒上葱花即可。

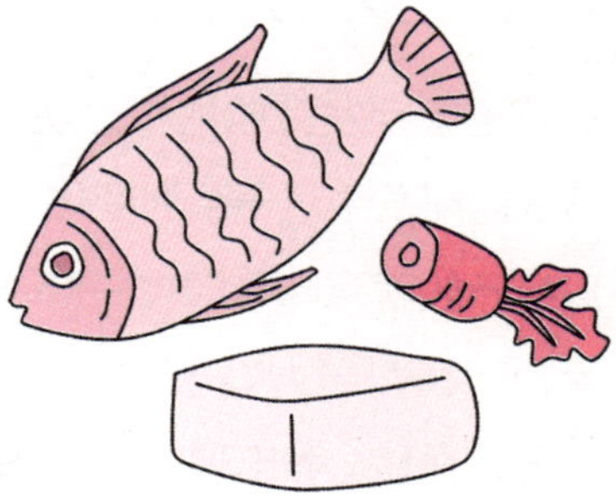

功效：

鲷鱼富含蛋白质、钙、钾、硒等营养成分，豆腐可补充钙质，加上富含维生素的胡萝卜，满足了胎宝宝最后一个月继续增加体重的需要。

0692 牛肉面 补充体力

原料：

面条150克，牛肉200克，胡萝卜半根，红椒半个，竹笋1根，蒜末、高汤、盐、香油、植物油各适量。

做法：

❶将牛肉、红椒、竹笋洗净，切丁；胡萝卜去皮洗净，切丁；面条煮熟，盛入碗中，加入高汤。❷油锅烧热，放牛肉煸炒，再放胡萝卜丁、红椒丁、竹笋丁翻炒，加入盐、蒜末调味，出锅后浇在面条上，最后再淋几滴香油即可。

功效：

这道面食适合准妈妈在产前补充体力，兼有补血的效果。

0693 牛奶红枣粥 补充多种营养

原料：

大米50克，鲜牛奶1袋（250毫升），红枣5颗。

做法：

❶大米洗净；红枣洗净，去核。❷将大米放入锅中，加适量水，大火煮沸，转小火熬至大米绵软，加入牛奶和红枣，小火慢煲至牛奶烧开，粥浓稠即可。

功效：

牛奶营养丰富，含有各种蛋白质、维生素和矿物质。

临产征兆

0694 见红多久会生

随着胎宝宝发育成熟和分娩期逐渐接近，准妈妈的精神状态、全身状况、生殖器官及骨盆都发生了一系列变化，以适应娩出胎儿及哺育新生儿的需要。

见红一般就意味着即将生产，但是实际情况是，很多人见红后几天，甚至一周后才分娩，个体差异很大。一般见红后会进入产程，初产妇的产程需要时间较长。可以不着急去医院，等出现有规律的阵痛再去也行。随着阵痛的时间间隔逐渐变短，分娩在即。

二胎妈妈一般见红后很快就分娩了。所以，怀着二胎的妈妈们要早做准备。相比头胎，生二胎应该是有经验多了，所以理论上说，生产起来会更容易。

0695 见红后怎么办

一般见红在阵痛前的24小时出现，但也有在分娩几天前甚至1周前就反复出现见红。如果只是淡淡的血丝，量也不多，准妈妈可以留在家里观察，平时注意不要太过操劳，避免剧烈运动就可以了。如果流出鲜血，超过生理期的出血量，或者伴有腹痛的感觉，准妈妈就应马上入院生产。

0696 有规律的宫缩3~5分钟1次

宫缩是临产的一个重要特征，简而言之，有规则的子宫收缩即宫缩。宫缩开始时是不规则的，强度较弱，逐渐变得有规律，强度越来越强，持续时间延长，间隔时间缩短。

宫缩初期频率大约是10分钟1次，准妈妈会感到腹部阵痛，随后阵痛的持续时间逐渐延长，至40~60秒，程度也随之加重，间隔时间缩短，约3~5分钟。当子宫收缩出现腹痛时，可感到下腹部很硬。

0697 辨清假性宫缩

事实上，假性宫缩从怀孕6周时就开始了，并在孕晚期出现得越来越频繁。和临产宫缩不同的是，假宫缩无规律性，无周期性。

临产前，由于子宫下段受胎头下降所致的牵拉刺激，假性宫缩的情况会越来越频繁。假性宫缩一般表现为整个肚子绷紧发硬，与来月经时的小腹疼痛一样，疼痛感因人而异。疼痛只限于子宫下部，经数小时后又停止，无规律性。

0698 羊水破了，离生产不远了

破水是由阴道涌出一股水，犹如小便，无法控制地慢慢流出。这些液体为无色透明，可能含有胎脂等漂浮物。破水之后，不管在什么场合，准妈妈都应立即平躺，防止羊水流出，并立即就医。

0699 出现强烈便意要忍住

子宫收缩会造成胎头压迫准妈妈的直肠，准妈妈会出现强烈便意感，此时应到医院检查，切勿用力上厕所，否则可能将小宝宝产到马桶里。

其实想要用力分娩的感觉与想要大便的感觉是非常相似的。不和任何人打招呼，独自去卫生间，结果子宫颈口大开，胎儿的头部都露出来，甚至一下将宝宝生出来的情况都是发生过的。如果医生检查后发现准妈妈的子宫颈口已经开始张开，就不会允许准妈妈去卫生间了。

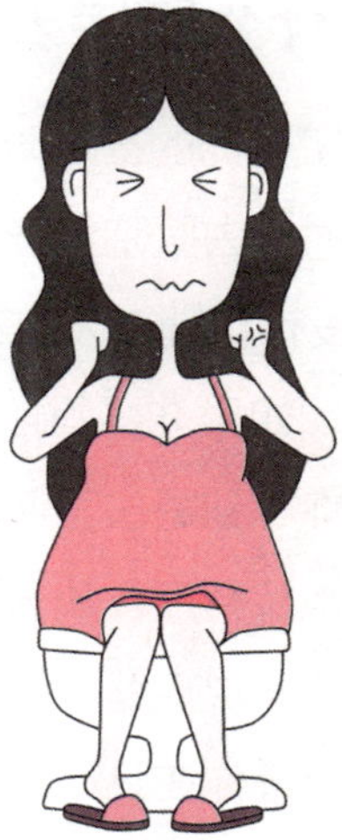

协和专家告诉你

准妈妈一旦疑似羊水破了，最好还是立即平卧，由家人送到医院，通过验pH值来判断。

0700 来不及去医院怎么办

准妈妈们都计算着自己的预产期，可是腹中的宝宝却总是不按常理出牌，经常毫无预兆地就要降临。不管在商场、车上，还是路上，宝宝才不在意呢，他迫不及待地想要出来看看这个世界了。

- 立刻打120，说清详细地址，请120派最近的护理人员来协助。
- 给家人打电话，老公、爸妈、公婆，随便挑一个打，相信他们知道了都会互相通知，火速赶回。
- 别忘了打开门，一定要记得打完电话后，先把家门打开，以免救护人员到了，你却疼得无法起身开门。
- 在救护人员到达之前，先平躺下来，并在身下垫个干净的棉被或其他柔软的物品，避免宝宝出生太快，头撞到地面。
- 事先要准备好大毛巾，在宝宝出生之后可以用大毛巾把他裹起来保暖。
- 如果准妈妈在车上，车内有干净棉质衣服和毛巾，最好能垫在屁股底下，接应胎宝宝头部的娩出。

0701 什么时候去医院待产

到了孕期的最后阶段，医生一般都会告诉准妈妈什么时候去医院待产。这取决于准妈妈的个人情况：有没有孕期并发症或别的高危因素，是不是第一胎等。如果准妈妈怀孕的情况并不复杂，医生可能会要你等到每次宫缩持续30秒、每5分钟一次以后才去医院待产。从一次宫缩开始起到下一次宫缩开始算作一次宫缩。原则上，如果你属于高危孕妇，医生会希望你在临产时尽早去医院。

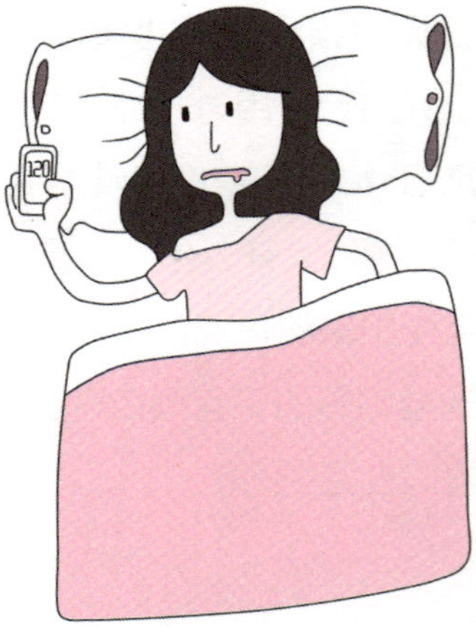

如果准妈妈分娩前的征兆还不明显，但已经觉得自己快要分娩了，可以去医院。一般情况下，医生会建议准妈妈留在家里再观察一下。

顺产和剖宫产

0702 顺产的3大产程

宝宝离开母体要经过3个阶段，医学上称为3个产程。这3个产程就是从子宫有节奏的收缩到胎盘娩出的全部过程，完成这个过程，才算分娩结束。

第1产程：宫口扩张阶段

注意休息，适当活动。只要能减轻阵痛，就是最佳体位。吃些高热量的食物，如粥、牛奶、鸡蛋等，多饮汤水以保证有足够的精力来承担分娩重任。每2~4小时主动排尿1次。

第2产程：娩出宝宝阶段

宫口开全后，准妈妈要注意随着宫缩用力。当宫缩时，两手紧握床旁把手，先吸一口气憋住，接着向下用力。宫缩间隙，要休息、放松、喝点水，准备下次用力。当胎头即将娩出时，准妈妈要密切配合接生人员，不要再用力，避免造成会阴严重裂伤。

第3产程：胎盘娩出阶段

分娩结束后2小时内，准妈妈应卧床休息，进食半流质饮食补充消耗的能量。一般产后不会马上排便，如果感觉肛门坠胀，有排大便之感，要及时告诉医生，医生要排除软产道血肿的可能。如有头晕、眼花或胸闷等症状，要告诉医生，以及早发现异常并给予处理。

0703 自然分娩会影响性生活吗

虽然大家都知道自然分娩的好处多，很多准妈妈却是仍然踌躇，最终还是因为心里恐惧或者是对顺产的误解而选择剖宫产。除了对顺产的恐惧，还有准妈妈认为自然分娩会影响性生活。其实这种想法是一种误解。阴道很有弹性，具有很强的扩张能力，只要产后多做阴道括约肌锻炼，就能恢复以往的紧致程度。

0704 剖宫产的“秋后算账”

绝大多数准妈妈都能顺利经阴道自然分娩，剖宫产只是处理高危妊娠、难产的重要手段之一。

剖宫产在一定程度上降低了准妈妈生产风险，但对于原本能够自然分娩的准妈妈来说，剖宫产并不是一种理想的分娩方式。

对妈妈的伤害：①并发症可能明显增加。②影响产后哺乳。③妈妈术后恢复慢。通常自然分娩2~4天后即可出院，剖宫产6~7天伤口才能愈合。

0705 不要挑日子生宝宝

其实自然分娩时，历时数小时的宫缩对胎宝宝的肺部是一个锻炼，胎宝宝呼吸道内积存的羊水和黏液也能被挤出，新生儿一出生立即有响亮的哭声

自然分娩的准妈妈在产后痛苦少，康复也比剖宫产的准妈妈快，产后并发症出现的概率也小。如果一味地为宝宝选择生肖时辰，而选择剖宫产来提前生产，对准妈妈和宝宝都没有益处。

0706 无痛分娩真的不痛吗

通常所说的无痛分娩，在医学上其实叫作分娩镇痛，是使用各种方法使分娩时的疼痛减轻甚至消失。分娩镇痛可以让准妈妈不再经历疼痛的折磨，减少分娩时的恐惧和产后的疲倦，让她们在时间最长的第1产程得到休息，当宫口开全时，因积攒了体力而有足够力量完成分娩。

无痛分娩并不是完全的无痛。分娩镇痛的方法有不同，包括陪伴分娩、水中分娩都可以纳入分娩镇痛的范畴，但这些方法镇痛效果并不好。

目前应用最多的、最好的方法是硬膜外病人自控镇痛。

但这种方法也不可能达到完全无痛的效果，而且准妈妈们体质不同，对疼痛的敏感程度不一样，所以也不一定就一点不痛，但至少可以很大程度上缓解分娩的疼痛。

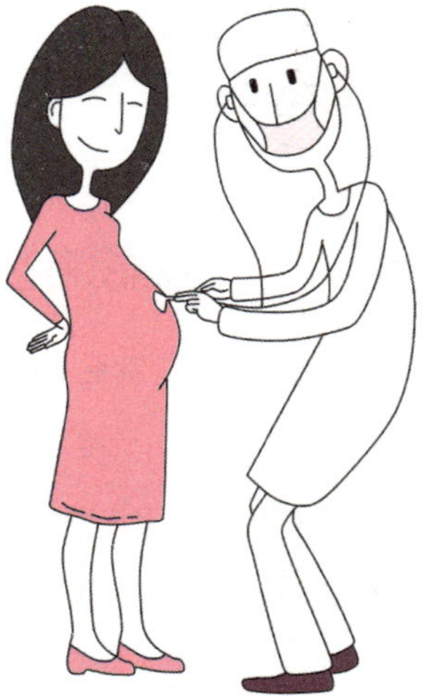

0707 自然分娩都要侧切吗

由于有些胎宝宝头较大，在通过狭小的会阴时，会造成会阴撕裂。为了避免这种会阴的损伤，在接生时会采取“会阴侧切”的方法，使会阴形成整齐的伤口，便于缝合，便于愈合，将分娩带给准妈妈的伤害降到最低。

但不是每个准妈妈分娩时都需要侧切，当宝宝中等大小，妈妈会阴条件好、具有很好的弹性和延展性、没有炎症时，就不需要侧切。

0708 对剖宫产宝宝的训练

研究表明，剖宫产的宝宝在出生的时候没有经过产道的挤压，缺乏生命中第一次触觉和本体感的体验和学习。这种体验的缺乏虽然不会影响宝宝的智商，但却容易让宝宝产生情绪敏感、注意力不集中、手脚笨拙等问题。

大脑平衡功能训练

在宝宝出生后3个月内，经常并且适度地抱着宝宝轻轻摇晃，让宝宝的大脑平衡能力得到最初的锻炼。在宝宝8个月左右时，开始训练宝宝的爬行能力。当宝宝再大一些的时候，让宝宝多走平衡木，或者多做荡秋千等游戏。

本体感训练

由于缺乏产道挤压这一最自然的本体感训练，剖宫产出生的宝宝容易对自己的身体感觉反应比较迟钝，身体的协调能力相对较差。新爸妈要让宝宝多进行各种体育活动：让宝宝学着翻跟斗，再大一点让宝宝拍皮球、跳绳、游泳、打羽毛球等。

触觉训练

剖宫产出生的宝宝由于缺少人生中第一次触觉的机会，在2~3岁以后还是很喜欢吮自己的手，除了吮手以外，他们还喜欢咬指甲、咬笔头，或者玩自己的生殖器。在性格上，这类宝宝比较容易发脾气、胆小、紧张、爱哭、偏食，喜欢招惹人等。

协和专家告诉你

剖宫产出生的宝宝聪明、顽皮，容易紧张，爸爸妈妈平时轻易不要训斥和惩罚他们。因为他们不是故意捣乱，他们不需要训斥、惩罚，而是需要训练矫正。

准爸爸随时准备休产假

0709 随时准备休产假

临近分娩期，准爸爸要跟单位提前打好招呼，以便准妈妈出现情况，准爸爸能第一时间陪伴左右。准爸爸休产假，不仅是男人的责任，也是准爸爸的义务。在准妈妈生产期间，准爸爸休产假不仅能照顾妻子，还可以照顾新生宝宝。

0710 协调婆媳关系

因为种种原因，有很多准妈妈的月子是婆婆来照顾。很多准妈妈和婆婆的生活习惯也许不同，认为婆婆只照顾孙子，忽略了自己；也许因为月子期间朝夕相处，婆媳之间的矛盾急剧恶化。这时作为准爸爸，就要及时沟通双方关系，避免矛盾激化，照顾好妻子和宝宝。

0711 学会挑月嫂

月嫂属于高级家政人员，肩负一个新生命与一位母亲安全健康的重任，有的还要料理一个家庭的生活起居。所以，请一个合格的月嫂很重要。想请月嫂的家庭可以从以下几方面考量：①是否出自正规家政公司。②身体是否健康。③性格是否合得来。

月嫂面试问题一览表

- 我可以带您去医院体检一下吗？
- 宝宝为什么会有湿疹，您有什么办法处理吗？
- 恶露和月经有什么区别？
- 怎样准确地给宝宝做脐部护理？
- 你觉得哪种吸奶器效果好？为什么？
- 请问新生儿有哪些早期智力开发的内容？
- 新生儿为什么会轻易溢奶？
- 母乳喂养、混合喂养、人工喂养哪个好？为什么？
- 你带过这么多宝宝，你觉得哪个雇主对你最好？为什么？
- 在家里需要用什么消毒伤口？（分剖宫产和顺产）
- 你一天能工作多久？你晚上大概什么时候睡觉？
- 生理性黄疸和病理性黄疸有什么区别？该怎么观察区别呢？

孕10月胎教：助力生产

0712 对付阵痛的几种姿势

很多准妈妈不选择顺产就是怕顺产太痛苦，太疼。其实如果做一些有利于顺产的运动，分娩会很顺利地进行，并且可以缓解疼痛。

- 抱住椅子靠背坐着。像骑马一样坐在椅子上，两腿分开，双手抱住靠背，低头。如果医院有能摇晃的椅子，前后摇动，可以缓解疼痛。
- 蹲下。双脚打开可以使骨关节打开，重复站立和蹲下的动作，调节呼吸缓解阵痛。
- 盘腿坐。两脚相对，双手放在膝盖上，不仅可以缓解阵痛，还可以打开骨关节，使胎宝宝顺利产下。
- 扭腰。慢慢地扭腰可以促进分娩，缓解阵痛。另外，阵痛变强之后，这个方法是挺过阵痛的要领。让两脚分开与肩同宽，一边深呼吸、闭上眼睛，一边唱歌，同时前后左右大幅度地慢慢扭腰。

0713 养精蓄锐，保持愉快心态

在各种胎教活动正常进行的同时，准妈妈孕晚期要消除害怕心理，保持期盼、愉快的心态。准妈妈情绪稳定、心情舒畅有利于胎儿出生后形成良好性情。而准妈妈大喜大悲、情绪不定，会对胎宝宝大脑的发育造成危害。因此，准妈妈现在要克服对分娩的恐惧，使自己精神愉快、心情舒畅，对生活充满希望。

协和专家告诉你

宝宝出生并不意味着胎教的结束。爸爸妈妈将胎教内容作为早教内容的延伸，让宝宝继续受到良好的教育。如果胎教得当，很多宝宝出生后依然会记得胎教时期接受的良好信息。

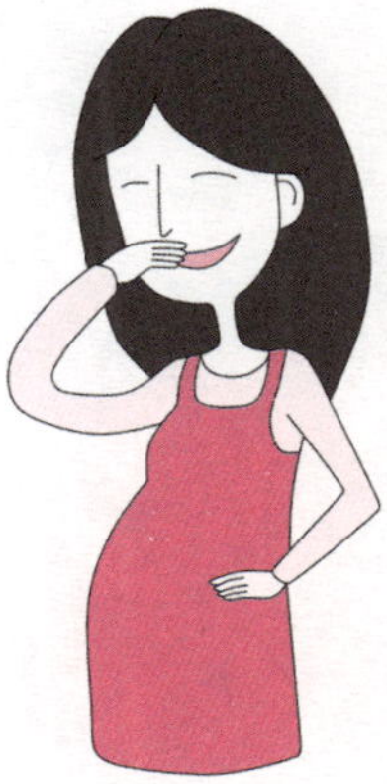

Part 5
分娩当天

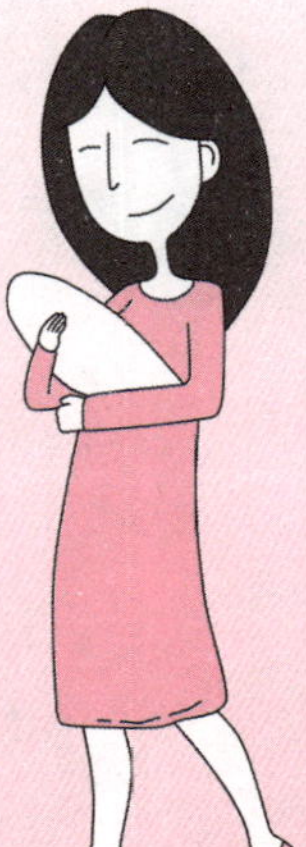

自然分娩与剖宫产的护理

通过阅读本部分内容你可以了解到

- 来回走动可以增加宫缩强度
- 吃点巧克力可以补充体力
- 阵痛来临不能大喊大叫
- 产后2小时要尽早给宝宝开奶
- 剖宫产手术前4小时应禁食
- 术后24小时要卧床休息
- 术后6小时可以喝萝卜汤排气
- 术后采取侧卧较好
- 半小时要翻一次身
- 术后24小时拔去导尿管
- 准爸爸要助力准妈妈生产
- 爸爸要鼓励妈妈喂养宝宝
- 生产后要密切关注阴道出血量
- 分娩当晚要有人陪床
- 准爸爸要照顾好新妈妈的饮食

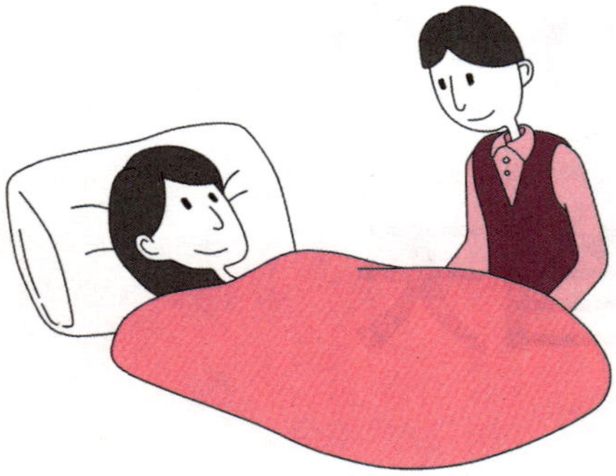

自然分娩

0714 阵痛来临不要大喊大叫

阵痛来临时大喊大叫并不好，妈妈大喊大叫往往会吞入大量气体，引起肠管胀气，以至不能正常进食，随之，脱水、呕吐、排尿困难等接踵而来。大喊大叫还会使妈妈筋疲力尽，子宫收缩也逐渐变得不协调，有时因宫缩乏力，宫口迟迟不能开大，导致产程停滞。

0715 来回走动，增加宫缩强度

如果妈妈处于临产的早期，还需要四处走动，多活动一下。可以在医生的建议下，在医院的走廊里散步或者爬楼梯等，加速产程。但是，不要认为肚子不是很疼，就私自跑出医院买东西。

0716 吃点巧克力补充体力

巧克力含有大量的优质碳水化合物，而且能在短时间内被人体很快消化吸收，产生大量的热能，供人体消耗。生产前准妈妈可适量吃些巧克力，其中所含的糖分在准妈妈体内转化成热能，可增强准妈妈的产力，帮助顺利分娩。

0717 积极配合医生

在孕期要多熟悉产程、分娩的知识，要有顺产的信心和勇气，消除心理负担，做到充分放松，学会配合医生。

但生产是一个复杂的过程，有许多不可预测的因素存在，所以还要在分娩时多听医生的建议，分娩过程中密切监护。如果出现不良情况，在必要的情况下，千万不要迟疑，应该尽量配合医生实行侧切。

协和专家告诉你

临产的准妈妈最好提前补充一些B族维生素，如果不及时补充，易导致体能下降。香蕉吃起来方便，矿物质多，能量也比较高，很适合准妈妈补充体力。

0718 不要忘了“拉梅兹呼吸法”

拉梅兹呼吸法可以缓解阵痛带来的疼痛感，掌握正确的用力方法，还可以缩短生产的产程。准妈妈在生产前也许疼得都忘记了这个方法，此时要冷静放松，试试“拉梅兹呼吸法”。简易版的学法：关键是学会腹式呼吸，吸气的时候肚子鼓起，呼气的时候肚子收紧，要慢慢练习掌握。

0719 产后2小时内尽早开奶

看到刚刚生出来的宝宝红红的脸蛋，甜甜地睡着，很多新妈妈真的不忍心打扰宝宝。可是医生通常建议新妈妈产后半小时内开始哺乳，最晚也不要晚于产后2小时。

新妈妈即使没有乳汁也要让宝宝吮吸，这样才能促进乳汁分泌。初乳中含有非常丰富的营养物质，宝宝吃了不仅可以提高免疫力，而且新妈妈奶水也会越来越多。

0720 排尿困难及时用导尿管

正常情况下，妈妈于分娩后4~6小时内应当解一次小便，有些分娩不顺利的妈妈，往往出现排尿困难。

这是因为顺产分娩非常消耗体力，再加上会阴部切口疼痛，妈妈感觉不到尿意，但是无论有无尿意都应在分娩后2小时内排尿。倘若顺产后6小时还是排尿困难，此时就应用导尿管排尿。

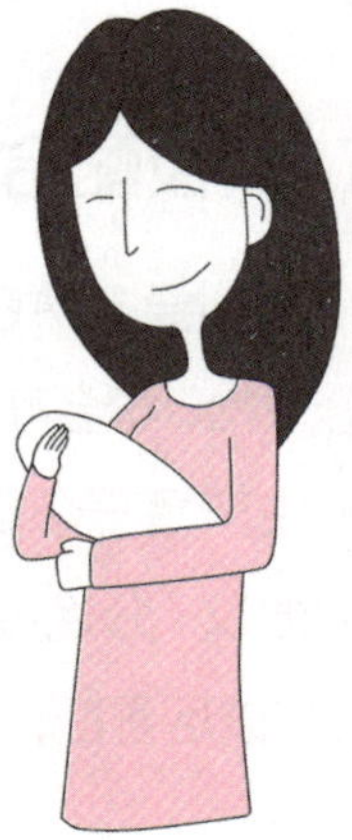

0721 产后第1餐 黄芪羊肉汤

原料：

羊肉200克，黄芪15克，红枣5颗，红糖20克，姜片、盐各适量。

做法：

❶将羊肉洗净，切成小块，放在沸水锅中略煮，去掉血沫，捞出；红枣洗净备用。❷将羊肉块、黄芪、红枣、姜片、红糖一同放入锅内，加清水，以大火煮沸。❸转小火慢炖至羊肉软烂，出锅前加入盐调味即可。

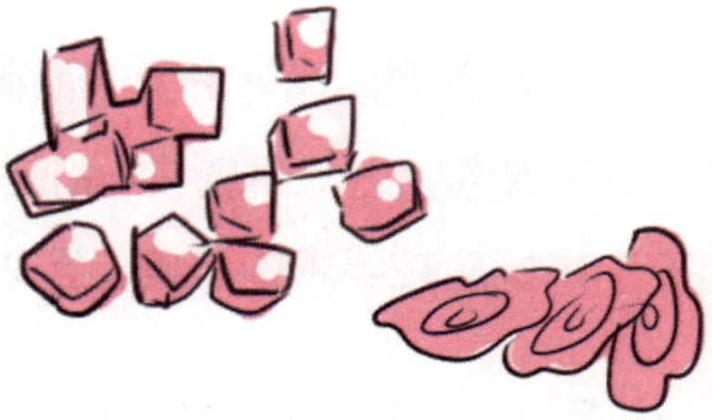

功效：

黄芪羊肉汤能够补充体力，有利于产后恢复，同时还有快速消除疲劳的功效，对于防止产后恶露不尽也有一定作用。

0722 产后第2餐 花生红枣小米粥

原料：

小米100克，花生50克，红枣8颗。

做法：

❶将小米、花生洗净，用清水浸泡30分钟。❷红枣洗净，去掉枣核。❸小米、花生、红枣一同放入锅中，加清水以大火煮沸，转小火将小米、花生煮至完全熟透后即可。

功效：

此粥营养丰富，对在生产过程中消耗了大量体力和营养物质的妈妈有很好的补益作用，可加快身体恢复的速度。

0723 产后第3餐 西红柿菠菜面

原料：

西红柿2个，菠菜50克，鸡蛋1个，面条100克，盐、油各适量。

做法：

❶将鸡蛋打匀成蛋液；菠菜洗净，切段，入沸水中略焯；西红柿洗净，切块。❷油锅烧热，放入西红柿块煸出汤汁，加入清水烧开。❸放入面条，煮至面条熟透，将蛋液、菠菜段放入锅内，大火再次煮开，加盐调味即可。

功效：

软软的面条非常好消化，西红柿稍酸的口感，可以帮新妈妈增强食欲。

剖宫产

0724 剖宫产术前4小时应禁食

剖宫产手术需要硬膜外麻醉，而麻醉的并发症就是呕吐和反流。术中呕吐、反流时，很容易使胃容物进入气管内，引起机械性气道阻塞，影响妈妈和宝宝的健康。所以剖宫产的妈妈应在手术前禁食，至少要提前4小时禁食。

0725 术后6小时内不能枕枕头

手术后回到病房，新妈妈需要头偏向一侧。去枕头平卧6 个小时。头偏向一侧可以预防呕吐物的误吸，去枕平卧则可以预防头痛。6个小时后，可以垫上枕头，进行翻身，变换不同的体位。采取半卧位的姿势比平卧更有好处，可以减轻对伤口的震动和牵拉痛。同时，半卧位还可使子宫腔内的积血排出。半卧位的程度，一般使身体和床呈20°~30° 为宜，可用摇床，或垫上被褥。

0726 术后24小时要卧床休息

无论是局部麻醉还是全身麻醉的妈妈，手术后24小时内都应卧床休息，每隔3~4小时在家人或者护理人员的帮助下翻一次身，以免局部压出褥疮。新妈妈要忍住疼痛多翻身，能帮助尽快排气。因为剖宫产手术对肠道的刺激，以及受麻醉药的影响，新妈妈在产后都会有不同程度的胀气。如果多做翻身的动作，会使肠蠕动功能尽快恢复，尽早排气解除腹胀，还可避免肠粘连。

0727 采取侧卧，多翻身

剖宫产妈妈身体恢复较慢，不能像自然分娩一样在产后24小时就可起床活动。因此，剖宫产妈妈会发生恶露不易排出的情况。如果采取半卧位，配合多翻身，就可促使恶露排出，避免剖宫产后恶露淤积在子宫腔内，引起感染而影响子宫复位，也有利于子宫切口的愈合。

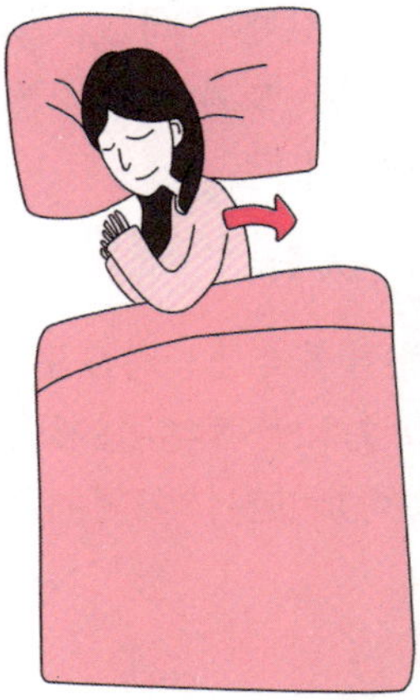

0728 密切关注阴道出血量

剖宫产时，子宫的出血会较多，新妈妈和陪护的家属要在手术后24小时内密切关注阴道出血量，如发现超过正常的月经量，要及时通知医生。另外，咳嗽、恶心、呕吐时，应压住伤口两侧，防止缝线断裂。

0729 少吃易产气食物

剖宫产手术6小时后，宜服用促进排气的食物，以增强肠蠕动，促进排气，减少腹胀，并使大小便通畅。易发酵产气多的食物，如糖类、黄豆、豆浆、淀粉类等，要少吃或不吃，以防腹胀。

0730 术后6小时喝萝卜汤

剖宫产手术由于肠管受刺激而使肠道功能减弱，肠蠕动减慢，肠腔内有积气，易造成术后的腹胀感。剖宫产妈妈6小时后宜喝萝卜汤等排气。萝卜汤具有增强肠胃蠕动、促进排气、减少腹胀，并使大小便通畅的作用。

0731 术后24小时拔掉导尿管

为了手术方便，通常在剖宫产术前要放置导尿管。术后24~48小时，麻醉药物的影响消失，膀胱肌肉才恢复排尿功能，这时可拔掉导尿管。只要一有尿意，就要努力自行解尿，降低导尿管保留时间过长而引起尿道细菌感染的危险性。剖宫产后，新妈妈应按平时习惯及时大小便。

协和专家告诉你

剖宫产后在饮食的安排上应以流食为主。待大量排气之后，饮食可由流质改为半流质，逐渐恢复到正常。禁止过早喝鸡汤、鲫鱼汤等油腻和催乳类食物。

妻子生产时准爸爸能做什么

0732 第1产程：辛勤“老黄牛”

第1产程开始时宫缩频率不高，强度不大。爸爸应该让妈妈抓紧这段时间好好休息，以保存体力。随着产程的递进，在第1产程结束时，不少新妈妈都在这一阶段接近崩溃，大喊“我不要生了”。因为这时新妈妈直肠已受到胎宝宝头部压迫，但宫口未开全又不能用力，急迫的便意会非常难受，认知力下降，感情易失去控制，不愿意让别人动她。爸爸此时要保持冷静，始终和新妈妈保持接触，比如拉着手，在新妈妈宫缩来临时和妈妈一起做呼吸技巧。

0733 第2产程：助力冲刺

新妈妈开始用力的冲刺阶段，此时爸爸应该是新妈妈的“拉拉队”，激发新妈妈的潜能。有的新妈妈疼痛时头会左右乱扭，爸爸要提醒新妈妈看着自己的手势，集中注意力，一起用憋气呼吸法。当宫缩来临时，爸爸大声地喊“1、2、3、4”记数，鼓励新妈妈一口气用到底，每一口气用力时间都比上一口气长，有助于加快第2产程。

0734 第3产程：鼓励喂养宝宝

生产前，妈妈的子宫有冬瓜般大，宝宝娩出后，子宫会收缩回椰子大小，之后再经过42天才能完全恢复。宝宝出生后陪产爸爸应及时帮妈妈按摩，可以促进子宫收缩，减少产后出血，而协助宝宝和妈妈实现“早接触、早吸吮”。让宝宝趴在妈妈胸口，刺激妈妈的乳头，也可以提高母乳喂养的成功率。

协和专家告诉你

陪产时，爸爸不要对妈妈说“你看人家谁谁谁都能坚持自己生了，你为什么不可以”这样的话。第1产程和第2产程是妈妈最痛苦、最想放弃的阶段，只要爸爸提到了宝宝，提醒妈妈自然分娩对宝宝的好处，都能给妈妈注入强大的信心和精神力量，让妈妈坚持下去。

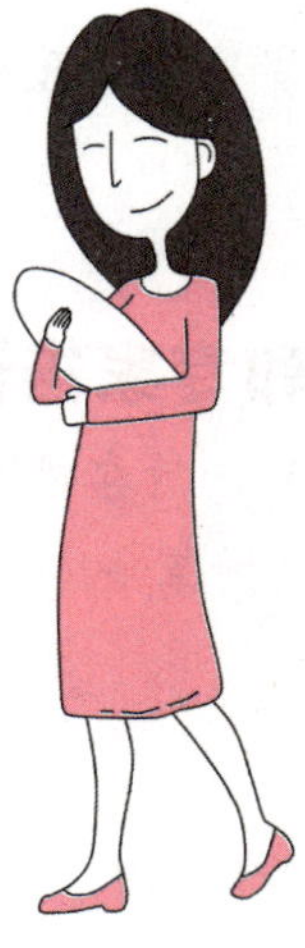

0735 观察妈妈产后的状况

产后妈妈需要到观察室休养并观察约30分钟，以防产后大出血或出现其他的意外状况，爸爸可随时协助观察妈妈产后的状况。

0736 不论生男生女，都开心

当妻子筋疲力尽地被护士从产房推出来时，爸爸别忘了及时地“献殷勤”，表示自己的感激和喜悦。

有的爸爸会送上一束妻子喜欢的鲜花，有的爸爸会紧紧地握住妻子的手，有的爸爸会给妻子一个拥抱，不论是什么样的方式，只要妻子能感受到爱意都可以。需要注意的是，有的宝宝会对花粉过敏，所以鲜花最好不要摆在病房里。

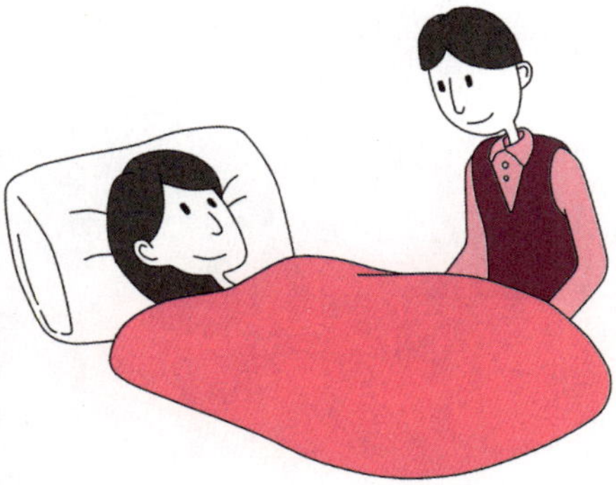

0737 分娩当晚陪床

不管是顺产还是剖宫产，产后新妈妈的身体都非常虚弱，丈夫的鼓励和关心能帮助她尽快恢复。很多医院晚间允许家属陪床，此时，爸爸要主动承担起陪床的工作，也会让妻子感受到关爱。

0738 安排好妈妈的饮食

妈妈的饮食一定要安排好。不要让妈妈受风、受凉。饭菜要做稀软些，不要给妈妈吃生冷硬的食物，盐要少放。

0739 学习照顾宝宝

抱宝宝的时候要轻，宝宝的腰、脖子要托住。宝宝饿了就喂点奶，妈妈要是还没下奶，可以先喂配方奶粉，但是要让宝宝尽早吮吸妈妈的乳头刺激下奶。

宝宝的小屁股要护理好，一定要保持干爽，否则会长红疹。宝宝的衣服不要穿得过厚，容易起痱子。宝宝虽然小，但和大人一样需要一个合适的温度。

Part 6
坐月子

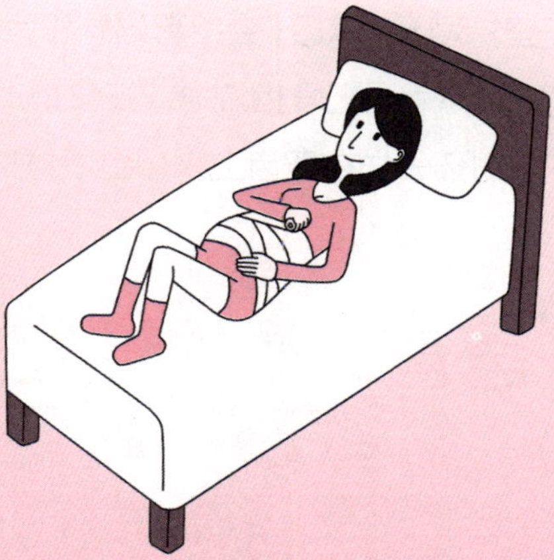

第2天

妈妈：红色恶露量增加

从产后第1天开始，新妈妈会排出类似“月经”的东西，这就是恶露。此后1周时间内，是新妈妈排恶露的关键期，第2天的恶露呈鲜红色。

0740 妈妈产后第1次下床

如果是顺产妈妈，在产后6~8小时就可以下床活动，每次5~10分钟。如果会阴撕裂或侧切，应在产后12小时以后再活动，动作要慢，避免将缝合的伤口撕开。剖宫产妈妈手术后24小时内需要卧床休息，第2天可以在床上活动或扶着床边走，之后可以下床活动。

0741 妈妈产后第1次排尿

如果是顺产妈妈，一般在分娩后4小时即可排尿。产后第1次排尿会有疼痛感，这是正常现象，妈妈不要担心。如果实在排不出，可以请医生进行药物治疗或导尿。

剖宫产妈妈在手术后会进行导尿，一般手术后24小时就可以拔掉导尿管，妈妈需要自行排尿。

0742 前3天刷牙用指漱

传统认为“坐月子时不能刷牙、漱口”，从今天的医学角度来看，这种说法毫无科学根据。坐月子期间不坚持刷牙、漱口，会给新妈妈和宝宝的健康带来危害。但产后前3天应采用指漱最好，指漱就是把食指洗净或在食指上缠上纱布，然后把牙膏挤于手指上充当刷头，像正常刷牙一样在牙齿上来回上下擦拭，用温水漱口，最后再用手指按压牙龈数遍。

爸爸：看护好宝宝

产后新妈妈身体还很虚弱，宝宝此时又非常需要照顾，爸爸要担负起看护宝宝的重任，随时和宝宝在一起。

第2天月子餐

0743 薏米红枣汤 缓解失眠症状

原料：

薏米100克，鲜百合20克，红枣10颗。

做法：

❶将薏米淘洗干净，放入清水中浸泡4小时；鲜百合洗净，掰成片；红枣洗净，去核。❷将薏米和清水一起放入锅中，大火煮开后，转小火煮1小时。❸放入鲜百合、红枣，再煮30分钟即可。

功效：

薏米有清利湿热、利小便的功效，百合可以缓解产后失眠症状，红枣是天然的补血上品。

0744 什菌一品煲 开胃

原料：

猴头菌、草菇、平菇、白菜心各50克，干香菇30克，葱花、盐各适量。

做法：

❶干香菇泡发后洗净，去蒂，划出花刀；平菇洗净切去根部，撕片；猴头菌、草菇洗净后切开；白菜心掰开洗净。❷锅内放入清水、葱花，大火烧开。❸再放入香菇、草菇、平菇、猴头菌、白菜心，转小火炖煮10分钟，加盐调味即可。

功效：

什菌一品煲有很好的开胃作用，很适合产后虚弱、食欲不佳的新妈妈食用。

0745 红糖小米粥 补气血

原料：

小米100克，红糖适量。

做法：

❶将小米洗净，放入锅中，加适量清水，大火烧沸，转小火慢慢熬煮。❷待小米开花时加入红糖拌匀，再熬煮几分钟即可。

功效：

红糖、小米是坐月子常用的传统食材，搭配食用能为新妈妈迅速补充气血。

第3天

妈妈：开始分泌乳汁

母乳中不仅各种营养素含量高，还含有多种抗感染因子，使得母乳喂养的宝宝抵抗力强，呼吸道及肠道感染明显低于人工喂养的宝宝。现在，新妈妈开始分泌乳汁，同时食欲也变得旺盛。

0746 不同时期的乳汁和营养

宝宝一出生，妈妈就开始分泌乳汁，但不同时期分泌的乳汁营养成分也略有差异，这种差异正好适应了宝宝身体的需要。初乳是指分娩后4~5天内分泌的乳汁，呈淡黄色，较黏稠。其中含有丰富的热量和磷酸钙、氯化钙等，并含有丰富的免疫类物质。所以，妈妈产后应及时让宝宝吮吸乳汁。过渡乳是指分娩后6~10天分泌的乳汁。成熟乳是分娩后11天到9个月分泌的乳汁。晚乳是分娩10个月以后分泌的乳汁。过渡乳、成熟乳和晚乳中都含有丰富的蛋白质和热量，同时也含有符合宝宝不同阶段成长需求的免疫类物质。

0747 宜喝生化汤排毒

一般自然分娩的妈妈在无凝血功能障碍、血崩和伤口感染的情况下，可以产后第3天服用，每天1帖，连服7~10帖。剖宫产妈妈最好在产后7天以后服用，每天1帖，每帖分3份，早中晚三餐前温热服用，连续服用5~7帖。喝之前可咨询医生。

爸爸：协助妻子下床走走

新妈妈生产时会消耗很多体力，易感到疲劳，的确需要很好休息，但长期卧床休息不活动也有许多坏处。如无特殊情况，顺产的新妈妈产后24小时，就可起床下地活动了。新爸爸应协助妻子下床走几步，促进宫内积血排出，减少感染的发生。

第3天月子餐

0748 胡萝卜小米粥 恢复体力

原料：

小米、胡萝卜各50克。

做法：

❶将小米淘洗干净；胡萝卜洗净，切丁。❷将小米和胡萝卜放入锅中，加适量清水，大火煮沸，转小火煮至胡萝卜绵软，小米开花即可。

功效：

小米与胡萝卜同食，可滋阴养血，最适合产后新妈妈调养身体，恢复体力。

0749 芪归炖鸡汤 助恶露排尽

原料：

公鸡1只，黄芪50克，当归10克，盐适量。

做法：

❶公鸡处理干净，用清水冲洗；黄芪去粗皮，与当归均洗净。❷砂锅中加水后放入全鸡，烧开，撇去浮沫。❸加黄芪、当归，小火炖2小时左右；加入盐，再炖2分钟即可食用。

功效：

黄芪和当归同食，有利于产后子宫复原、恶露排除，但有高血压的新妈妈慎食。

0750 生化汤 活血散寒

原料：

川芎6克，黑姜10克，甘草3克，大米100克，当归、桃仁各15克，红糖适量。

做法：

❶大米淘洗干净，用清水浸泡30分钟。❷将当归、桃仁、川芎、黑姜、甘草和水以1:10的比例共同煎煮。❸所有原料需要用小火煮30分钟，取汁去渣；将药汁和大米熬煮为稀粥，调入红糖即可。

功效：

生化汤具有活血散寒的功效，可缓解产后血瘀腹痛，恶露不尽。

第4天

妈妈：子宫慢慢缩小

今天，妈妈也许会有些感觉子宫在慢慢缩小，已经下降到肚脐和耻骨联合之间了。如果是母乳喂养宝宝，子宫的缩小会更快一些，因为在哺乳期间会释放较多的催产素。顺产妈妈产后第4天就可以出院，如果是剖宫产妈妈一般需要住院1个星期。

0751 家中温度适宜

冬季，新妈妈出院时要比常人稍多穿一件厚外套，要戴上帽子，围上围巾；春秋季节多穿一件风衣或外套即可，也需戴上便帽以防风；夏天则要注意不要捂得太严、穿得太多，以防新妈妈出汗过多中暑，或汗后被风吹着凉。回家时，家人一定要提前将家中温度调好。一般情况下，冬天室温要保持在18~25℃，湿度要保持30%~80%；夏天室温则要保持在23~28℃，湿度要保持在30%~60%。最好在家中放置一个测试温度和湿度的仪器。

0752 和宝宝多亲密接触

现代亲密育儿法提倡母婴同室。宝宝从一出生就要和妈妈待在一起，要充分进行肌肤接触。蒙台梭利教育法的教育理念认为，童年宝宝的智慧都是通过爸爸妈妈对其身体的触摸获得的。所以，爸爸妈妈一定不要吝啬抚摸和怀抱。

爸爸：接妻子和宝宝回家

如果是顺产，今天可以接妻子和宝宝回家了。不过在这之前，要把家里收拾得干净点。“产后抑郁”可是说来就来的，爸爸要尽量避开那些会惹新妈妈不开心的事。此外，干净的室内环境对妈妈身体的恢复和宝宝的健康成长都十分重要。

第4天月子餐

0753 葡萄干苹果粥 增强记忆力

原料：

大米50克，苹果1个，葡萄干20克，蜂蜜适量。

做法：

❶大米洗净沥干。❷苹果洗净去皮，切丁，要立即放入清水锅中，以免氧化。❸锅内再放入大米，与苹果一同煮沸后，改用小火煮40分钟。❹晾凉后加入蜂蜜、葡萄干搅匀即可。

功效：

新妈妈常有健忘的情况发生，苹果含丰富的锌元素，多吃苹果可以增强记忆力。

0754 肉末蒸蛋 补益脏腑

原料：

鸡蛋2个，猪肉50克，水淀粉、盐、葱花、酱油各适量。

做法：

❶将鸡蛋打散，放入盐和适量清水搅匀，上锅蒸熟；将猪肉洗净，剁成末。❷油锅烧热，放入肉末，炒至松散出油；加入葱花、酱油及水，用水淀粉勾芡后，浇在蒸好的鸡蛋上即可。

功效：

鸡蛋及猪肉均有养血生津、补益脏腑的功效，非常适合脾胃虚弱的新妈妈。

0755 干贝冬瓜汤 抗抑郁

原料：

冬瓜100克，干贝50克。

做法：

❶冬瓜削皮，去子，洗净后切片；干贝洗净，浸泡30分钟，去掉老肉。❷干贝放入瓷碗内，加入水，水以没过干贝为宜，隔水用大火蒸30分钟。❸再与冬瓜片一起放入锅内，加水煮15分钟出锅即可。

功效：

干贝有稳定情绪的作用，吃些天然食物来对抗抑郁，对妈妈和宝宝来说都有益处。

第5天

妈妈：每天保证8~9小时睡眠

生完宝宝后，妈妈有很多事要做，喂奶、换尿片、哄宝宝睡觉，连睡个好觉都快成了一种奢望。一项最新的调查显示，有超过40%的妈妈都会出现睡眠问题。因此，为了自己和宝宝的身体健康，妈妈必须保证每天的睡眠时间在8~9小时。睡前不吃巧克力、甜点，不喝饮料。因为甜食很容易让人感到激动、兴奋，导致难以入眠。

0756 不要睡过软的床

坐月子睡什么样的床也要注意。为了保护妈妈的腰骨，避免腰痛，最好不要睡太软的床，尤其是剖宫产的妈妈。还有，注意垫的被褥不要过厚，即使在冬季也要比怀孕后期薄一些。此外，盖的被子宜轻，要选用棉质或麻质等轻柔透气的床上用品，每1~2周换洗和暴晒1次。

0757 下床活动要防止眩晕

妈妈下床时，应有家属陪伴协助，下床前先在床头坐5分钟，确定身体没有不适再起身。下床排便前要先吃点东西才能增强体力，以免昏倒在厕所。上厕所后站起来动作要慢，不要突然起身。如果有头晕现象，要立刻坐下来，把头向前放低，在原地休息，并喝点热水，等到脸色恢复，再移动回到床上。

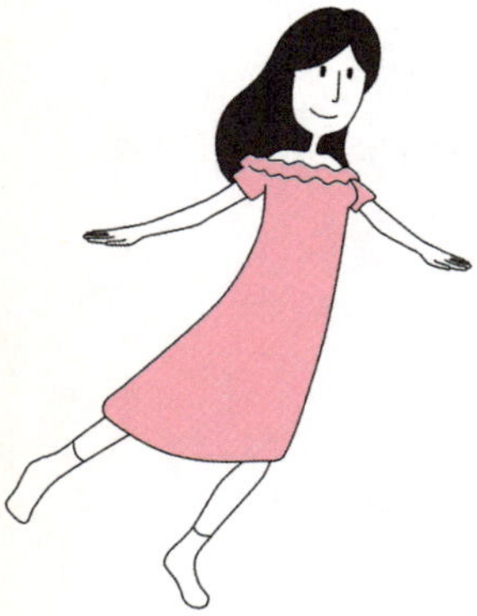

爸爸：多给妻子心理安慰

爸爸要多鼓励妻子坚持母乳喂养，对于母乳喂养遇到的问题，爸爸一定要通过咨询医生、请教老人、多查资料一一解决。别忘了强调母乳喂养对妈妈和宝宝都有好处，爸爸不妨多说几次“多给宝宝吃母乳，身材会恢复得更快哦”。

第5天月子餐

0758 西红柿菠菜蛋汤 增强免疫力

原料：

西红柿2个，菠菜50克，鸡蛋1个，香油、盐各适量。

做法：

❶将西红柿洗净，去皮，切片；菠菜择洗干净，切成段，入沸水略焯；鸡蛋打散。❷油锅烧热，放入西红柿煸出汤汁，加入适量水。❸水烧开后，放入菠菜、蛋液、盐，再煮3分钟，出锅时滴入香油即可。

功效：

西红柿不仅能抗氧化，还有增强免疫力的功效，可增强产后妈妈的抵抗力。

0759 红枣莲子粥 补元气

原料：

糯米100克，红枣6颗，莲子10克。

做法：

❶将糯米洗净，并加清水浸泡约1小时；红枣洗净；莲子要用温水略浸泡。❷将泡过的糯米连同清水一起放入锅内，再放入红枣和莲子。❸先以大火煮沸，再转小火煮成稍微黏稠的粥即可。

功效：

糯米有健脾益气、调和气血的功效，莲子特别适合妈妈滋补元气。

0760 四物炖鸡汤 减轻产后腹痛

原料：

乌鸡1只，当归、白芍、熟地各10克，川芎6克，盐、姜片、葱段、绍酒各适量。

做法：

❶将乌鸡处理干净，洗净，入沸水中焯一下，再用清水冲洗干净；当归、川芎、白芍、熟地洗净，切成薄片，装入双层纱布袋中。❷将锅置火上，放入乌鸡和药包，汤沸后，撇去浮沫。❸加姜片、葱段、绍酒，转小火炖至鸡肉和骨架变软，加盐调味，除去药包即可。

功效：

四物药材可以促进子宫收缩，具有减轻产后腹痛的作用。

第6天

妈妈：不要盲目“捂”月子

妈妈回家后，要经常开窗通风，通风可谓是一种简单、方便、有效的空气消毒方法，可以大大减少居室内的病菌。

0761 会阴侧切伤口护理

在产后前几天，卫生巾要经常更换，以防伤口感染细菌。回家前，医生会根据具体情况，给出冲温水、冲洗液、坐浴等不同的建议。大小便之后，妈妈也要用温水冲洗外阴，以保持伤口的清洁和干燥。此外，如果伤口在左侧，应该向右侧睡；如果伤口在右侧，应该向左侧睡。

0762 剖宫产伤口护理

一般剖宫产的手术伤口较大，完全恢复需要4~6 周的时间。妈妈不要过早地揭伤口的结痂，容易发炎，最好待结痂自然脱落。

注意保持伤口处的卫生，及时擦去汗液，不要用手去抓挠，也不要用衣服摩擦瘢痕来止痒，还要避免太阳直射，以免色素沉淀。为了伤口及时愈合，妈妈还要改善饮食习惯，多吃鸡蛋、瘦肉、水果和蔬菜等，能促进血液循环，改善表皮代谢功能。

0763 可以穿哺乳内衣

妈妈在哺乳期间可选择专用的窗式结构的棉质哺乳内衣，轻薄透气、吸水性好，以起到支托乳房和方便哺乳的作用。如果妈妈乳汁较多，可以购买偏大一点的，方便加入防溢乳垫。另外，贴身内衣应该经常换洗。

爸爸：给宝宝换尿布

宝宝半夜常常会尿尿，尿湿了睡得不舒服就会哭闹。尿布长时间不换，还会导致宝宝红屁股。新妈妈此时身体正虚弱，体贴的新爸爸半夜里应该主动起床给宝宝更换尿布。

第6天月子餐

0764 黑芝麻杏仁粥 缓解便秘

原料：

黑芝麻20克，熟杏仁15克，大米100克，冰糖适量。

做法：

❶将黑芝麻、大米洗净。❷将杏仁去皮；黑芝麻与大米一起放入料理机中打成糊状。❸锅内放少许水，烧沸，加冰糖溶化后将黑芝麻米糊缓缓放入，边倒边搅拌，煮熟后放入杏仁即可。

功效：

此粥具有润肠通便、益气健脾的功效，适用于产后津伤、肠失濡润而致的便秘。

0765 黑木耳炒鸡蛋 止血止痛

原料：

鸡蛋2个，水发黑木耳50克，葱花、香菜段、盐、油各适量。

做法：

❶将水发黑木耳择洗干净，沥水；将鸡蛋打入碗中，搅匀。❷油锅烧热，将鸡蛋倒入，炒熟。❸另起油锅，将黑木耳放入锅内炒几下，再放入鸡蛋，加入盐、葱花、香菜段调味即可。

功效：

黑木耳有益气强智、止血止痛等功效，是产后贫血妈妈重要的保健食品。

0766 嫩炒牛肉片 补血

原料：

牛肉400克，香油、料酒、水淀粉、葱丝、姜丝、盐、油各适量。

做法：

❶将牛肉洗净，切成薄片，加适量水淀粉，抓拌均匀。❷油锅烧热，牛肉片下锅，滑开炒熟，放入葱丝、姜丝、料酒、盐翻炒几下，淋上香油即可。

功效：

牛肉富含蛋白质，能提高机体抗病能力，适合产后妈妈补血、修复组织。

第7天

妈妈：会阴缝合部位愈合

实施了会阴侧切手术的新妈妈会阴缝合部位基本愈合，此时的子宫缩小到只有拳头大小。大概 2 周后完全愈合，也有需要 1 个月左右才完全恢复的。在此阶段，新妈妈切忌用力，勿提重物，避免性行为。

0767 穿带后跟的棉拖鞋

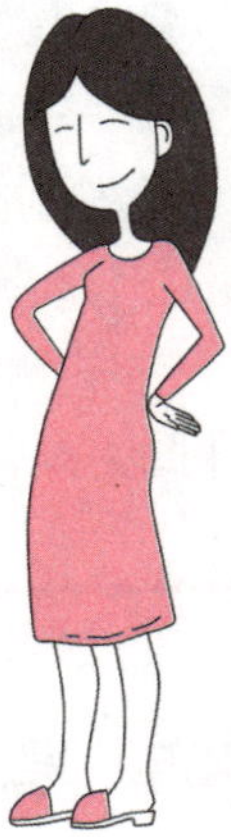

生完宝宝后，新妈妈不要忽视脚部的保暖，一定要穿带后跟的棉拖鞋，不能让脚后跟受凉。因为脚后跟的内侧就是子宫反射区，脚后跟的外侧就是卵巢反射区，脚受凉之后会引起血液瘀堵，对健康十分不利。即使在室内活动，也应该穿带后跟的棉拖鞋，不要穿无后跟拖鞋，更不要穿高跟鞋。

0768 妈妈穿衣要点

坐月子期间出汗多，这时，新妈妈应该多备一些内衣裤，感觉出汗太多的时候要立马把衣服换下来，以防着凉。另外，新妈妈还要注意的是，如果自己有夜里蹬被子的情况，最好穿着睡衣和袜子睡觉，以免着凉。

0769 空调、风扇不要对着吹

坐月子期间，如果气温过高或者过低，新妈妈可以通过空调和风扇来调节室温，但注意不能让风对着新妈妈和宝宝吹，否则，易引起感冒。

爸爸：学习给宝宝穿衣服

给宝宝穿衣服时，先将干净衣服展开，解开衣带，平放在床上，然后将宝宝放到展开的衣服中。爸爸从宝宝衣服袖口处伸手，穿过整个袖子，抓住宝宝手臂，帮宝宝穿好一个袖子，再用同样方法帮宝宝穿好另一只手臂，整理好前襟，系上带子。

第7天月子餐

0770 什锦海鲜面 增强记忆力

原料：

面条150克，虾2只，鲜鱿鱼1只，干香菇2朵，猪肉15克，葱花、油、盐各适量。

做法：

❶虾洗净，去虾线，去头；鱿鱼、猪肉洗净，切片；干香菇泡发，洗净，去蒂，切片。❷油锅烧热，下葱花、猪肉炒香，再放入香菇片和适量水煮开。❸将鲜鱿鱼、虾放入锅中煮熟，加盐调味后盛入碗中；面条用开水煮熟，捞起放入碗里即可。

功效：

什锦海鲜面富含蛋白质、钙、磷、铁等，可以补充脑力，改善妈妈产后记忆力下降。

0771 山药羊肉羹 缓解失眠

原料：

羊肉200克，山药150克，鲜牛奶、盐、姜片各适量。

做法：

❶羊肉洗净，切丁；山药去皮，洗净，切丁。❷将羊肉、山药、姜片放入锅内，加入适量清水，小火炖煮至肉烂，出锅前加入鲜牛奶、盐，稍煮即可。

功效：

山药羊肉羹可以益气补虚、温中暖下，缓解妈妈产后疲倦气短、失眠等症。

0772 空心菜排骨汤 补钙

原料：

排骨200克，空心菜100克，虾米50克，香油、盐各适量。

做法：

❶排骨洗净，切成小块；空心菜洗净，切段；虾米用清水浸泡。❷锅内加适量清水，放入排骨、虾米，以大火煮滚。❸转中火煮1小时，放入空心菜、香油、盐，煮5分钟即可。

功效：

空心菜和排骨都富含钙质，可以为妈妈提供充足的钙。

第2周

妈妈产后变化

0773 第8天水肿和瘀血消失

分娩后，阴道变为松弛的管道，阴道周围组织和阴道壁出现水肿，瘀血呈紫红色。如果没有严重的损伤，产后1周内，水肿和瘀血就可迅速消失，组织的张力逐渐恢复。这时，妈妈最好能进行产后锻炼，否则难以恢复到孕前的水平。如果产后过早劳动，特别是体力劳动，则可能引起阴道壁膨出及子宫脱垂，应特别注意。

0774 产后要少吃味精

味精的主要成分是谷氨酸钠，对12周以内的宝宝有不利影响。如果哺乳妈妈食用过多的味精，谷氨酸钠就会通过乳汁进入宝宝体内，导致宝宝出现味觉差、厌食等症状。

还有人认为，大量味精会造成宝宝智力减退、生长发育迟缓、性晚熟等不良后果。因此，哺乳妈妈在3个月内应少吃或不吃味精。

0775 产后大量出汗

妈妈在生完宝宝之后会大量出汗，这种情况会持续2~3周，不必太担心。大量出汗与分娩时消耗大量体力有关，此外，孕期雌激素水平增高，使妈妈身体内潴留一些水分，这些多余的体液都要通过尿液和汗液排出。

妈妈大量出汗这段期间，需要适当饮水，补充体液，还要注意皮肤清洁，经常洗澡或擦澡。穿衣服也要适当，穿太厚会妨碍汗液排出，穿太少又容易感冒。最好和平时穿差不多，以不感觉冷或热为宜。

0776 第9天恶露减少

本周新妈妈的恶露量比上一周明显减少，有点血腥味，但不臭。新妈妈要留心观察恶露的质、量、颜色及气味的变化，以便掌握子宫恢复情况。

0777 乳汁分泌更加顺畅

第2周开始，妈妈的乳汁分泌得更加顺畅。其实大部分妈妈的奶水对宝宝来说都是充足的，关键是要坚持让宝宝吮吸，尽量排空乳房，使乳汁分泌顺畅，这样还有利于赶走乳房的胀痛问题。同时，妈妈在饮食上最好也注意搭配，适当添加一些汤水，如猪蹄汤、鱼汤之类的高蛋白汤水，有助于乳汁分泌。

0778 恶露由鲜红色变为浅红色

产后第1周，恶露的量较多，颜色鲜红，含有大量的血液、小血块和坏死的蜕膜组织，称为“红色恶露”。1周以后至半个月内，恶露中的血液量减少，较多的是坏死的蜕膜、宫颈黏液、阴道分泌物及细菌，使得恶露变为浅红色的浆液，此时的恶露称为“浆性恶露”。

0779 产后妈妈要补钙

产后妈妈体内钙含量下降，骨骼更新钙的能力下降，加之哺乳也会让妈妈流失更多的钙。研究表明，每分泌1000~1500毫升的乳汁，妈妈就要失去300~500毫克的钙，乳汁分泌量越大，钙的流失量就越多。

因此，产后妈妈应多吃含钙丰富的食物。牛奶、鸡蛋不仅含钙丰富，且易于吸收。如果食补效果不佳，妈妈也可以在医生的指导下服用钙剂。

0780 乳房变得更加充盈

喂奶后，妈妈的乳房变得更加充盈。妈妈要保持乳房的清洁，必须经常清洁乳房。每次喂奶前，都要把乳房擦洗干净。

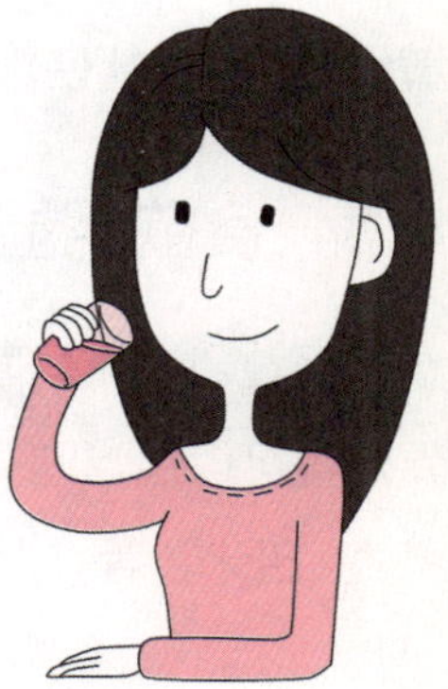

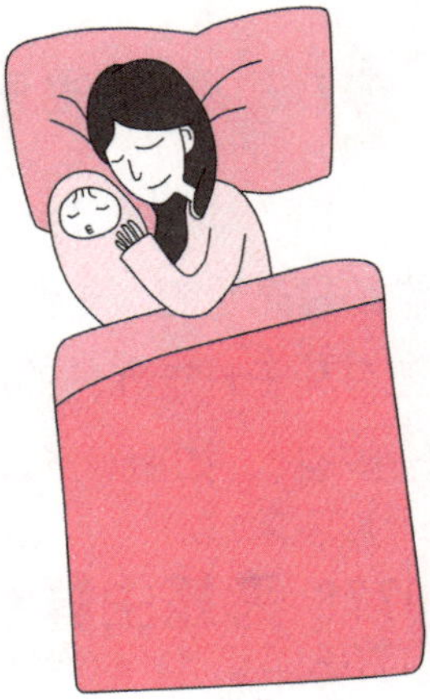

0781 和宝宝同步休息

休息好才能恢复得快，新妈妈要珍惜每一个睡眠机会。宝宝醒着的时候离不开人的照顾，新妈妈也要时常给宝宝喂奶。当宝宝安然入睡时，新妈妈不要上网或玩手机，而是抓紧时间闭目养神，跟宝宝 的作息时间保持一致。

0782 不能挤压乳房

乳房受外力挤压，会有两大弊端：一是乳房内部软组织易受到挫伤，使内部引起增生；二是乳房受到外力挤压后，外部形状容易改变，使上耸的双乳下塌、下垂等。所以妈妈睡觉时尽量不要长期向一个方向侧卧，这样不但易挤压乳房，也容易引起两侧乳房发育不平衡。

0783 坐月子期间不要流泪

坐月子期间，新妈妈可不能流泪，俗话说“新妈妈一滴泪比十两黄金还贵重”。这话是有道理的，女性身体的老化从眼睛开始，因此产后眼部的保养非常重要。

新妈妈如果哭泣的话，眼睛会提早老化，有时会演变为眼睛酸痛或白内障。新妈妈可以经常做一做眼保健操。另外，经常吃些动物肝脏、蜂蜜或胡萝卜、南瓜等黄绿色蔬菜，能使眼睛明亮，这些食物中富含维生素A和维生素B_2。

0784 食欲明显增强

经过2周的调养，新妈妈的肠胃功能逐渐恢复，胃口也开始好起来。从现在开始，新妈妈可以适当吃一些有营养的食物，粗粮和细粮都要吃，还可搭配杂粮，如小米、燕麦、玉米粉等。此外，少吃寒凉食物，哺乳妈妈避免吃麦芽等回乳食物。

准爸爸规划好如何伺候月子

0785 产假结束，安排好月子

爸爸的产假时间比较短，休完产假后就要恢复正常的上班时间。然而，此时妈妈的身体还比较虚弱，宝宝也非常需要人照顾。爸爸要安排好如何伺候月子，是请月嫂还是找双方的父母，都要提前安排好，不要到时候手忙脚乱。

0786 控制亲友的探视频率

妈妈的身体经过1周多的调养，已经恢复了些，但还是很虚弱。对于亲朋好友的探望，爸爸要事先征求一下妻子的意见，在不打扰宝宝休息、妈妈调理的情况下，有选择地进行接待。

0787 定期打扫房间

坐月子期间，如果妈妈和宝宝的房间杂乱无章、空气污浊、喧嚣吵闹，就会使妈妈的身心健康受到很大影响。因此，产后妈妈的房间一定要安宁、整洁、舒适，才有利于身体的康复。

爸爸可以定期打扫、消毒坐月子的房间。要保持卫生间的清洁卫生，随时清除便池的污垢，以免污染室内空气。最后提醒一点，爸爸要监督自己和家人，不要在房间里抽烟。

协和专家告诉你

虽然爸爸现在休完产假去上班，但是在休息期间依然可以学习怎样带宝宝。比如怎样给宝宝冲奶粉，怎样给宝宝洗澡，怎样消毒奶瓶等等。即使不会，也可以向妈妈请教学习。这样，不仅能体会做爸爸的责任，还能为妻子减轻压力。

营养食谱

0788 萝卜蛏子汤 补钙

原料：

萝卜50克，蛏子100克，葱花、姜片、盐、植物油各适量。

做法：

❶将蛏子洗净，放入淡盐水中泡2小时，入沸水略汆烫，剥去外壳。❷把萝卜洗净，削去外皮，切丝。❸油锅烧热，放入葱花、姜片炒香后，倒入清水，将备好的蛏子肉、萝卜丝一同放入锅内炖煮，汤煮沸后，放入少许盐即可。

功效：

萝卜蛏子汤很鲜美，可以有效增强产后妈妈的食欲。蛏子中钙含量很高，是产后妈妈补钙的佳品。

0789 花生红小豆汤 补血

原料：

红小豆80克，花生仁50克，糖桂花适量。

做法：

❶将红小豆与花生仁清洗干净。❷将红小豆与花生仁连同清水一并放入锅内，开大火煮沸。❸煮沸后改用小火煲1小时，出锅时将糖桂花放入即可。

功效：

红小豆有很好的补血作用，还可以利尿，有助于产后妈妈消肿，让身体尽快恢复到以前的状态。

0790 海带豆腐汤 补钙

原料：

嫩豆腐150克，海带100克，盐、葱段各适量。

做法：

❶将豆腐洗净，切块；海带洗净，切成长条。❷锅中加清水，放入海带条并用大火煮沸，改用中火将海带煮软，放入豆腐块煮熟，加盐、葱段即可。

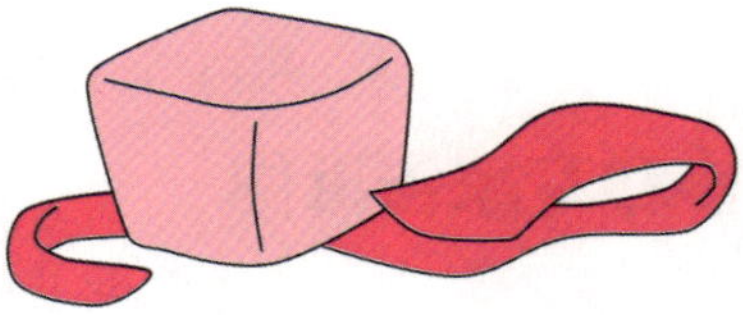

功效：

豆腐中含丰富的钙，哺乳妈妈经常喝此汤，能提高母乳的含钙量。

0791 豆浆海鲜汤 补充蛋白质

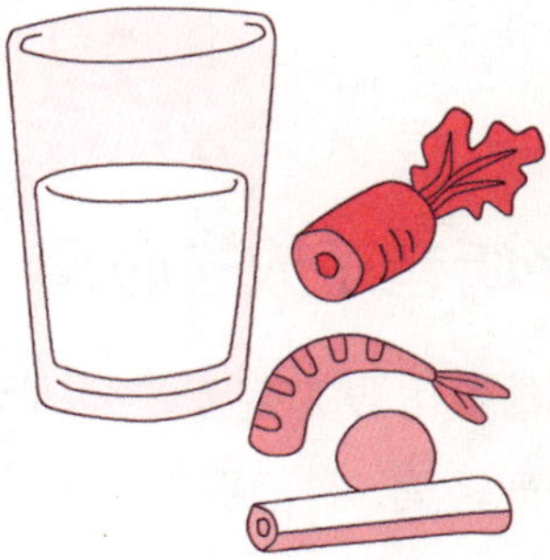

原料：

生豆浆300毫升，虾仁60克，鱼丸、蟹足棒各50克，胡萝卜、西蓝花、葱段、姜片、盐、香油各适量。

做法：

❶虾仁、蟹足棒洗净，切段；西蓝花择洗干净，掰成小朵；胡萝卜去皮洗净，切滚刀块。❷锅中放入葱段、姜片和生豆浆，倒入虾仁、鱼丸和胡萝卜块大火煮沸，转小火煮至将熟，放入蟹足棒段和西蓝花煮熟，用盐和香油调味即可。

功效：

此汤口味清香、营养丰富，食用后能令新妈妈和宝宝更健康，更强壮。

0792 茄汁鸡肉炒扁豆 增进食欲

原料：

鸡脯肉250克，扁豆150克，番茄酱、葱花、白糖、盐、香油、植物油各适量。

做法：

❶将扁豆择洗干净，斜切成丝，焯熟后平铺盘中；鸡脯肉洗净，切片。❷油锅烧热，爆香葱花，放入鸡肉片炒至变色，加番茄酱、白糖、盐、香油炒匀，出锅码在扁豆上即可。

功效：

此菜口感酸甜，具有补气健脾、增进食欲的功效。

0793 紫米炒饭 预防贫血

原料：

紫米100克，五花肉、洋葱、香菇、虾仁各30克，盐、植物油各适量。

做法：

❶紫米洗净，浸泡3小时，放入电饭煲加适量水煮熟。❷干香菇泡发洗净切丁、洋葱洗干净，切丁；虾仁洗净；五花肉洗净，切块。❸油锅烧热，放入洋葱丁爆香，加入五花肉块、虾仁、香菇丁翻炒至熟，加盐调味后盛出，浇在煮好的紫米饭上即可。

功效：

紫米含有丰富的钙、铁、蛋白质、B族维生素，产后妈妈食用有助于预防贫血。

第3周

妈妈产后变化

0794 多听音乐放松心情

一边看着可爱的宝宝，一边听音乐，会让妈妈的心情豁然开朗。音乐的选择上，最好选节奏轻柔、内容积极向上的音乐，如轻音乐、儿童歌曲；太过低沉和忧郁的音乐不适合妈妈，容易引起情绪低落，甚至导致产后抑郁症。

0795 不要频繁亲吻宝宝

成人亲吻宝宝，很可能把自己口腔里带有的病菌和病毒传给宝宝，易使宝宝患上一些传染病。此外，经常亲吻宝宝的小嘴，会使宝宝的口水增多，影响消化功能。爸爸的胡须很硬，亲吻时还容易刺伤宝宝，发生感染。

0796 分娩时的伤口基本愈合

产后第3周，妈妈的子宫已经收缩完成，回复到骨盆内的位置，最重要的是子宫内的积血也快排尽。如果顺产妈妈有会阴侧切，伤口也基本愈合，没有明显的疼痛。剖宫产妈妈的伤口内部会出现时有时无的疼痛，只要不持续疼痛，没有分泌物从伤口溢出，大概再过1~2个星期就可以完全恢复正常了。

0797 防止乳头皲裂

为了防止乳头皲裂，每次喂奶控制在30分钟以内，哺乳时要让宝宝含住乳头和大部分的乳晕，喂奶前可以先挤一点奶出来，这样乳晕会变软，有利于宝宝的吮吸。如果乳头已经皲裂，妈妈可以每天用熟的食用油涂抹伤口处，促进伤口愈合；也可以用晾温的开水洗净乳头破裂部分，在医生指导下涂以10%鱼肝油铋剂。

如果乳头破裂较为严重，应停止喂奶24~48小时，或用吸奶器和乳头保护罩，使宝宝不直接接触乳头，也可直接将奶挤到消毒过的干净奶瓶里来喂宝宝。

0798 坚持乳房按摩

多按摩乳房，一方面有利于乳汁的分泌，另一方面也可预防乳腺炎，保证乳房的健康。按摩之前，妈妈最好用温水热敷乳房几分钟，遇到硬块的地方多敷一会儿，然后再开始按摩。可双手张开置于乳房两侧，由乳房根部向乳头慢慢挤压，力度不要太大，以免引起炎症。

0799 摩擦头皮防产后脱发

月子期间妈妈可常用木梳梳头或用手指在头皮上进行按摩，这样有助于头部血液循环，加速新发的生长。每天早上起床后，用指肚从前向后按摩头皮。除了按摩之外，妈妈还要定期洗头发，有助于抑制头皮上的油脂分泌，减少脱发。哺乳的妈妈要注意饮食平衡，不能挑食、偏食，宜淡不宜咸。哺乳妈妈多吃黑豆、黑米、黑枣、黑芝麻等黑色食品，会令头发变得浓密黑亮。

0800 避免食物过敏

孕前和孕期妈妈没有吃过的食物，最好在产后也不要吃，以免过敏。若妈妈全身出现发痒、心慌、气喘、腹痛和腹泻等现象，应考虑是否食物过敏，立即停止食用，情况严重时应就医。食用肉类、动物内脏、蛋类、奶类和鱼类时要烧熟煮透。

0801 容易多愁善感

从怀孕到生产，妈妈体内激素变化剧烈，如雌性激素与孕激素会在怀孕晚期增加，而在生产后急速下降。因此坐月子期间，妈妈更容易多愁善感。如果妈妈的心理出现问题，新生儿的照顾就会出现问题，所以一定不要忽视产后妈妈的心理健康。

0802 产后失眠

生完宝宝之后，很多妈妈会因为过于忧虑或担心宝宝健康等原因影响睡眠。妈妈要多吃富含维生素的绿色蔬菜；每晚用热水泡泡脚；睡前喝杯牛奶；适时调整好自己的心情，积极预防产后失眠。此外，适当的锻炼，多在户外晒晒太阳，和家人朋友多沟通，也有利于释放体内的负面情绪，减轻压力。

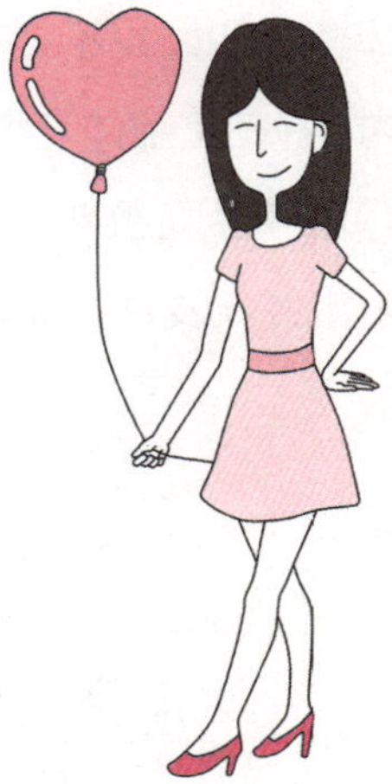

0803 科学食疗防产后便秘

妈妈在产后由于活动量减少，且腹部松弛、肠蠕动较慢，易有便秘倾向，所以饮食要格外注意。首先要多喝水，荤素搭配、粗细结合，还可以吃一些润肠通便的食物，比如食用香油和蜂蜜等。教给产后便秘妈妈一个小窍门，清晨起床后先喝一杯温开水，再做腹部按摩或适当走动，以促进肠蠕动，然后就排便。每天按时排便，排便时间控制在3~5 分钟以内，以养成固定习惯。

0804 多吃清火食物

妈妈在月子里吃了很多大补的食物，再加上宝宝的到来打乱了规律的生活节奏，所以容易上火。妈妈上火会影响到乳汁，宝宝也就容易跟着上火。所以在哺乳期妈妈也要多吃一些清火的食物，如荸荠、杨桃、苹果、香蕉和芹菜等。

0805 第21天妊娠纹变浅

孕期出现的妊娠纹，会随着妈妈身体的恢复而逐渐变浅，但不会完全消失。妈妈可以用宝宝专用润肤油、植物油、自制蛋清润肤品，涂抹在出现妊娠纹的部位，并适当按摩，可有效淡化妊娠纹。

0806 母乳喂养不要吃巧克力

哺乳期的妈妈不要吃巧克力，因为巧克力中含有的可可碱会通过母乳进入宝宝体内，并在宝宝体内积蓄。

可可碱会刺激神经系统和心脏，可导致消化不良、睡眠不稳、排尿量增加，不利于宝宝生长发育。此外，妈妈吃太多的巧克力会影响食欲，更会影响产后身体的恢复。

爸爸力所能及照顾妻子

0807 让日用品伸手可及

妈妈在坐月子期间，不要频繁弯腰，也不要踮脚。爸爸应将家中梳子、毛巾和宝宝的纸尿裤等日用品，放在妈妈伸手可及的地方。

0808 保持房间安静、整洁

坐月子期间，如果妈妈和宝宝的房间杂乱无章、空气污浊，就会使妈妈的身心健康受到很大影响。因此，爸爸要帮助保持房间的安静、整洁和舒适，保证房间阳光好，但不要太热。房间采光要明暗适中，最好有多重窗帘等遮挡物随时调节采光，且通风效果要好。

0809 经常抚摸、逗引宝宝

爸爸应经常用手掌轻轻地抚摸宝宝，不仅有利于宝宝和爸爸之间的感情交流，有利于宝宝的身心发育和情绪稳定，也有利于宝宝的睡眠。宝宝一般睡醒了之后精神会很好，爸爸可以在离宝宝5厘米左右的地方对着宝宝笑，或者做几个好玩的表情。宝宝看到之后会发笑，有时还会模仿。

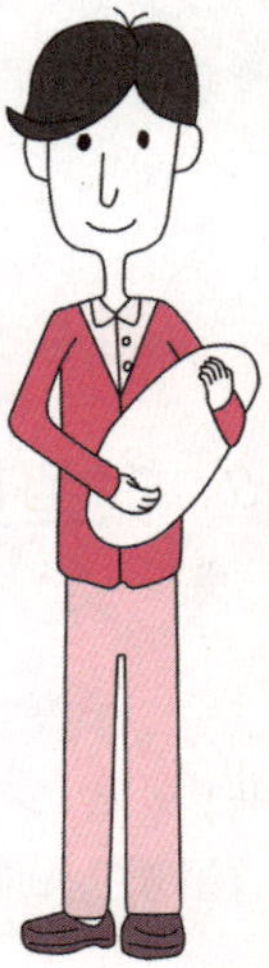

协和专家告诉你

妻子坐月子期间，爸爸要担负起照顾妻子的责任。不仅要照顾妻子的日常生活，还要兼顾妻子的心理感受，让她感受到你的关爱。

营养食谱

0810 核桃仁莲藕汤 止血

原料：

核桃仁6颗，莲藕1节，红糖适量。

做法：

❶莲藕去皮洗净，切片；核桃仁切碎，备用。❷核桃仁、莲藕片放锅内，加清水用小火慢煮至莲藕绵软，出锅时加适量红糖调味即可。

功效：

莲藕含丰富维生素K，具有收缩血管和止血的作用，对于产后第3周还排出红色恶露的妈妈很有帮助。

0811 猪蹄茭白汤 增加乳汁分泌

原料：

猪蹄1个，茭白50克，葱段、姜片、盐各适量。

做法：

❶茭白洗净，切片；猪蹄用沸水汆烫，撇去浮沫，并反复冲洗干净。❷将猪蹄、葱段、姜片一同放入锅内，加适量清水，大火煮沸，改用小火炖至猪蹄酥烂，然后放入切好的茭白片，再煮5分钟，加入盐调匀即可。

功效：

猪蹄是极佳的补益食品，搭配茭白食用，不仅味美，还有增加乳汁分泌的作用。

0812 银鱼苋菜汤 预防产后脱发

原料：

银鱼100克，苋菜150克，蒜末、姜末、盐、植物油各适量。

做法：

❶银鱼洗净，沥干水分；苋菜择洗干净，切段。❷油锅烧热，把蒜末和姜末爆香后，放入银鱼快速翻炒，再加入苋菜段，炒至微软。❸锅内加入清水，大火煮5分钟，出锅前放入盐调味即可。

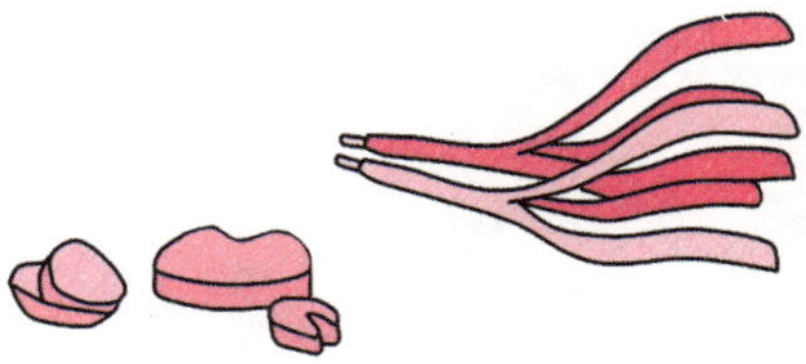

功效：

银鱼富含蛋白质、钙、磷，可滋阴补虚劳。新妈妈多喝银鱼苋菜汤，还可预防产后脱发。

0813 胡萝卜菠菜鸡蛋饭 恢复体能

原料：

米饭1碗，鸡蛋2个，胡萝卜半根，菠菜2棵，葱花、盐、植物油各适量。

做法：

❶胡萝卜去皮洗净，切丁；菠菜择洗干净，焯水后切碎；鸡蛋打成蛋液。❷油锅烧热，放鸡蛋液炒散，盛出备用。❸锅中再倒油，放葱花煸香，加入米饭、胡萝卜丁、菠菜碎、鸡蛋翻炒2分钟，最后加盐调味即可。

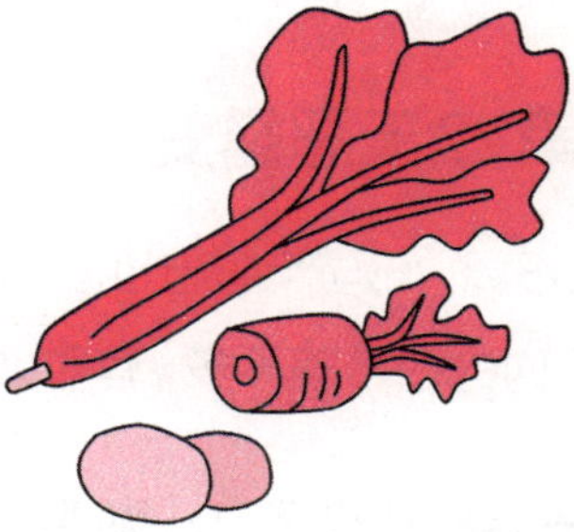

功效：

这道主食富含蛋白质、胡萝卜素、铁、钙等营养素，有利于产后妈妈身体的恢复和乳汁质量的提高。

0814 熘炒黄花猪肝 开胃健脾

原料：

猪肝200克，干黄花菜30克，水淀粉、盐、姜片、植物油各适量。

做法：

❶猪肝洗净，切片；干黄花菜泡发，择洗干净；猪肝用盐、水淀粉、姜片腌制片刻。❷油锅烧热，放入猪肝翻炒，再加入黄花菜翻炒至熟，加盐调味即可。

功效：

黄花菜有补虚益肾、开胃健脾和下奶的作用，产后妈妈脾胃虚损，尤其适宜食用。

0815 橘瓣银耳羹 预防产后便秘

原料：

银耳20克，柑橘100克，冰糖适量。

做法：

❶将银耳用清水浸泡2小时，去蒂，撕成小块，洗净；柑橘去皮，掰好橘瓣，备用。❷锅中加水，放入泡好的银耳，烧沸后转小火，煮至银耳软烂，将橘瓣和冰糖放入，再用小火煮5分钟即可。

功效：

银耳益气清肠、滋阴润肺，还能增强人体免疫力，与柑橘同食，可有效预防便秘。

第4周

妈妈产后变化

0816 第22天恶露变为乳白色

产后3周，妈妈产道流出的恶露一般不含有血，变成了乳白色的恶露。量也非常少，一般和平时的白带差不多，有时会含有褐色的白带，只要量不多，都是正常的。

0817 产后多久可以恢复性生活

准妈妈在怀孕期间会有明显的体质变化，这些状态通常会在产后6周逐渐复原。有会阴侧切的妈妈，及剖宫产的伤口也是大约要6~8周时间恢复，用力时才不会酸痛。有些妈妈在产后6周以后，会阴部仍然觉得硬硬胀胀的，可在洗澡时以温热水冲洗、按摩会阴部，可以促进伤口愈合及伤口结疤的软化，行房时也不怕引起疼痛。总的来说，顺产妈妈产后56天内不能过性生活，剖宫产妈妈产后3个月内不要过性生活。

0818 少吃西瓜和柿子

西瓜味甘、性凉，对产后妈妈的身体恢复不利，就算是在夏天也不可多吃。柿子味甘、性寒，产后妈妈的身体很虚弱，最好不要多吃柿子。

0819 不要提重物

一般来讲，产后42天以内，妈妈都不要提重物。提重物容易造成妈妈子宫下垂，坐月子期间，妈妈最好是减少需要用腹部力量的动作，尽量不要长时间站着抱宝宝或走动。

协和专家告诉你

如果妈妈感冒并伴有高热，可暂停母乳喂养1~2天。停止喂养期间，还要常把乳汁挤出，以免影响乳汁分泌。

0820 第24天耻骨恢复正常

由于激素分泌，妈妈在孕期耻骨会疼痛，特别是孕晚期。待产后1个月左右，妈妈的耻骨开始恢复正常。不过妈妈仍要注意，走路时要放慢速度，步子也不可迈得太大，减少上下楼梯以及走斜坡路的活动，避免重新损伤耻骨。此外，妈妈从现在开始，可以做一些健身操，帮助产后恢复。

0821 会阴部消肿

自然分娩的妈妈，特别是经过会阴侧切的，在产后都会暂时感到会阴肿痛，待产后20~30天，会阴开始恢复并消肿。不过妈妈仍需注意保护会阴，避免剧烈下蹲动作，不要提重物，也不要做任何耗费体力的家务和运动，并禁止性行为。

0822 积极预防乳腺炎

产后1个月是乳腺炎的高发期。预防乳腺炎的关键在于避免乳汁淤积，防止乳头损伤，并保持乳头的清洁。哺乳后应及时清洗乳头，注意卫生。每次哺乳时应尽量让宝宝把乳汁吸空，如有淤积，可进行按摩或用吸奶器排尽乳汁。

0823 给宝宝唱摇篮曲

晚上给宝宝洗完澡后，妈妈可以把卧室的灯调得暗一些，给宝宝轻轻地唱摇篮曲。但不要长时间地逗宝宝玩，使他处于兴奋状态。尽量营造一种睡觉的氛围，让宝宝在温柔的歌声里进入梦乡。

0824 用醋熏防感冒

感冒病毒是通过空气飞沫传播，用醋熏蒸也可以达到消毒空气的目的。妈妈可以让家人将醋和水以1：3的比例混合，关紧门窗，加热食醋使其在空气中逐渐蒸发，有消毒防病的作用。

除了用醋熏之外，妈妈在家时应坚持每天开窗通风2~3次，每次半小时，保持房间内空气的流通，防止感冒病毒侵染。通风时应先将妈妈和宝宝暂移到其他房间，避免对流风直吹而着凉。

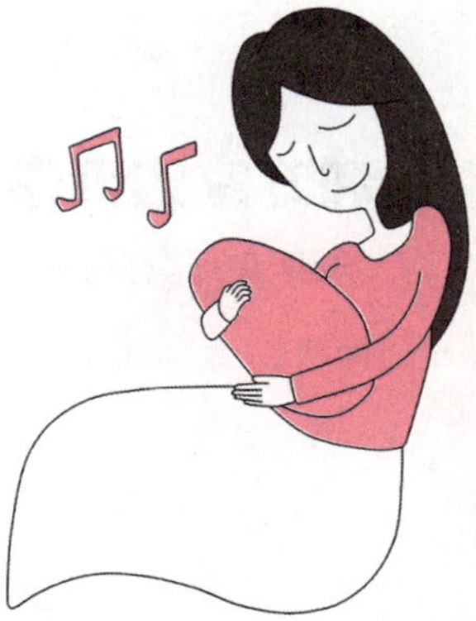

0825 腹部变得较为紧绷

刚生完宝宝后，妈妈的腹部会很松垮。从现在开始腹部开始恢复，慢慢变得紧绷起来。想要腹部自然恢复到产前的模样，还需要一段时间。妈妈可以使用腹带来帮助体形的恢复，还有利于防止器官下垂，对内脏有举托作用。

0826 手腕疼痛

产后妈妈抱宝宝的姿势不对，或做家务，或频繁地使用手腕，如玩手机、用电脑等，使手腕过于疲劳，就容易造成手腕痛。应对此种疼痛，新手妈妈需要检查自己抱宝宝的姿势，并减少玩手机和电脑的时间，多注意休息。如果调整了一段时间之后，手腕仍然不舒服，就应及时咨询医生，看是否是肌腱炎，如果是就需要在医生的指导下进行治疗。

0827 出现色斑不用担心

与怀孕时相比，妈妈脸上的色斑和雀斑都可能变得更加明显。但这也只是暂时的，大约6个月后会逐渐转淡。不过为了更好地恢复，外出时涂抹防晒霜还是很有必要的。

0828 按摩预防乳房下垂

一般来说，刚生完宝宝的妈妈乳房都会松弛下垂，为恢复乳房的弹性，防止乳房下垂，妈妈可以在产后20天左右开始按摩，帮助恢复胸部肌肉的紧实。每天临睡前，妈妈将两手互搓至掌心发热，将掌心紧贴乳房乳晕位置，以画圈的形式向上按摩，直至锁骨，然后将范围扩大至腋下继续做螺旋状按摩。也可以将手心贴在乳房外侧，然后由外向内轻揉乳房。每个动作重复10次，直到胸部感觉隐隐发热为止。

协和专家告诉你

产后妈妈新陈代谢快，容易出汗。皮肤保养的第1个秘诀就是注意皮肤的清洁，第2个秘诀则是保证充足的睡眠和休息时间。

爸爸要监督妻子少玩手机

0829 监督妻子少玩电脑和手机

刚生完宝宝的妈妈，如果长时间上网或者看手机，眼睛会提前老化，会引起眼睛酸痛和干涩。因此爸爸要监督妈妈少玩电脑和手机。一般来说，每看15分钟需要休息10分钟，每天不要超过1小时。眼睛累的时候，还可以做一做眼保健操。

0830 关注妻子的情绪

产后抑郁，主要靠心理上的安慰和真诚的关怀来缓解。如能及早发现，妥善处理，可很快消除。但如果爸爸不关心，不重视，对这些异常表现漠然处之，甚至埋怨、火上浇油，就会使忧郁症状加重，有的可能导致抑郁症或产后精神病。所以爸爸要多照顾妈妈的情绪，偶尔做个“出气筒”也无妨。千万不可只照顾宝宝，而冷落了一旁辛苦的妻子。

0831 给宝宝做做抚触

给宝宝做抚触的往往都是妈妈，爸爸做的不太多。其实，新手爸爸应该更多地参与到和宝宝的“亲密接触”中来。给宝宝抚触，一天2次左右，一次15分钟为宜。最好是在沐浴前后、午睡及晚上睡觉前，或两次进食之间，选择宝宝不疲倦、不饥饿、不烦躁并且清醒的时候。

对于爸爸来说，为宝宝做抚触时，一定要掌握好力度，以宝宝不疼不痒为准。爸爸可以常摸摸宝宝的小手小脚，摩挲宝宝的背部等。

抚触不是一种机械的操作，而是亲子间充满爱的情感交流。抚触最重要的就是传达爱意，爸爸要微笑地看着宝宝，轻轻地和宝宝说话，让宝宝感受到爸爸的爱。

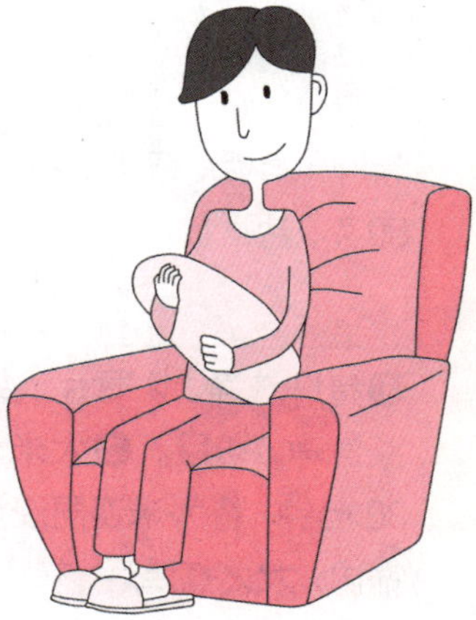

营养食谱

0832 茭白炖排骨 补钙

原料：

茭白2根，排骨500克，香菇、胡萝卜、姜片、盐各适量。

做法：

❶茭白洗净，切块；排骨洗净，切小段，在开水中汆一下，再洗净；香菇用水泡软，洗净；胡萝卜洗净，削皮切块。❷砂锅加适量水煮沸，放入排骨段、胡萝卜块、香菇和姜片，大火煮20分钟，加入茭白块，转中小火煲30分钟，加盐调味即可。

功效：

茭白和排骨都富含钙质，可为产后妈妈补充充足的钙。

0833 红枣阿胶粥 防治产后气虚

原料：

红枣5个，阿胶粉10克，大米50克。

做法：

❶将红枣洗净，去核，切碎；大米淘洗干净。❷锅置火上，加入红枣碎、大米和适量清水，小火煮成粥，粥成后调入阿胶粉，溶化即可。

功效：

红枣阿胶粥甜香适口，有益气固摄、养血止血的作用，可以用来防治产后气虚。

0834 猪肝红枣粥 补血益气

原料：

猪肝100克，红枣6颗，菠菜、大米各50克，盐适量。

做法：

❶猪肝洗净，切薄片；红枣洗净；菠菜洗净，切段。❷大米洗净，用水泡30分钟，将大米连同浸泡水一同放入锅内，大火煮沸后，转小火再煮20分钟。❸猪肝片、红枣、菠菜段放入锅内，煮至大米熟透，加盐调味即可。

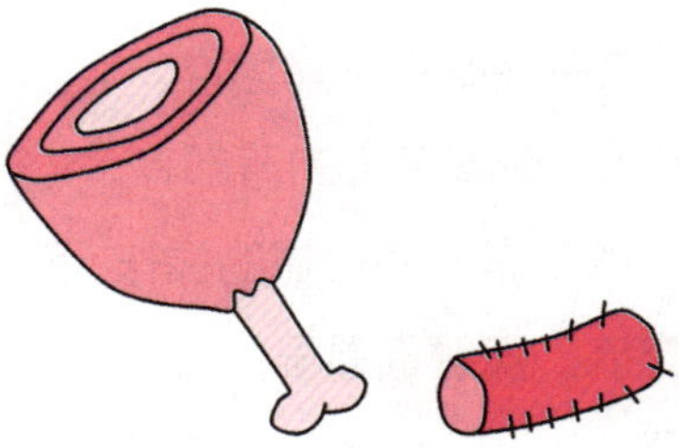

功效：

猪肝、红枣有益气补虚、温中暖下的功效，能缓解产后疲倦气短、失眠等症。

0835 芸豆荸荠烧牛肉 补血

原料：

牛肉150克，芸豆荚4个，荸荠3个，料酒、葱姜汁、盐、水淀粉、高汤、植物油各适量。

做法：

❶荸荠削去外皮，切成片；芸豆荚择洗干净，斜切成段；牛肉洗净，切成片，用料酒、葱姜汁和盐拌匀腌10分钟。❷油锅烧热，下入牛肉片用小火炒至变色，下入芸豆段炒匀，再放入料酒、葱姜汁，加高汤烧至微熟。❸下入荸荠片，炒匀至熟，加适量盐，用水淀粉勾芡后出锅即可。

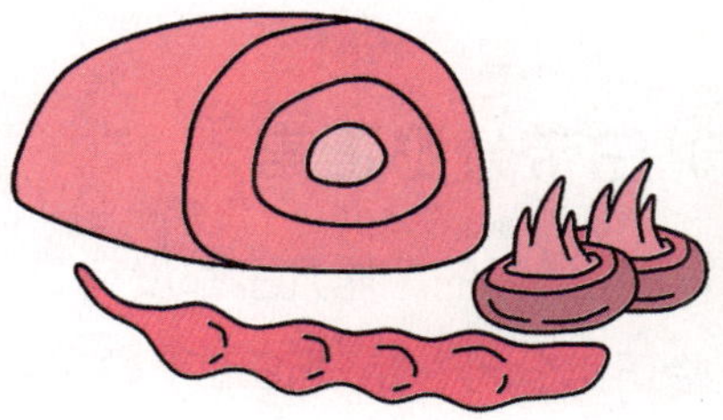

功效：

牛肉中富含铁质，有补血功效。荸荠含植物蛋白较高，还可清热解毒，利尿。

0836 山药粥 缓解失眠

原料：

大米100克，山药半根，白糖适量。

做法：

❶大米洗净，用清水浸泡30分钟；山药洗净，削皮后切块。❷锅中加清水，加入山药和大米，待大米绵软加入白糖即可。

功效：

山药粥滋阴润肺，益气安神，有改善产后妈妈失眠症状。

0837 清蒸黄花鱼 缓解产后不适

原料：

黄花鱼2条，姜片、葱段、盐、植物油各适量。

做法：

❶黄花鱼处理干净，抹上盐，放盘子上，将姜片铺在黄花鱼上，放入锅中用大火蒸熟。❷把姜片拣去，腥水倒掉，然后将葱段铺在鱼上。❸将锅烧热，倒入油烧到七成热，把烧热的油浇到鱼上即可。

功效：

黄花鱼含有丰富的蛋白质、矿物质和维生素，具有健脾开胃、益气安神的作用，可以缓解产后妈妈贫血、失眠、食欲缺乏。

第5周

妈妈产后变化

0838 白带分泌正常

本周，妈妈的恶露几乎都没有了，白带开始正常分泌。从理论上来说是可以进行性生活的，但是仍然会有很多的妈妈会觉得疼痛和不舒服。所以，最好是在产后6个星期后再进行性生活，剖宫产妈妈则要等到3个月之后才能进行性生活。如果本周恶露仍未干净，就要当心是否子宫恢复不全，子宫迟迟不入盆腔而导致的恶露不净。

0839 出去透透气

这时候的妈妈，全身各部位几乎完全恢复正常，心情也变得轻松了。天气晴朗的时候，可以带着宝宝走出房间，呼吸一下室外的新鲜空气。空闲的时候，也可以自己出去就近散步，对健康大有好处，也有利于让自己尽快调整到怀孕前的生活状态。

0840 防止产后肥胖

妈妈不宜过量滋补，否则易患肥胖症，从而引发多种疾病。新妈妈的饮食要清淡，同时食品种类要丰富，经常变换花样，多做高营养的汤水，少用煎、炸等不健康的烹调方法。新鲜的蔬菜水果，不仅可以补充肉、蛋类所缺乏的维生素C和膳食纤维，还可以促进食欲，帮助消化及排便，防止肥胖。

0841 呵护乳房

妈妈哺乳前和哺乳后对乳房按摩，不仅可以促进乳汁分泌，还能让乳房更加健美。每次哺乳前，妈妈可以用热毛巾敷乳房2~3分钟，然后将一只手的手指并拢，放在一侧乳房上，以乳头为中心，由乳房外缘顺时针向内侧画圈，两侧乳房各做10次。

协和专家告诉你

妈妈怀孕期间，身体内环境、脏腑功能会进行一次大的调整，气血相对旺盛以养育后代。因此，血虚、气虚、阳虚、瘀血的妈妈最应该注意产后月子调养，其体质很可能会得到明显的改善。

0842 补血“提上日程”

哺乳期妈妈的重点是保证自身营养和宝宝的需求，同时，为了以后健康瘦身，妈妈要根据自身情况进行补血，将补血“提上日程”。可以多吃一些补血的食物，调理气血，如黑豆、紫米、红豆、猪心、红枣、西红柿、苋菜、黑木耳、荠菜等。

0843 产后便秘不容小觑

坐月子期间，妈妈很容易发生便秘，这与生活习惯有密切关系。一些妈妈产后肉吃得多，蔬菜吃得少，饮食缺乏膳食纤维及水分；有的妈妈产后很少下床活动，甚至根本就不活动；还有的妈妈心理焦虑、紧张，经常上火。因此，妈妈要根据各自的原因，从饮食、运动、精神三方面防治产后便秘。

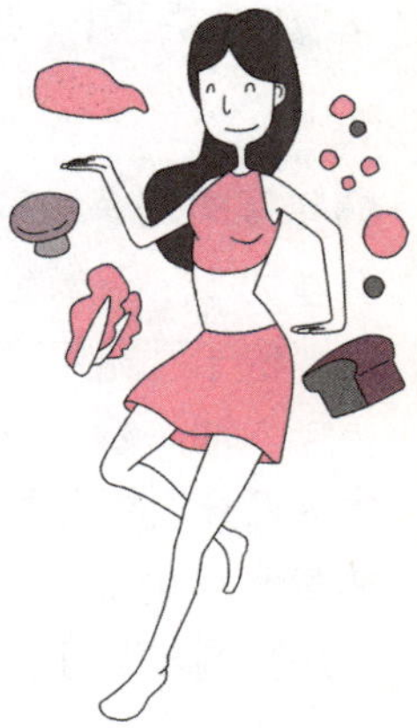

0844 饮食加运动预防便秘

妈妈饮食要合理搭配，多吃富含纤维素的天然食品，还要不断补充水分，在补充因分娩所流失的水分的同时也有利于大便松软。运动是预防产后便秘的最佳途径。妈妈可以通过进行缩肛运动、锻炼骨盆底部肌肉，来预防产后便秘。缩肛运动就是做忍大便的动作，将肛门向上提，然后放松。早晚各做1次，每次20~30下。

爸爸给宝宝上户口

0845 给宝宝申报户口

爸爸不要忽略了给宝宝申报户口这件事。申报户口要带齐必要的材料，到户口所属的派出所填写户口申请单，进行户口登记，交纳一定的手续费后，宝宝的大名就添加在户口本上了。从此，在法律上宝宝就正式成为了家中一员，享受到应当享受的权利。

0846 带宝宝注射乙肝疫苗

满月后，爸爸应该带宝宝去注射乙肝疫苗第二针了。注射乙肝疫苗能够提高宝宝自身抵抗乙肝病毒的能力，有效地阻挡乙肝病毒通过母婴传播。宝宝既能预防来自妈妈的乙肝病毒，也能抵抗通过其他途径的病毒感染，疫苗的注射给宝宝撑起了一把“保护伞”。

营养食谱

0847 香菇玉米粥 提高免疫力

原料：

大米30克，玉米粒30克，干香菇3朵，猪瘦肉、胡萝卜、淀粉、盐、油各适量。

做法：

❶猪瘦肉洗净切丁，拌入淀粉；胡萝卜洗净切丁；玉米粒洗净；大米洗净拌入油。❷干香菇用冷水泡软，去蒂，切丁，再拌入油。❸在锅中加入适量清水，用大火煮开后将猪瘦肉、玉米、大米、香菇、胡萝卜一同放入锅中，用小火煮熟，最后加盐调味即可。

功效：

香菇既可以提高免疫力，又不会使体内脂肪堆积。

0848 肉末豆腐羹 补充营养素

原料：

豆腐100克，肉末50克，水发黑木耳、水发黄花菜各15克、酱油、盐、水淀粉、葱花、高汤各适量。

做法：

❶将豆腐切丁，用开水烫一下，捞出用凉水过凉待用。❷水发黑木耳和黄花菜择洗干净，切碎。❸将高汤倒入锅内，加入肉末、黄花菜、黑木耳、豆腐、酱油、盐，煮沸至豆腐中间起蜂窝、浮于汤面时，淋上水淀粉，加盐，撒上葱花即可。

功效：

此羹营养丰富，是优质蛋白质、B族维生素、矿物质、磷脂的良好来源。

0849 海参当归汤 固本补气

原料：

海参50克，干黄花菜、荷兰豆各30克，当归、鲜百合、姜丝、盐各适量。

做法：

❶先用热水将海参泡发，从腹下开口取出内脏，放入锅中煮一会儿，捞出，沥干水；干黄花菜泡好，沥干。❷油锅烧热爆香姜丝，放入泡好的黄花菜、荷兰豆、当归，加入适量清水煮沸。❸最后加入鲜百合、海参，用大火煮透后，加入盐调味即可。

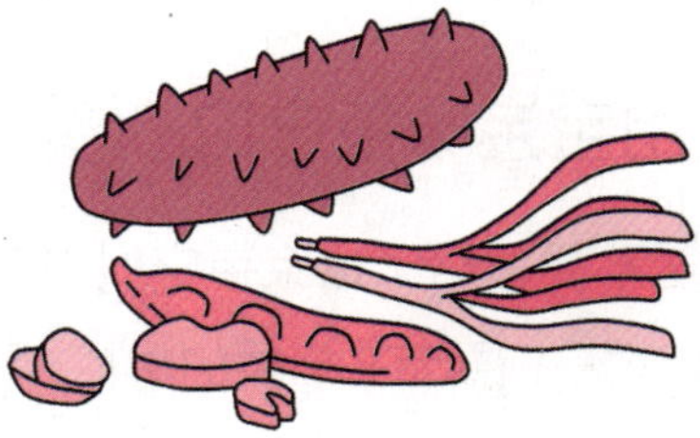

功效：

海参、当归具有固本补气的功效，实属滋补佳品。

0850 红豆排骨汤 改善水肿

原料：

排骨100克，红豆20克，陈皮10克，盐适量。

做法：

❶将排骨洗净，汆烫后，捞出沥干；陈皮洗净、泡软；红豆洗净，泡水4小时。❷所有材料放入锅中，倒适量水，大火煮开后转小火，再炖煮1小时。❸最后加盐调味。

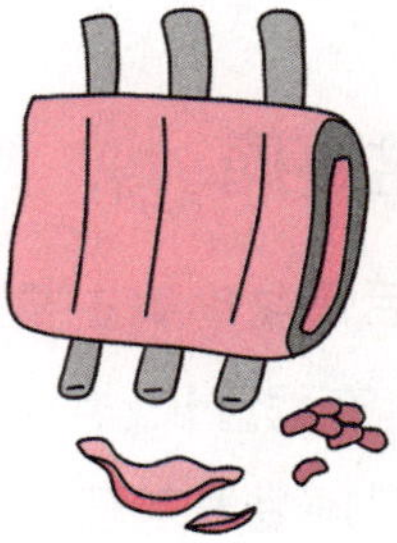

功效：

红豆有利尿消肿的作用；排骨含优质蛋白、钙和铁，可改善产后初期水肿症状。

0851 西红柿鸡片 健脾消食

原料：

鸡脯肉100克，荸荠20克，鸡蛋清1个，西红柿1个，水淀粉、盐、白糖、油各适量。

做法：

❶鸡脯肉洗净，切片，加入盐、鸡蛋清、水淀粉腌渍。❷荸荠洗净，切片；西红柿洗净，切丁。❸油锅烧热，大火炒至鸡片变白后捞出；放入荸荠片、盐、白糖、西红柿，加适量清水，大火烧开，用水淀粉勾芡。❹最后倒入鸡片翻炒均匀即可。

功效：

西红柿有健胃消食等功效。新妈妈产后食用，能促进食欲。

0852 黄鱼豆腐煲 改善体虚

原料：

黄鱼1条，水发香菇4朵，春笋片20克，豆腐1块，高汤、料酒、酱油、盐、白糖、香油、水淀粉、油各适量。

做法：

❶将黄鱼处理干净，切成两段，加酱油浸渍一下。❷豆腐切小块；水发香菇洗净，切片。❸油锅烧热放入黄鱼，煎至两面皮色金黄时，加酱油、料酒、白糖、春笋片、高汤烧沸，放入豆腐，转小火，炖至熟透，用水淀粉勾芡，加盐，淋入香油即可。

功效：

黄鱼有健脾开胃的功效，对贫血、失眠，以及产后体虚有很好的补益作用。

第6周

妈妈产后变化

0853 骨盆疼痛

妈妈产后骨盆疼痛主要是因为分娩时胎儿过大、产程过长、用力不当、姿势不正以及腰骶部受寒等原因造成的。骨盆疼痛一般过几个月后，会自然缓解。如果长期不愈，可去医院采用推拿按摩方法治疗，并可服消炎止痛药，即可减轻疼痛。同时注意多休息，少活动，避免过早下床，避免扭动腰部、臀部。但也不可绝对静止不动，还要适当做些简单的体育锻炼，如伸屈大腿的运动。

0854 忌浓茶、咖啡、碳酸饮料

茶中的鞣酸易于与多种金属元素结合为不溶性的盐，从而造成矿物质缺乏，不利于妈妈健康。咖啡还会使人体的中枢神经兴奋。虽然没有证据表明它对宝宝有害，但也同样会引起宝宝神经系统兴奋。碳酸饮料不仅会使哺乳妈妈体内的钙流失，它含有的咖啡因成分还会使宝宝吸收后烦躁不安。

0855 子宫渐渐复原

这期间，产后妈妈的子宫体积已经收缩到原来的大小，子宫内膜基本复原，子宫已经无法摸到，产后第6周如恶露仍不净，就要留意是否是子宫复原不全、迟迟不入盆腔而导致的。

0856 呼吸法预防乳房下垂

充足的氧气是营造良好体内环境的重要因素，科学合理的呼吸方式可以改善乳房下垂状况。胸前合掌，深深地吸气，并用力合掌，使左右肘与臂成一字形，用力到双肩发抖，然后徐徐呼气，并卸去手臂力量，使手臂放松。一呼一吸的时间可至8秒钟，每天坚持此呼吸法5分钟，可预防乳房下垂。

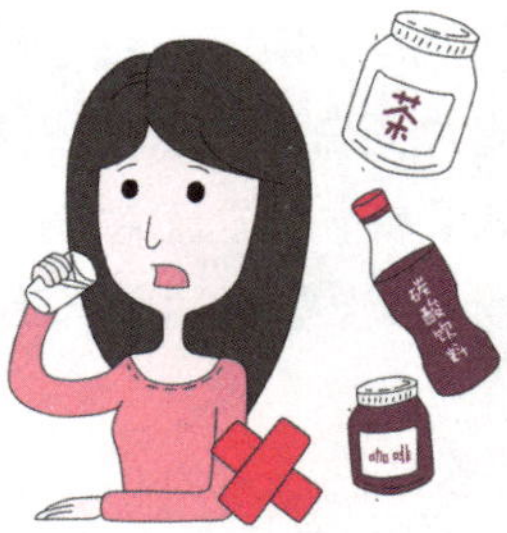

协和专家告诉你

哺乳妈妈如果上火了，一些清火的药最好不要吃，性寒凉的食物也不能多吃，可适量吃些绿豆、柚子、芹菜等清火食物。

0857 产后月经什么时候来

产后月经恢复时间，与妈妈的年龄、卵巢功能恢复、是否哺乳、哺乳时间等因素有关，所以并没有明确的答案，每个妈妈的情况都不一样。

大体上，没有进行哺乳的妈妈一般会在产后3个月左右出现月经复潮。哺乳妈妈月经和排卵恢复会稍晚一些，在产后4~6个月出现。但也有的妈妈在产后第1个月月经就按时报到了，也有些妈妈在哺乳期间一直没出现月经，甚至有的哺乳妈妈会在产后1年才出现月经复潮，这都是正常现象。

0858 警惕妇科炎症

分娩时，女性产道完全打开，细菌很可能会进入产道，甚至是宫颈内，而产后妈妈身体免疫力明显下降，身体恢复期内若没有精心护理，就会诱发妇科炎症。妈妈一定要注意私处卫生，谨慎护理，避免使用不合格的卫生用品。一旦出现妇科炎症，要及时到医院就诊。

0859 贫血时忌瘦身

妈妈如果分娩时失血过多，会造成贫血，使产后恢复缓慢。在没有解决贫血的基础上，瘦身势必会加重贫血。所以，产后妈妈若贫血，一定不能减肥，要多吃含铁丰富的食物，多吃补血食物，一定要确保自己不贫血时再瘦身。

0860 不要摄取过多盐分

人体内盐分一旦增加，身体就要将盐分的浓度调整到一定状态，这就需要大量的水分，从而导致了水分的积存，不利于腿部健美。因此，产后妈妈用餐时要严格控制盐量，并多吃一些促进体内盐分排泄的含钾食物，如芹菜、花菜、萝卜、莲藕、西红柿、土豆、紫菜、香菇、香蕉等。

0861 分娩后56天内不过性生活

产后夫妻是否能过性生活，需要看女性性器官的恢复状况。正常分娩，子宫在产后42天左右才能恢复正常大小，子宫内膜表面创伤剥脱，其创面在产后56天左右才能完全愈合。最先恢复的是外阴，也需10 余天，其次是子宫大小，再次是子宫内膜，最后是阴道黏膜，都需要1个月以上，最多需56天。因此，正常分娩后的56天内不能过性生活。

0862 产检莫耽误

妈妈应该在产后42天进行健康检查，以便让医生了解自己的恢复情况。了解全身和盆腔器官的恢复情况，及时发现异常，防止留下后遗症。一些妈妈因初为人母，忙得焦头烂额，抽不出时间做产后检查，这样是不应该的，再忙也不能耽误产后的健康检查。有了健康的身体，才能更加悉心地照顾。

0863 产后42天可上避孕环

想要放置避孕环的妈妈，在产后42天左右做健康检查的时候，可以考虑。此时放置的优点：①子宫口松。②子宫已恢复正常大小，还没有因喂奶过久而缩小。③及时落实避孕措施，方便了新妈妈，避免再次怀孕。

0864 哺乳期间用药需谨慎

药物可通过血液循环进入乳汁中，进而影响宝宝健康，所以处于哺乳期的妈妈用药需谨慎。患病到医院就诊时，要及时与医生沟通，说明自己正在哺乳。

在服用药物时也要注意仔细看药物说明书，看是否标明哺乳期禁用。若必须服用某种药物，且该药物可能对宝宝产生影响时，妈妈可暂停哺乳，并在停药数天后方可恢复哺乳。用药期间要注意，将乳房排空，以免影响以后乳汁的分泌。

协和专家告诉你

避孕药所含的物质进入妈妈体内，会抑制泌乳素生成，使乳汁分泌量下降，导致分泌的母乳达不到宝宝的需求。其有效成分会随着乳汁进入宝宝体内，使男宝宝乳房变大及女宝宝阴道上皮增生。所以哺乳的妈妈不宜采取药物避孕的方法。

爸爸全面呵护宝宝成长

0865 给宝宝选一个婴儿睡袋

一个月大的宝宝睡觉还不会翻身，但双脚会蹬被子。爸爸妈妈不要因为担心宝宝着凉就给宝宝穿很多的衣服，这样做是不对的。这时，应该给宝宝选一个合适的婴儿睡袋。宝宝睡眠中手脚容易上下挥舞，选一个宽松型的睡袋，既不会给宝宝束缚感，也能防止宝宝因为蹬被子而着凉。选择睡袋时，要全面考虑到睡袋的透气性、吸水性、保温性等各方面性能。

0866 训练宝宝的嗅觉

训练目的：宝宝的嗅觉和味觉都很发达了，通过让宝宝被动地嗅不同的气味，可以刺激宝宝的嗅觉和味觉器官。

训练方法：爸爸可以尝试着把不同气味的物体给宝宝闻，如妈妈的衣服、宝宝的衣服等，看看宝宝的反应如何。也可以把宝宝抱在怀里，将苹果放在宝宝鼻子下方，来回移动3次，间隔10秒钟后，换成橙子再进行。如宝宝脸部肌肉有抽动，就表明有良好的刺激作用。

0867 给宝宝建立健康档案

从宝宝出生到现在，爸爸已经发现并解决了宝宝的许多问题，宝宝的每一点进步也零零碎碎地写在日记本里，但是查阅起来很不方便。不如学习社区保健站的做法，给宝宝建一个健康档案，把宝宝身体生长发育情况、接种疫苗记录、病历收藏部分、过敏史、家族病史、心理发育等内容收录起来，不仅能让家人重温宝宝的成长过程，在宝宝生病时也能给医生做参考，方便治疗。

0868 让宝宝远离小动物

有小动物的家庭，爸爸要特别注意对宝宝的看护。可将小动物转移到别处，同时随时注意关上宝宝的房门，严防小动物钻进室内误伤宝宝。有老鼠的居室要积极灭鼠。在宝宝吃完奶后，爸爸可用湿毛巾轻擦宝宝的口鼻，以免奶香味招来鼠虫。

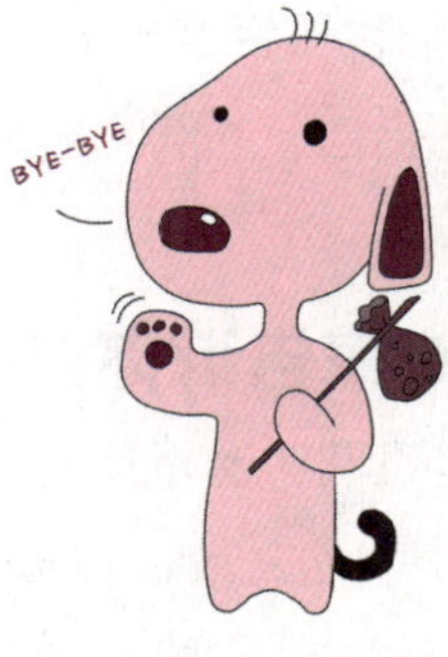

非哺乳妈妈的特殊饮食与护理

有些妈妈因某些因素不能进行母乳喂养，可能需要回乳。不能母乳喂养的妈妈虽然也需要产后进补，但在饮食上可适当吃一些具有抑制乳汁分泌的食物。

非哺乳妈妈要适当进补

0869 适当增加回乳食物

非哺乳妈妈除了要营养全面，还可适当进食帮助回乳的食物，以免补得太过，容易引起内热。补充的热量也要相应低一些，以便于妈妈产后身材的恢复。回乳食物有麦芽糖、山楂、韭菜等。

0870 宜边回乳边进补

非哺乳妈妈忙于回乳的同时，也要适当进补，毕竟经过那么漫长的产程，身体的恢复也不是一蹴而就的事情。选择低脂、低热量、滋补功能强的食物作为有益的补充也是必要的。

回乳

0871 回乳食谱多样化

非哺乳妈妈的回乳食谱应多样化。中医理论认为凉性的食物大多会回乳，比如瓜类、薄荷等。每个妈妈的体质不同，回乳的食物也不完全一样，妈妈可多尝试，找到适合自己的回乳食材。

0872 减少水分的摄入

断奶期间，妈妈可尽量控制一下水分的摄入，不能像哺乳期的时候喝很多的汤汤水水，否则母乳分泌过多，会有胀奶的现象。另外，逐渐减少喂奶次数，缩短喂奶时间。

协和专家告诉你

产后第1周也称新陈代谢周。怀孕时妈妈体内贮留的毒素、多余的水分、废血、废气，都会在这一阶段排出。因此，第 1 周的饮食要以排毒为先，如果太补了，恶露和毒素会排不干净。

生麦芽、炒麦芽、焦麦芽须区分

0873 不同的麦芽不同的功效

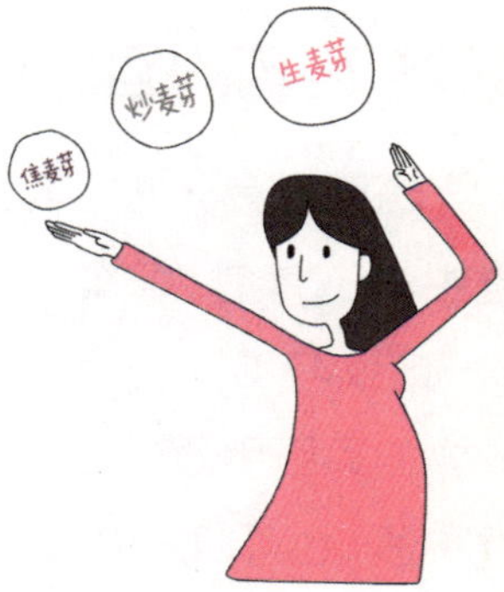

麦芽在中医上具有行气消食、健脾开胃、退乳消胀的功效，是妈妈回乳时大多会选到的食材。但是麦芽分生麦芽、炒麦芽、焦麦芽，不同的麦芽有不同的功效，妈妈一定要分清。妈妈在回乳时，应选择炒麦芽，而非生麦芽和焦麦芽。

0874 远离下奶食物

妈妈回乳时，应忌食那些促进乳汁分泌的食物，如花生、猪蹄、鲫鱼等，少吃蛋白质含量丰富的食物，这样可以减少乳汁的分泌。回乳期还要注意减少饮食中水分的摄入量。

0875 产后饮食先开胃

产后最初几天，因为身体虚弱，妈妈的胃口会非常差。此时，最适宜吃比较清淡的食物，如素汤、肉末、蔬菜等，同时多吃橙子、柚子、猕猴桃等有开胃作用的水果。

切忌回乳过急

0876 不宜硬将奶憋回去

非哺乳妈妈断乳时，如果奶水过多，自然回乳效果不好时，不宜硬将奶憋回，这样容易造成乳房结块，严重时还会引起乳腺炎。新妈妈要避免回乳过急，回乳过急也可能导致乳汁淤积引发乳腺炎，可适当热敷乳房，或挤出少量奶液。

0877 可以吃些抗抑郁食物

很多妈妈产后情绪容易产生波动，会不安、低落，或者常常为一点儿小事不称心而感到委屈，甚至伤心落泪。此时，多吃些鱼肉和海产品比较好。因为鱼肉和海产品中含有ω-3脂肪酸，有一定的抗抑郁作用，能够缓解产后抑郁。

西药回乳要谨慎

0878 西药的回乳方法

西医也有一些回乳方法。如口服维生素B_6片剂，每次200毫克，每天3次，连服4~6天，有助于抑制乳汁的分泌。如果服用西药回乳引起恶心等身体不适，也可口服中药类回乳药，或者采取食疗回乳的办法。

0879 切忌打回乳针

妈妈如需要回乳，除了采用自然回乳和人工回乳的方法外，还应尽量避免使用激素类的药品，或回乳针之类。

如果使用不当，很容易引起乳房萎缩，或使乳腺分泌出现问题，为身体留下安全隐患。

多关爱宝宝

0880 听懂宝宝的需求

在新生儿期，可以说除了吃、睡、排泄，宝宝最常见的就是哭了。无论是饿了、热了、冷了，还是尿湿了、不舒服、生病了、孤单了，宝宝都会用哭声来表达。宝宝哭闹的几种形式：

饥饿时哭：平坦而有节奏，边哭边觅食。哺乳后即入睡。

身体不舒服时哭：如卧位不适、衣服过紧、蚊虫叮咬等。此时宝宝特别烦躁，四肢扭动、眉头紧皱。处理舒适后即可停止。

受到惊吓或打击时哭：哭声高而尖，回声长而短，妈妈要迅速找到原因加以处理。

疼痛时哭：闹哭声忽缓忽急，不觅食。可能是肠绞痛、胀气、皮肤感染等。应及时请儿科医生诊断治疗。

烦躁不安或孤独时哭：哭声断断续续，时不时会睁大眼睛四处张望，抱起安抚后即停止哭闹。

协和专家告诉你

非哺乳妈妈在身体允许的条件下，要多参与宝宝的喂养，亲自给宝宝冲奶粉并喂宝宝吃，让宝宝尽快熟悉自己的味道，及早建立与宝宝之间的感情。

断奶后恢复正常饮食

0881 产后4周可适量少食

生产完宝宝4 周后，妈妈的身体状况逐渐好转，心情也变好。此时，非哺乳妈妈不宜吃得太多，因为吃得太多，活动太少，又不需要哺喂宝宝，多余的营养就会积存在妈妈体内，使体重不断增加。此时非哺乳妈妈可在减少正餐摄入的情况下，多补充一些水果。

0882 月子期间可定期监测体重

体重是人体健康状况的基本指标，过重或过轻都是非正常的表现。一旦超过限度，会带来很多健康隐患。体重测量可以监测产后妈妈的营养摄入情况和身体恢复状态，时刻提醒妈妈注意，要防止不均衡的营养摄入和不协调的活动量危害身体健康。

产后腰酸背痛巧应对

0883 产后腰酸背痛

妈妈不要过早久站和久坐，更不要过早劳动和负重。妈妈尽可能多利用时间平躺，可以使脊椎四周支撑身体直立的肌肉减少负担，得到放松。如果长期腰酸背痛无法缓解，可采用推拿、理疗等方法治疗。

0884 “小动作”预防腰酸背痛

妈妈可以提前学习一些“小动作”，以防出现产后腰酸背痛的症状：①仰卧平躺在床上，双膝弯起，靠向自己胸部，用双手抱住双膝，慢慢用力，尽量地贴近自己胸部，维持此姿势1~2秒钟，再回复平躺。②正坐在椅子上，双腿分开，身体向前弯曲并用手摸到双脚，然后立即回复端坐姿势。要注意，回复坐姿要快，往下弯腰动作要慢慢来。

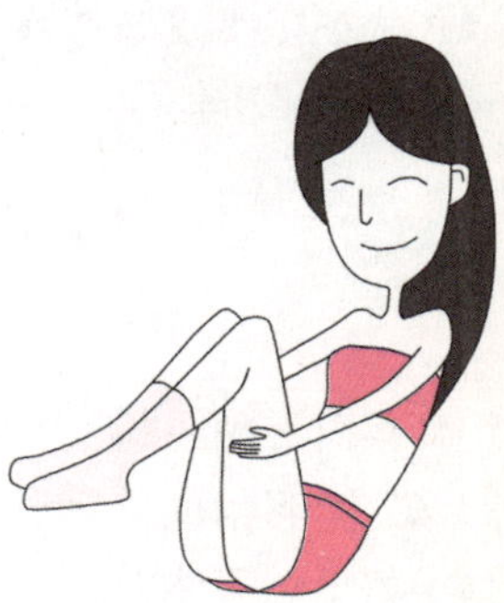

营养食谱

0885 山楂麦芽饮 回乳

原料：

麦芽10克，山楂3克，红糖适量。

做法：

❶将山楂切片，山楂片与麦芽分别炒焦（也可在中药店直接购买炒麦芽与干山楂片）。❷将炒好的山楂片与炒麦芽放入锅中，加适量水，中火烧开后，转小火继续加热15分钟。❸将煮好的水放至稍凉后，调入红糖即可。

功效：

此饮品有回乳的作用，可缓解回乳时乳房胀痛、乳汁淤积等症状，是妈妈回乳期间最好的饮品。

0886 银耳鸡汤 恢复体力

原料：

干银耳20克，鸡汤、盐适量。

做法：

❶将干银耳洗净，用温水浸泡20分钟，泡发后去蒂。❷将银耳放入砂锅中，加入适量清水，用小火炖30分钟左右。❸待银耳炖透后放入鸡汤，等烧沸后，加入盐调味即可。

功效：

银耳具有滋阴润肺、养胃生津的功效，配以鸡汤，能够帮助非哺乳妈妈滋补身体，更快更好地恢复体力。

0887 小米鳝鱼粥 益气补虚

原料：

小米30克，鳝鱼肉50克，胡萝卜、姜末、盐、白糖适量。

做法：

❶将小米洗净；鳝鱼肉切段；胡萝卜切丁。❷在砂锅中加入适量清水，烧沸后放入小米，用小火煲20分钟。❸放入姜末、鳝鱼肉、胡萝卜煲15分钟，熟透后，放入盐、白糖调味即可。

功效：

此粥含有丰富的蛋白质、碳水化合物、维生素和矿物质，有益气补虚的功效，有利于非哺乳妈妈的身体恢复。

0888 麦芽粥 帮助回乳

原料：

大米、炒麦芽各30克，红糖适量。

做法：

❶大米洗净，用清水浸泡30分钟；将炒麦芽放入锅内，加清水大火煎煮，去渣取汁。❷将大米放入锅中与麦芽汁一起煮，煮到大米完全熟时，加入红糖即可。

功效：

麦芽粥里可以增加些丰富有营养的食材，比如杏仁、核桃、牛奶等，让回乳食谱也多样化，促进妈妈的食欲，帮助身体恢复。

0889 火腿木瓜鲈鱼汤 回乳

原料：

鲈鱼1条，火腿、木瓜各30克，姜片、盐、油各适量。

做法：

❶鲈鱼去鳞、腮、内脏，洗净，切块；火腿切片；木瓜洗净，去皮，去子，切块。❷油锅烧热，将鲈鱼、姜片放入锅中，将鲈鱼两面煎至金黄色，盛起。❸将适量清水放入砂锅中，烧沸后放入鲈鱼、火腿片和木瓜块，大火烧沸后用小火煲20分钟，最后加盐调味即可。

功效：

鲈鱼可以健身补血、健脾益气，非哺乳妈妈食用后不仅能滋补身体、强健体质，还不会因营养过剩而导致肥胖。

0890 黄芪枸杞母鸡汤 补充卵磷脂

原料：

黄芪、枸杞子各10克，母鸡200克，红枣5颗，姜片、盐、米酒各适量。

做法：

❶将黄芪、枸杞、姜片洗净并放入调料袋内；母鸡处理干净，切成小块，放入沸水中烫一会儿，捞出洗净。❷将母鸡块、红枣和调料袋一起放入锅内，加清水。❸大火煮开后，改小火焖炖1小时，出锅前加盐、米酒调味即可。

功效：

母鸡肉蛋白质的含量比例较高，而且消化率高，很容易被人体吸收利用。母鸡肉含有对人体生长发育有重要作用的磷脂类，是产后膳食结构中蛋白质和磷脂的重要来源之一。

产后恢复

妈妈产后常常会因为身体过于虚弱而需要恢复和保养，这种恢复和保养被称之为产后恢复。产后恢复包含的主要方面有产后会阴部位的私处护理以及产后的体形恢复、产后的子宫恢复等。想要科学合理地恢复身体，妈妈在恢复期间一定要注意营养饮食的均衡。

乳房的护理

0891 保持乳房清洁

产后乳房开始分泌乳汁，加上自身排出的汗液可能会在乳头周围形成一层垢痂，在第1次哺乳前妈妈应先清洗乳房。用干净的植物油涂在乳头上，等乳头的垢痂变软后，用碱性小的温肥皂水清洗。再用温水擦洗乳房、乳头及乳晕。每次给宝宝哺乳后，最好用温水将乳头、乳晕及其周围擦洗干净，保证乳房的清洁，预防宝宝胃肠道感染。

0892 进行乳房按摩

可在每晚临睡前或起床前对乳房进行按摩。具体方法为：将一只手的食指、中指、无名指并拢，放在对侧乳房上，以乳头为中心，由乳房外缘顺时针向内侧推行、按摩，每次10~15分钟。按摩乳房的动作要细致认真，不可乱揉乱搓，以免伤到乳房。此法可促进局部的血液循环，防止乳房松弛下垂。

0893 喂奶方法要正确

在哺乳期内，正确的喂奶姿势有利于防止乳头疾病的发生。哺乳时妈妈要先将乳房托起，用乳头逗引宝宝的下唇，在宝宝张口最大时，将乳头送入宝宝的嘴里。要将乳头及乳晕的大部分一起塞进，这样可有效防止乳头皲裂。哺乳结束后，在宝宝停止吸吮时，轻轻用食指按压宝宝的下唇，使空气进入口腔，消除负压，再轻柔地将乳头从宝宝口中移出。

避免在宝宝吸吮的过程中强行将乳头拉出，这样易使乳头破损。喂奶时，应两侧乳房交替进行，以免引起乳房不对称。

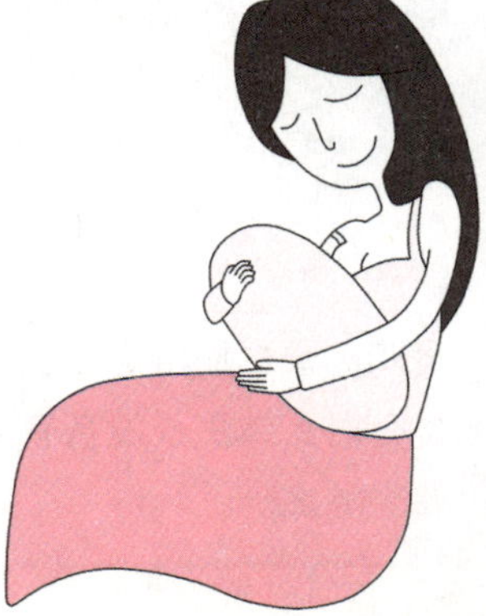

0894 尽早给宝宝喂奶

产后乳房的主要变化是泌乳，若乳腺管不通畅，会使乳房形成硬结。加上新妈妈产后无哺乳经验，分泌的乳汁不能及时排除，以致乳腺管扩张，引起乳房胀痛，给妈妈们带来极大的痛苦。

想要避免这种情况，首先要尽早给宝宝喂奶。哺乳前热敷会促进血液循环，减轻乳房局部充血、肿胀。轻柔的按摩有助于乳腺管通畅，减少疼痛。热敷和按摩后立即给宝宝喂奶，也可缓解乳房堵塞。

0895 乳头疼多因喂奶姿势不当

乳头疼痛多是由于乳头皲裂引起的，主要是由于妈妈乳头娇嫩和宝宝含接乳头不当两方面原因造成的。乳头皲裂轻者可继续给宝宝哺乳，喂奶时从损伤轻的一侧开始，以保护皲裂严重的一侧。哺乳后挤出少量乳汁涂在乳头上。严重者要停止哺乳，可用吸奶器将奶吸出喂给宝宝。乳头破损后更要注意保持乳房的清洁卫生，防止病菌从裂口进入引起感染。为保护乳头，可选择使用乳头套，避免疼痛的乳头受伤。

0896 乳房护理有禁忌

- 忌使乳房受外力挤压。强力挤压后乳房内部软组织易受到挫伤，可引起内部增生或乳房外部形状改变等。
- 忌用过冷或过热的水刺激乳房。强烈的刺激会使乳房软组织松弛，也会引起皮肤干燥。
- 忌用手乱揉乳房。按摩手法的不正确，往往会用力过度，对乳房造成伤害。
- 产后是胸部保健的绝佳时机，妈妈只要注意乳房的护理，佩戴合适的文胸，同时用正确的方法按摩，不仅可以恢复乳房原貌，而且还会使胸部变得更加丰满、结实。

协和专家告诉你

要选择舒适的棉质内衣，文胸不可过松或过紧。太紧的文胸会影响乳房的血液回流，影响乳汁的分泌。选择合适的文胸可定型和承托乳房，防止下垂。

会阴护理

0897 10天愈合

在分娩过程中，妈妈的会阴部可能会有不同程度的损伤，大多数妈妈还会面对会阴侧切的问题。不论是自然撕裂，还是切开的伤口，一般都可在10天左右愈合，妈妈在此期间，要密切关注会阴部位的恢复状况。

0898 每天用温开水冲洗2次

为防止伤口污染，妈妈必须每天用温开水冲洗会阴部位2次。大小便之后都应该用水冲洗会阴，如同用卫生纸擦拭一般，要由前往后冲洗，才能避免细菌感染。如厕、洗完澡后，用面纸轻拍会阴部，保持伤口的干燥与清洁。

0899 防止会阴切口裂开

解便时宜先收敛会阴和臀部，然后坐在马桶上，可有效地避免会阴伤口裂开。发生便秘时，不能用力扩张会阴部。

坐立时身体重心偏向右侧，既可减轻伤口受压而引起的疼痛，也可防止表皮错开。尤其是拆线后2~3天，避免做下蹲、用力动作。不宜在拆线当日出院，因为伤口裂开多发生在拆线当天，回家后会给处理带来麻烦。

0900 右侧卧位避免伤口血肿

产后最初几天，妈妈宜采取右侧卧位，促使伤口内的积血流出，不致内积而形成血肿，影响愈合，也可防止恶露中的子宫内膜碎片流入伤口。待4~5天伤口长得较为牢固，恶露难以流入时，便可采取左右轮换卧位。

协和专家告诉你

妈妈要多摄取高纤食物，以避免便秘。如果妈妈产后便秘，在解便时太过用力容易造成会阴伤口再度裂伤。

子宫护理

0901 子宫什么时候能恢复

子宫恢复主要包括三个方面，即子宫体的复原、子宫颈的复原和子宫内膜的复原。自然分娩的妈妈，最先恢复的是外阴，需10余天；其次是子宫，在产后42天才能完全恢复；再次是子宫内膜，在产后56天左右才能完全愈合；最后是黏膜，也需要56天左右。剖宫产妈妈因为子宫、阴道和外阴等器官组织恢复缓慢，至少需要3个月来恢复。

0902 恶露多久能排尽

恶露持续的时间因人而异，一般恶露大约在产后3周左右就排净了，平均约为21天，短者可为14天，长者可达6周。

产后第1周，恶露的量较多，颜色鲜红，称为红色恶露。1周以后至半个月内，恶露中的血液量减少，使得恶露变为浅红色的浆液，称为浆性恶露。半个月以后至3周以内，恶露中不再含有血液，变得黏稠，色泽较白，称为白色恶露。

0903 多翻身，促恶露排尽

忍住剧痛，是剖宫产妈妈尽快排气、排恶露，恢复身体的一大秘诀。多做翻身运动，不仅能使肠道内的气体尽早排出，还能避免引起肠粘连。另外，剖宫产妈妈尤其要多翻身，避免恶露淤积。

0904 恶露不尽要警惕

若妈妈分娩后2~3周出血量突然增多，甚至发生大出血，这就有可能是胎盘附着部位子宫复旧不良、胎盘胎膜，或蜕膜残留、子宫切口感染。如恶露表现为暗紫色，有恶臭气味，同时妈妈伴有发热、腹痛、子宫压痛，持续时间过长，反反复复等。

引起上述情况的原因，可能是妈妈子宫复旧不良、体质差、气虚、内分泌失调等，应及时就医。

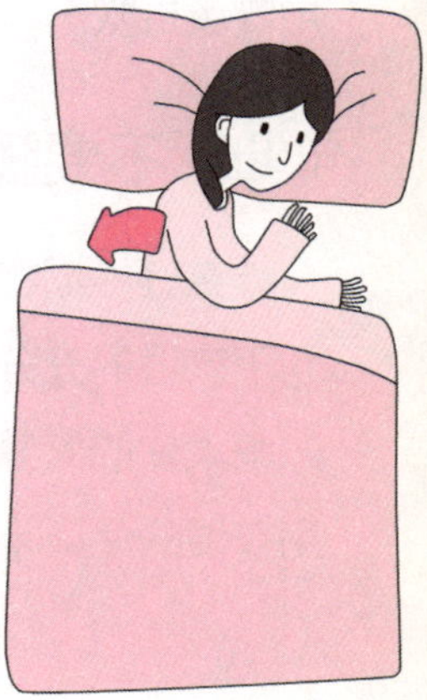

身体恢复

0905 积极预防产褥热

产后要注意卫生，保持外阴清洁，尽早起床，以使恶露尽早排出。同时，产后妈妈要加强营养，以增强身体的抗病力，这也是预防产褥热的重要措施。

0906 顺产妈妈7天就可以洗澡

一般认为，顺产妈妈分娩后7天就可以洗澡，以淋浴为佳。产后最初几天，妈妈可以进行简单的擦浴，绝不能盆浴，以免引起生殖系统感染。会阴侧切和剖宫产的妈妈应视伤口恢复情况，如果伤口愈合得好，产后3周就可以淋浴，淋浴时间不要超过10分钟，洗澡前应避免空腹。室温恒定在25~28℃。洗完后，妈妈要尽快擦干身体，穿好衣服，以免受凉。

0907 产后1~2周可洗头

产后1~2周即可洗头，每星期洗1~2次为宜。产后妈妈新陈代谢较快，汗液增多，会使头皮及头发变得很脏，产生异味。洗头可促进头皮的血液循环，增加头发生长所需要的营养物质，避免脱发、发丝断裂或分叉，使头发更密、更亮。

洗头时应注意清洗头皮，但不要使用太刺激的洗发用品，以免过敏或引起不适。水温一定要适宜，最好在37℃左右。洗完头后及时用干发毛巾把头发擦干，最好用吹风机吹干，避免着凉。头发未干之前不要睡觉，以免落下头痛、脖子痛的毛病。

0908 不要睡过软的床

在妊娠期和分娩期，人体会分泌一种激素，使生殖系统的韧带和关节松弛，有利于产道的充分扩张，从而有助胎宝宝娩出。分娩后，妈妈骨盆尚未恢复，如果这时睡太软的席梦思床，很容易造成骨盆损伤。妈妈可以睡硬板床，如果没有，可选用较硬的弹簧床。

0909 剖宫产后7天使用腹带

剖宫产的妈妈在手术后的7天内最好使用腹带包裹腹部，可以促进伤口愈合，腹部拆线后不宜长期使用腹带。如果妈妈内脏器官有下垂症状，最好绑上腹带，有对内脏进行举托的功效。一旦复原，就要松开腹带。

0910 怎么绑腹带

选择长约3米，宽30~40厘米，有弹性，透气性好的腹带。可以准备2~3条以便替换。顺产妈妈腹带最好要在分娩后6周使用，每天使用时间不宜超过12个小时。根据下面的方法绑上腹带，拆下时边拆边将腹带卷成圆筒状，以便下次使用。

- 仰卧、平躺、屈膝、脚底平放在床上。
- 双手放在下腹部，手心朝下向前往心脏处推并按摩。
- 腿腕、臀部稍抬起，便于缠绕腹带。
- 拿起腹带，从髋部耻骨处开始缠绕，前5~7圈在下腹部重复缠绕，每绕一圈半要斜折1次；接着每圈挪高约2厘米由下往上环绕直到盖过肚脐，最后固定。

0911 非哺乳妈妈月经恢复早

一般来说，母乳喂养会推迟月经复潮的时间。哺乳时期越长，吸吮乳头的次数越多，或宝宝越大刺激乳头的吸吮力越强，都有利于血浆内催乳激素的水平增高，这对抑制月经恢复最能起作用。如果较早停止哺母乳，血浆内催乳激素的水平降低，抑制月经的作用减退，月经也就很快恢复。大体上，没有进行哺乳的妈妈一般会在产后3个月左右出现月经复潮。

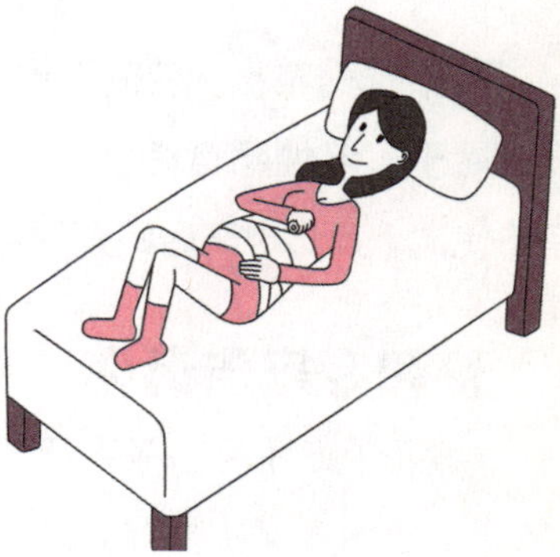

产后瘦身

无论怀孕生产受过多少苦，在小天使降临的那一刻都烟消云散，然而——照照镜子，那个腆着肚子、臃肿不堪的人是谁？难道这就是女人生孩子必须付出的代价吗？不要着急，科学的运动加合理的膳食一样能让你又养宝宝，又能恢复美妙身姿。

吃什么营养又瘦身

0912 增加膳食纤维的摄入

膳食纤维具有纤体排毒的功效，因此妈妈在平日三餐中应多摄取芹菜、南瓜、红薯和芋头等富含膳食纤维的蔬菜，以促进肠胃蠕动，减少脂肪堆积。而且这些富含膳食纤维的食物，对妈妈本身的身体恢复和调养也大有益处。

0913 B族维生素可瘦身

B族维生素不仅可以帮助妈妈恢复身体，更是具有瘦身的神奇功效。维生素B_1可以将体内多余的糖分转换为能量，维生素B_2可以促进脂肪的新陈代谢。一旦B族维生素摄取不足，不仅导致肥胖，还会因容易疲倦而引起腰酸背痛。

富含维生素B_1的食物有脱脂奶粉、全麦面包等，富含维生素B_2的食物有猪肉、动物肝脏、鳗鱼、蘑菇、紫菜等。

0914 苹果有助产后瘦身

苹果营养丰富，热量不高，而且是碱性食物，可增强体力，提高抗病能力。苹果果胶属于可溶性膳食纤维，不但能加快胆固醇代谢，有效降低胆固醇水平，还可加快脂肪代谢。所以，产后妈妈瘦身应多吃苹果。

协和专家告诉你

妈妈千万不要为了急于瘦身，就去盲目地吃减肥药，喝减肥茶，这样反而对身体恢复不利。更重要的是，减肥药的某些成分会随着乳汁进入到宝宝体内，危害宝宝的健康。即便是非哺乳妈妈，因为产后身体比较虚弱，也不能自行吃减肥药瘦身。

瘦身食谱

0915 荠菜魔芋汤 促进肠胃蠕动

原料：

荠菜4根，魔芋半个，盐、姜丝各适量。

做法：

❶荠菜去根择洗干净，切成段，备用。❷魔芋洗净，切成条，用热水煮2分钟去味，沥干，备用。❸将魔芋、荠菜、姜丝放入锅内，加清水用大火煮沸，转中火煮至荠菜熟软。出锅前加盐调味即可。

功效：

魔芋中特有的束水凝胶纤维，可促进肠道蠕动，加快排便速度，是天然的肠道“清道夫”，也是产后瘦身食谱中不可缺少的食物。

0916 红小豆饭 润肠通便

原料：

红小豆30克，粳米40克。

做法：

❶红小豆洗净，浸泡一夜，再将浸泡的水去掉，用清水冲几遍。❷锅中放入适量水，再放入红小豆，煮至八成熟。❸把煮好的红小豆和汤一起倒入淘洗干净的粳米中，蒸熟即可。

功效：

红小豆含有丰富的膳食纤维，具有很好的润肠通便、降压降脂、补血消肿的作用。此外，红小豆还具有催乳的功效。

0917 冬瓜丸子汤 利尿消肿

原料：

猪肉末100克，冬瓜1块，鸡蛋1个，姜末、盐、香菜、香油各适量。

做法：

❶冬瓜削皮，切片；肉末放入碗中，加入蛋清、姜末、盐，搅拌均匀。❷锅中加水烧开，调为小火，把肉馅挤成大小均匀的肉丸子，放入锅中。❸大火将汤烧沸，放入冬瓜片煮5分钟，加盐调味，放入香菜，滴入香油即可。

功效：

冬瓜丸子汤中维生素含量高而脂肪少，有消肿利尿作用。

瘦身方案

0918 产后6周开始瘦身计划

宝宝出生后的6周是妈妈身体恢复的重要时期，也是宝宝迅速成长的时期。哺乳妈妈需要充足营养来保证身体恢复，并为宝宝提供最好的照顾。这段时间的饮食最好是营养丰富、好消化，同时，荤素搭配、主食充足，并摄入足够的汤汁水分。

在宝宝出生6周后，哺乳妈妈的身体已经基本复原，和宝宝也建立了较为稳定的母乳喂养模式，这时就可以通过健康的饮食习惯来慢慢调整体重了。这个过程有时需要10个月到1年的时间，最好的速度是每周减重0.5~1千克。要知道，坚持母乳喂养会消耗妈妈大量的能量。所以，当妈妈给宝宝断奶时，往往会发现自己已经恢复了苗条的身材。

0919 运动前先哺乳

哺乳妈妈在运动前最好先给宝宝喂奶。这是因为，通常运动后，妈妈机体内会产生大量乳酸，影响乳汁的质量。而且，运动后也不要立即给宝宝哺乳。因为乳酸潴留于血液中使乳汁变味，宝宝不爱吃。哺乳妈妈必须注意，只宜从事一些温和运动，运动结束后，先休息一会儿再哺乳。

0920 产后42天不要强制节食

产后42天内，妈妈不能盲目节食减肥。因为身体还未完全恢复到孕前的程度，加之还担负哺育任务，此时正是需要补充营养的时候。产后强制节食，不仅会导致新妈妈身体恢复慢，严重的还有可能引发各种产后并发症。

协和专家告诉你

产后应循序渐进做运动，根据个人的体质情况逐渐延长时间，适当加大运动量，逐步由室内走向户外。运动形式可以选择散步、快步走、保健操等。动作幅度不要太大，用力不要过猛，要循序渐进，量力而行。

0921 适合哺乳妈妈的柔软体操

哺乳期新妈妈因为担负着哺喂宝宝的任务，所以运动要以温和为主，不可大强度、长时间地运动，以免影响乳汁的质量。下面这套柔软体操既不会让新妈妈觉得疲累，又能伸展四肢，加强关节和韧带的力量，适合哺乳的新妈妈锻炼之用。

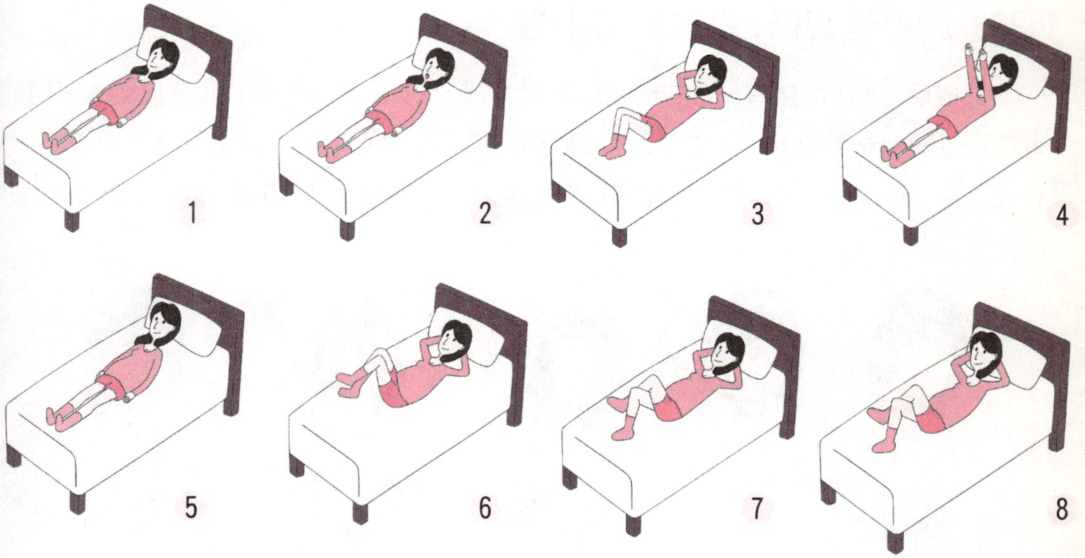

①仰卧，双手自然放在身体两侧，双腿伸直，放松，保持10秒。

②提起下颌，做深呼吸2次。

③双手放在脑后，双腿弯曲。

④双腿平放，收拢下颌，双臂伸直与身体垂直，保持5秒。

⑤回归步骤1，保持身体放松状态10秒。屈身，让肩膀离地，保持5秒，然后放松。

⑥双手放于脑后，双腿抬高并交叉，保持5秒。

⑦屈起右腿，并把左腿放于右膝盖上，保持10秒。

⑧腿保持姿势不动，头和肩膀轻轻离开床面，保持5秒，然后换腿进行以上动作。

0922 小动作也能瘦全身

一些小动作看似简单，却让身体的各个部位都得到了有效的锻炼。下面这3个小动作非常连贯，能舒展全身筋骨，不妨尝试一下。

①在床上自然取跪姿，放松身体，保持10秒。

②伸左腿向后抬高，保持5秒。

③身体前倾，用双臂支撑床面，保持10秒。换右腿进行，保持5秒

0923 胸部健美操，摆脱乳房下垂

分娩后，乳房虽然有一定的自我复原能力，但其支撑乳房的韧带和皮肤因为长时间的拉扯很难一下复原，再加上新妈妈哺乳期不注意乳房的保护，致使乳房不再挺拔，松弛下垂。此时，新妈妈可以利用胸部健美操来让乳房恢复往昔的美丽和挺拔。

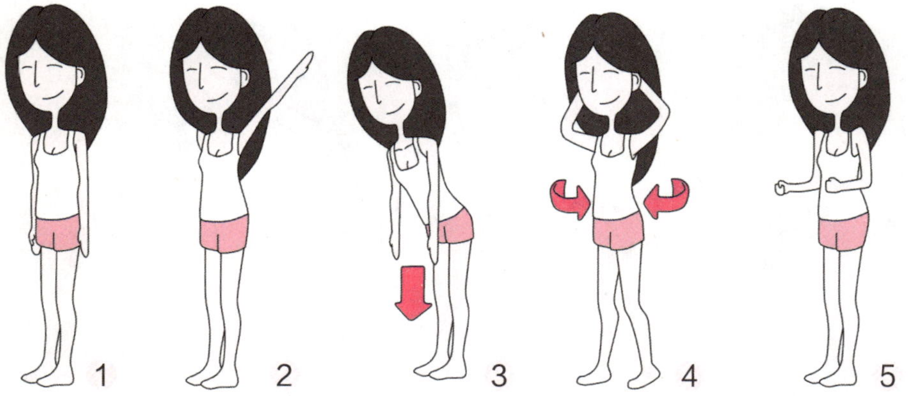

①站立，双脚并拢，双手自然放于体侧，保持10秒。

②双臂伸直，用力向后伸展，保持15秒。

③向前弯腰，双手放在膝上，上身尽量向前，背部保持挺直并收缩腹部，保持15秒。

④双脚分开，两手抱住后脑勺，身体向左右各转90°，重复20次。

⑤双手握拳，贴紧身体，屈双臂成90°，并尽量抬高，保持10秒。

0924 怎么瘦肚子

分娩后，新妈妈的腹部是最容易堆积脂肪的部位。新妈妈平时多运动，保持科学的饮食和睡眠，坚持一段时间，就会看到明显的效果。下面我们就给新妈妈介绍简易瘦腹操，新妈妈可以根据自己的身体状况，有选择地练习一下。

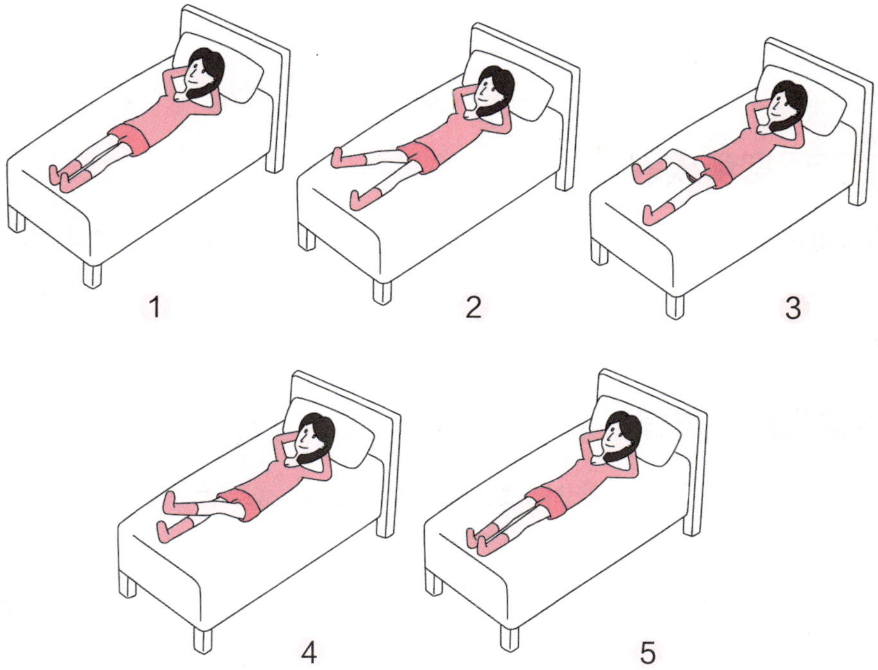

①仰卧，双脚张开，与肩同宽，两手轻轻抱住后脑勺，将头自然抬起。

②将一只脚慢慢抬高，脚踝弯曲，与腿部呈90°角，脚尖朝外侧打开约45°。

③将抬高的那只脚慢慢放下，脚后跟与地面保持10厘米的距离。

④另一只脚慢慢抬起，保持10秒钟。再缓慢放下，脚后跟也与地面保持10厘米的距离。

⑤将抬起的头放落地面，两脚后跟慢慢回落地面，结束动作。

从容面对产后抑郁

宝宝出生后，原本开朗的妈妈莫名其妙地变得越来越沉默，有的甚至脾气变得异常暴躁多变。其实多数产后抑郁经过一段时间将会自然消失。如果产后抑郁症状非常明显，并足以引起周围其他人注意的话，那么问题可能就比较严重了。

了解产后抑郁

0925 产后抑郁成因

产后抑郁症也叫产后忧郁症，是妈妈在生完宝宝之后由于生理和心理因素造成的抑郁症。症状有紧张、疑虑、内疚、恐惧等，极少数严重的会有绝望、离家出走、伤害宝宝或自杀的想法和行动。

0926 警惕产后抑郁

实际上产后抑郁症与普通抑郁症并没有本质上的区别。产后抑郁症，一般归纳为3种类型：

类型1：第3日抑郁。患者往往是初产妇，发病于分娩的3天内，症状较轻，主要表现为情绪沮丧、焦虑、失眠、食欲缺乏、易激怒、注意力不集中，持续数日后症状可自行缓解。

类型2：内因性抑郁。发病于分娩后2周内，表现为激动、情绪低落、焦虑、无助感、无望感、罪恶感、担心养不活所生的宝宝；严重时会担心宝宝在世界上受苦而出现杀害宝宝的行为，然后自杀。

类型3：神经性抑郁。多数产妇有既往病史，在分娩后原有的不良情绪体验加重，身体不适、情绪不稳、易发脾气、睡眠不安等。

协和专家告诉你

其实产后抑郁症已不再是女人的专利，也有一些性格脆弱、敏感的男性，在妻子生育前后，容易因生理和心理上适应不了角色的转化，以及无法承受来自生活和工作上的双重压力而产生严重的挫折感，甚至患上抑郁症。

产后情绪调节

0927 7种方法赶走产后抑郁

尽管产后抑郁的发生如此普遍，但我们并不是对此束手无策。以下几种方法可以降低产后沮丧或产后抑郁发生的可能性，或者减轻症状的严重程度。

●照顾自己。对自己好一些，确保自己的基本需要得到满足。

●积极寻求帮助。例如请丈夫帮助完成家务，或辅助夜间喂奶的工作，请家人帮助准备食物或者处理家务等等。

●合理的期望。放弃完美主义的想法，不要强迫自己做亲自所有的事情。新生命的到来会占用你太多的时间和精力。在不感到疲惫的前提下尽力而为，其他的就交给别人去做吧。

●和他人分享你的感受，不要独自忍受孤独。

●给自己留一点时间。在这个非常时期，你需要关注的不仅仅是宝宝，还有你自己和你的丈夫。留一段时间和丈夫单独相处，了解他的想法和感受。出去拜访一个朋友，或者只是走一走。

●户外活动。不要总是和宝贝待在屋里，带着宝宝到户外活动活动。在温暖的阳光中坐几分钟，深呼吸几次，也会有好处。

●简化生活，避免改变。在怀孕和分娩后1年内，不要做出任何重大生活改变。重大的改变会造成不必要的心理压力，使生活更加难以应对。

0928 产后抑郁对宝宝有害

抑郁的妈妈抚养的宝宝，日后之所以会面临较容易出现暴力行为的风险，可能是由于他们较难控制包括愤怒等情绪。爸爸妈妈为宝宝所做的最重要的事情之一，就是安抚他们，对他们讲话，使他们感到舒适，而这些都有助于使宝宝平静下来。而以前的研究认为，抑郁的妈妈较难把精力集中在宝宝身上，或难以像正常成年人那样，用逗趣、夸张的口气跟宝宝讲话。所以，抑郁妈妈抚养的宝宝可能较难学会如何减轻自己不安的情绪，从而增加了日后容易出现行为问题的风险。

饮食调养，赶走产后抑郁

0929 芹菜茼蒿汁 缓解失眠

原料：

芹菜200克，茼蒿250克。

做法：

❶芹菜择洗干净，焯水约5分钟后，取出切碎。❷将茼蒿择洗干净，切碎。❸将芹菜碎和茼蒿碎加水榨汁，去渣留汁服用，每次饮20毫升，可用温水调服。

功效：

这款芹菜茼蒿汁可以很好地缓解失眠症状，帮助妈妈安然入眠。

0930 银耳桂圆莲子汤 养心安神

原料：

银耳20克，桂圆50克，莲子80克，红枣3颗，冰糖适量。

做法：

❶银耳泡发后，择洗干净，撕成小朵；桂圆去壳；莲子去心洗净；红枣洗净。❷将银耳、桂圆肉、莲子、红枣一同放入锅内，加适量清水，大火煮沸，转小火继续煮，煮至银耳、莲子完全软烂，出锅时加入冰糖即可。

功效：

此汤能补脾益胃，养心安神。

0931 百合捞莲子 清心除烦

原料：

水发百合100克，莲子50克，水发黄花菜数根，冰糖适量。

做法：

❶将发好的百合和黄花菜用水洗净，莲子去皮、去心、洗净。❷以上食材同放入大汤碗内，汤碗内放入适量清水，上笼用大火蒸熟，放入冰糖再蒸片刻即成。

功效：

此汤有清心除烦、安神宁志的功效，可用于产后妈妈神情抑郁、不思饮食、多梦易惊。

0932 拔丝香蕉 缓解压力

原料：

香蕉3根，鸡蛋2个，面粉1碗，糖、纯麦芽、植物油各适量。

做法：

❶香蕉去皮切块；鸡蛋打匀，与面粉拌匀。❷糖、纯麦芽加清水在锅中煮，待糖溶化，用小火慢慢熬至呈黄色。❸另取一只锅加油烧热，香蕉块沾上面糊投入油中，炸至金黄色时捞出，倒入糖汁中拌匀。

功效：

香蕉中含有蛋白质、抗坏血酸、粗纤维等营养成分，对产后抑郁症有抑制作用。

0933 猪肉苦瓜丝 清泻肝火

原料：

苦瓜300克，瘦猪肉150克。

做法：

❶苦瓜洗净切丝，加清水急火烧沸，弃苦味汤。❷瘦猪肉切片，油煸后，入苦瓜丝同炒，加盐调味。

功效：

这道菜有清泻肝火的功效，适用于缓解妈妈产后烦躁抑郁。

0934 香菇豆腐 摆脱郁闷情绪

原料：

水发香菇75克，豆腐300克，糖10克，盐适量。

做法：

❶豆腐切成方条，香菇洗净去蒂。❷油锅烧热，逐块下豆腐，用文火煎至一面结硬壳呈金黄色。❸下入香菇，放入糖、盐后加水，用大火收汁、勾芡，翻动后出锅。

功效：

香菇含锌、硒、B族维生素，加之豆腐中的蛋白质和钙，会使这道菜的营养很全面，有助于妈妈摆脱郁闷情绪。

Part 7

宝宝的喂养与护理

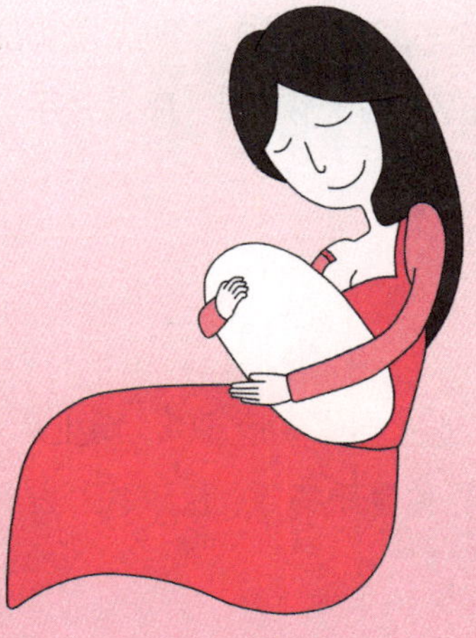

新生儿（1~28天）

经历了艰辛的十月怀胎和刻骨铭心的分娩，那个在肚子里和你朝夕相处了280天的小生命，此刻就躺在你的身边。面对这小小的新生命，新妈妈是否有些手足无措？不用担心，只要掌握科学的育儿方法，照顾宝宝一点都不难。

宝宝发育特征

0935 新生儿体格发育标准

刚出生的宝宝，皮肤红红的、凉凉的，头发湿湿地贴着头皮，小手握得很紧，哭声响亮，头部相对较大。

性别	身高	体重	平均坐高	平均头围	平均胸围
男宝宝	48.2~52.8厘米	2.9~3.8千克	33.00厘米	34.00厘米	32.08厘米
女宝宝	47.7~52.0厘米	2.7~3.6千克	32.00厘米	33.50厘米	32.07厘米

0936 2~4天内体重会减轻

新生儿出生后体重会生理性下降，这其中有多方面的原因。比如出生后新生儿排出了大小便，吐出了较多的羊水和黏液等。生理性体重下降不必担心，只要按照科学的喂养方式及时哺乳，并细心护理，新生儿的体重一般会在7~10天恢复到出生时的水平。

0937 头会显得比较大

胎儿期，脑组织发育特别快，而躯干和四肢发育相对较慢。所以，宝宝的头会显得比较大，而身体相对比较小。随着宝宝逐渐长大，脑组织发育趋缓，而躯干和四肢发育加快，宝宝的头看上去就显得没那么大了。

协和专家告诉你

若新生儿体重下降超过出生体重的10%，或生后第10天仍未回升到出生时水平，那就不是正常的生理性体重下降了，应该找找原因，是否喂养不当、奶量不足，还是生病了。

0938 “马牙”“螳螂嘴”不是病

新生儿的上腭中线和齿龈切缘上常有黄白色小斑点，俗称“马牙”，系上皮细胞堆积或黏液腺分泌物堆积所致。于出生后数周至数月自行消失，不可胡乱用针去挑或用毛巾去擦，以防引起感染。

在新生儿口腔两颊黏膜处较明显地鼓起如药丸大小的东西，也被称为“螳螂嘴”，这层脂肪垫有助于新生儿吸吮。千万不能用针挑或用粗布擦拭。

0939 会皱眉、咧嘴等表情

新生儿会出现一些令妈妈难以理解的怪表情，如皱眉、咧嘴、咂嘴等。新手妈妈没有经验，会认为这是新生儿有问题，其实这是新生儿的原始反射。但如果新生儿长时间重复出现一种表情，就可能是由某种疾病引起的，应及时就医，以排除抽搐的可能。

0940 几乎都会“脱皮”

给新生儿洗澡或换衣服的时候，常会发现有薄而软的白色小片皮屑脱落，特别多见于手指及脚趾部位。爸爸妈妈会担心新生儿得了皮肤病，其实这是正常现象。新生儿皮肤最外面的一层叫表皮的角化层，由于发育不完善，很薄，容易脱落。皮肤内侧的一层叫真皮，表皮和真皮之间有基底膜相联系。新生儿基底膜不够发达，细嫩松软，使表皮和真皮联结不紧密，表皮就容易脱落。

0941 青灰色“胎记”4岁时消失

新生儿背部和臀部等部位会有形状各异、大小及数目不等的青灰色胎记，这是真皮内细胞的特殊色素积聚沉着所造成的。随着宝宝年龄增长，真皮内细胞沉积的色素逐渐减少，会自行消退。大约4岁左右完全消失，但少部分会保留终身。

0942 每天睡18~22小时

新生儿每天要睡18~22小时，睡眠分为深睡和浅睡。深睡时，新生儿很少活动，平静、眼球不转动、呼吸均匀。浅睡时，眼睛虽然闭合，但眼球在眼睑下转动，并伴有丰富的表情，有时四肢还会有舞蹈的动作。爸爸妈妈不要把这些表现当作新生儿的不适，用过多的喂食和护理打扰新生儿。

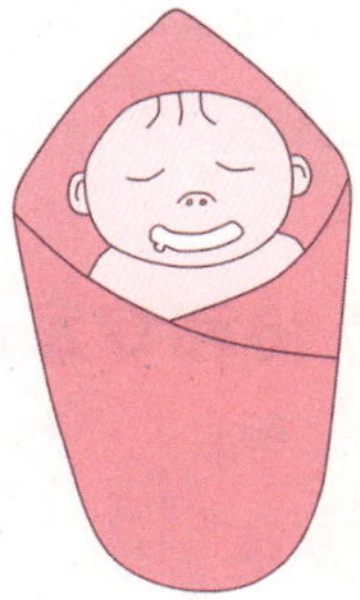

0943 扁平足很正常

细心的爸爸妈妈会发现，新生儿足弓不明显，担心宝宝是扁平足，其实这是正常的。相反，如果婴儿在头几个月里就有很高的足弓，反而是一种不良的信号，因为它预示着宝宝会有神经或肌肉方面的问题。宝宝到了4~6岁的时候足弓才会发育好。

0944 新生儿会干哭无泪

有时爸爸妈妈会看见宝宝哭，但没有眼泪。这是因为新生儿的泪腺所产生的液体量很少，仅能保证眼球的湿润。随着泪腺发育成熟，眼泪就会多起来。相反，有的宝宝一只眼或双眼总是泪汪汪，眼屎也多，那么爸爸妈妈就要想到宝宝的鼻泪道是否出现了堵塞。这时需要带宝宝去医院检查，以确定是否泪道不通或是泪囊炎。

0945 “惊跳”只因神经不成熟

新生儿常在入睡之后有局部的肌肉抽动现象，尤其是手指或脚趾会轻轻颤动；或是受到轻微的刺激，如强光、声音或震动等，会表现出双手向上张开，很快又收回，有时还会伴随啼哭的“惊跳”反应。这是由于新生儿神经系统发育不成熟所致。此时，妈妈只要用手轻轻按住宝宝身体的任何一个部位，就可以使宝宝安静下来。

0946 枕秃大部分还是枕头的原因

宝宝会在2个月左右发生枕秃，主要是因为宝宝大部分时间都是躺在床上，脑袋跟枕头接触的地方容易发热出汗使头部发痒，而宝宝还不能用手抓，也不会自己说痒，因此通常会通过左右摇晃头部的动作，来对付自己后脑勺因出汗而发痒的问题。经常摩擦后，枕部头发就会被磨掉而发生枕秃。此外，如果枕头太硬，也会引起枕秃现象。但也可能是妈妈孕期营养摄入不足，甚至是缺钙或者佝偻病的前兆。

协和专家告诉你

新生儿脊柱是直的，其生理弯曲尚未形成，平卧时背和头部在同一个平面上。而且新生宝宝的头相对比较大，几乎与肩同宽，所以侧卧也很自然，不需要垫枕头。一般可在宝宝3~4个月时给他用枕头。

0947 不自主地抖动下巴

由于新生儿神经系统尚未发育完全，常有下巴不自主抖动的情况，爸爸妈妈不必担心。

0948 偶尔打喷嚏并非感冒

新生儿偶尔打喷嚏并非是感冒，因为新生儿鼻腔血液的运行较旺盛，鼻腔小且短，若有外界的微小物质，如棉絮、绒毛或尘埃等进入便会刺激鼻黏膜引起打喷嚏，这也可以说是宝宝自行清理鼻腔的一种方式。突然遇到冷空气也会打喷嚏，除非宝宝已经流鼻涕了，否则爸爸妈妈可以不用担心，千万不要擅自让宝宝服用感冒药。

0949 有时会频繁打嗝

宝宝出生后的几个月内，一直都会比较频繁地打嗝，这是由于横膈膜还未发育成熟。此外，有时打嗝是由于宝宝过于兴奋，或者是由于刚喂过奶，或换尿布时腹部受凉等。当宝宝3~4个月的时候，打嗝就会少多了。若宝宝持续地打嗝一段时间，可以喂一些温开水，以止住打嗝。也可以弹脚心，让宝宝哭几声，哭声停止了，打嗝也就随之停止。

0950 呼吸会时快时慢

新生儿的呼吸运动很浅，而且没有规律，会时快时慢。在出生后的前2周，呼吸频率1分钟有40~45次，有的新生儿哭闹、活动时也可能多达80次，但休息后会很快恢复正常，这些都属正常现象。

0951 体温波动较大

新生儿的体温调节中枢尚未发育完善，所以调节功能不好，易受环境影响，体温的波动也较大。感受到凉意时，新生儿不会像大人一样颤抖，只能依赖一种称为棕色脂肪的物质来产生热量，且新生儿的体表面积比例较大，皮下脂肪又薄。所以衣物穿少了可能使体温过低，穿多了可能引起暂时性的轻微发热。因此，要保持新生儿体温正常，应让他处于温度适中的环境内；并注意每天开窗通风至少2次，每次至少15分钟，房间通风时可把新生儿抱到其他房间以防身体出现不适。

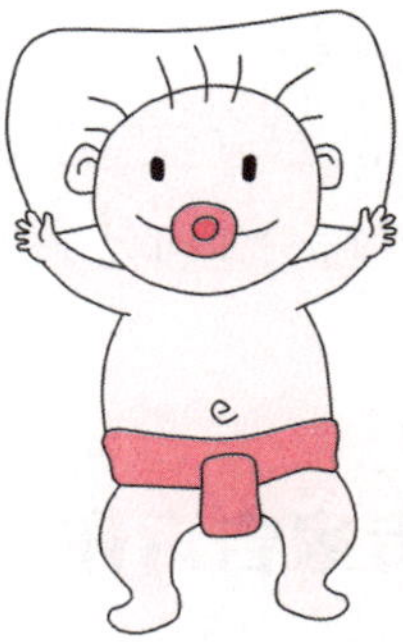

喂奶

0952 按需哺乳

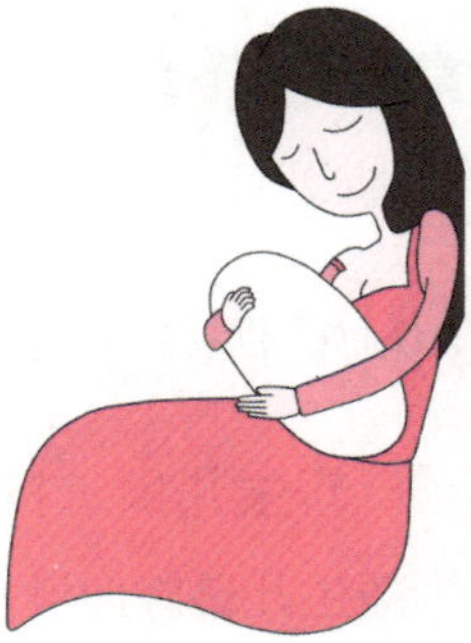

新生儿期母乳喂养最好是按需哺乳，就是指哺乳时不要限定间隔时间，宝宝饿了或妈妈感到奶胀了，就可以喂奶。按需哺乳可以使宝宝获得充足的乳汁，并且有效地刺激泌乳。

初生宝宝的胃容量小，胃排空时间短，妈妈泌乳还不充分，因此喂奶的间隔就短。出生后2~7天，每1~2个小时可喂一次，间隔不超过3小时。

当宝宝睡眠时间长而妈妈乳房胀时，轻轻抚摸宝宝额头、耳朵、小脚，以唤醒宝宝并喂奶。新生儿期，夜间不应停止哺乳，只要妈妈与宝宝“同吃同睡”，就不会感到累。注意每次吃奶应该先吃空一侧，再换另一侧吸吮。因为前奶、后奶的成分不同。前奶主要含水和糖，给宝宝解渴；后奶富含脂肪、乳糖和其他营养素，提供更多热量，使用宝宝有饱腹感。如母乳量足够，出生后头3个月每月体重增加至少应有750克。

0953 哺乳的正确姿势

妈妈坐舒服：全身肌肉要放松，可以在腰后、肘下、怀中垫个抱枕。如果坐在椅子上，一只脚踩个脚凳，将膝盖提高。如果坐在床上，就用枕头垫在膝盖下。不要前倾身体将奶头送进宝宝嘴里，而是利用枕头将宝宝抱到你胸前。

宝宝躺舒服：宝宝横躺在妈妈怀里，整个身体对着妈妈的身体，脸对着妈妈的乳房。宝宝的头应该枕在妈妈的前臂或者肘窝里，妈妈用前臂托住宝宝的背，用手托住宝宝的屁股或腿。

正确哺乳：鼓励宝宝正确地衔住乳房，宝宝吸吮的应该是妈妈的乳晕，这样才能有效地刺激乳腺分泌乳汁。仅仅吸吮乳头不仅不会让宝宝吃到奶，而且会引起妈妈乳头皲裂。

协和专家告诉你

正确吸吮乳头应该含住整个乳晕。宝宝上下口唇分开，齿龈环绕在乳晕周围，妈妈能感觉到他的舌头向上，将乳头压向他的硬腭。乳汁就是这样被挤出来的。

0954 乳头凹陷如何喂奶

妈妈如发现自己乳头凹陷，在孕晚期就应进行矫正。如宝宝出生后，乳头凹陷仍未纠正，喂奶的时候，可先用食指和拇指在乳头旁将乳头提起，将乳头及乳晕一起送入宝宝口中，直到宝宝吸住后再松手。也可用吸奶器将乳汁吸出，再用奶瓶喂给宝宝，多次有效地吸吮及吸奶器负压的吸引，会将内陷的乳头逐渐吸出。

0955 配方奶宝宝每天喝多少

宝宝每次的奶量因个体差异很大也有所不同，奶量不宜过多或者过少，只要宝宝体重增长正常就可以。喂奶时，保证奶嘴处充满奶液，以免宝宝因吸入过多空气而引起腹胀、溢奶。

- 新生儿期：一昼夜喂奶7~8次，约3小时一次，后半夜稍长。第1天每次喂奶15~20毫升，以后每天每次增加10~15毫升，直至每次60毫升，再隔天每次增加10~15毫升至每次90毫升。夜间喂奶的间隔延长，7~8天后每天喂奶可降至6~7次，每天总量120~180毫升/千克（体重）。
- 2~3个月：每天6次，每次喂奶120~150毫升，间歇延至3.5~4小时，后半夜可睡5~6小时。
- 4~5个月：每天喂奶5~6次，每次150~200毫升，后半夜可持续睡5~6小时，不需要喂奶。
- 5~6个月：每日喂奶4~5次，每次可喂200~240毫升，入睡后最多喂一次奶。

0956 不要用开水冲调奶粉

水温过高会使配方奶粉中的乳清蛋白产生凝块，影响消化吸收。另外，某些遇热不稳定的维生素也会被破坏，特别是有的配方奶粉中添加的免疫活性物质会被全部破坏。一般冲调配方奶粉的水温控制在40~60℃。不同品牌的配方奶粉会有不同的要求。注意有的配方奶粉是先放水到一定刻度再放配方奶粉，这样充好的奶量会稍多。不用担心，只要按照配方奶粉说明冲调即可。

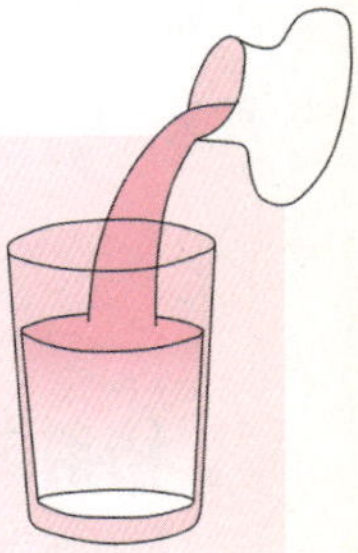

协和专家告诉你

不管是母乳喂养还是配方奶喂养，宝宝都不是必须要喝水的。但在不影响宝宝吃奶的前提下，如果因为天气热、干燥或妈妈担心宝宝上火，可以少量喝水，不用太教条。

0957 给新生宝宝准备2~4个奶瓶

奶瓶从制作材料上分主要有玻璃制和塑料（包含PC、PP、PES、PPSU），以及硅胶奶瓶。其中，PES、PPSU价格较贵，但安全性高。新生儿时期，宝宝吃奶、喝水主要是靠妈妈喂，圆形奶瓶内颈平滑，里面的液体流动顺畅，清洁方便。母乳喂养的宝宝喝水时最好用小号，储存母乳可用大号的。

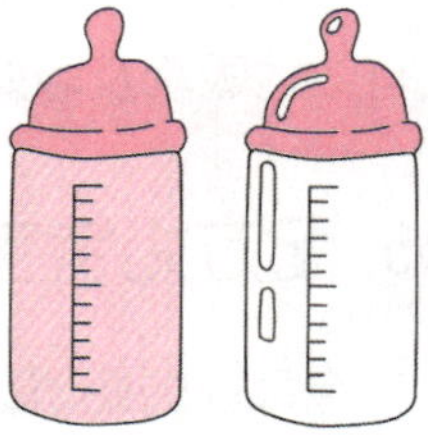

注意：有的纯母乳喂养的宝宝感觉敏锐，根本不接受奶瓶，即使喝水也只接受小勺喂，所以不用准备太多，以免浪费。如果妈妈因服药等原因不能母乳喂养，则需要多准备几个。

0958 圆孔S号奶嘴最适合新生儿

奶嘴有橡胶和硅胶两种，乳胶即橡胶，是天然材质。相对来说，硅胶奶嘴没有橡胶的异味，容易被宝宝接纳。宝宝吸奶时间应在10~15分钟，太长或过短都不利于口腔的正常发育，圆孔S号最适合尚不能控制奶量的新生儿用。

0959 正确清洗奶瓶、奶嘴

奶瓶上所有配件都要一个个清洗。玻璃瓶用尼龙刷，其他瓶用海绵刷，奶嘴用奶嘴刷。建议使用可旋转的奶瓶刷，洗奶嘴要注意不可翻转清洁，防止撕开奶嘴孔。

0960 奶瓶、奶嘴每次都要消毒

每次使用后均应及时洗净消毒后再次使用。新买来的奶嘴、奶瓶一定要仔细清洗，消毒后再使用。奶瓶消毒最常见的几种方法：

- 煮沸消毒。准备一个干净的大锅和一个奶瓶夹。先将分散的奶瓶放入锅里，不要放奶嘴，水要淹过奶瓶，水沸腾后再煮3~5分钟，放入奶嘴，再煮3~5分钟就可以了。
- 微波炉消毒。一次可以消毒3~5个奶瓶，只要买一个奶瓶微波炉消毒盒高火10分钟即可。
- 蒸汽消毒锅。使用蒸汽锅消毒前，要先把奶瓶、奶嘴、奶瓶盖等物品彻底清洁。

协和专家告诉你

乳糖不耐受多有家族性。宝宝表现为大便次数增多，水便分离、腹胀。有的宝宝表现为一边吃一边大幅度摇头，或吃几口又吐出奶头，一会又吃等很纠结的样子。

0961 配方奶不要放冰箱保存

不管是什么配方奶，一旦先冲调好留待当天晚些时候食用，就有滋生有害细菌的可能性，尽管这种可能性很小，但也可能会增加宝宝患病的概率。

如果必须提前准备宝宝喝的奶，可用保温瓶装水，用市售的奶粉盒放好适量的配方奶粉，等需要的时候即时冲调配方奶。冲好的配方奶不仅不要放在冷藏室保存，更不要放在冷冻室冷冻。建议先吃母乳，再用配方奶补充。

0962 母乳和配方奶不混在一起

两者混在一起不仅会改变母乳的成分，而且也会让配方奶中的微量营养素变得过于集中，给宝宝未成熟的肾脏带来沉重的负担。另外，也容易浪费。因为宝宝用奶瓶喝剩的配方奶必须在1小时内倒掉，里面珍贵的母乳也会因此被倒掉。

0963 吐奶和溢乳不同

有时候宝宝嘴里流出奶并不是吐奶而是溢乳。溢乳是宝宝无恶心，毫不费力地从口腔溢出乳汁的现象。常在喂奶后即刻发生，吐出量与喂进量相仿，颜色和所进奶汁相似，吐后宝宝精神的表现与平时无异，不伴有其他症状，医生检查时也无异常发现。这种溢乳多见于3个月以内的小宝宝。宝宝打嗝，有时在抱起、放下等体位变化或换尿布，整理衣服时也会出现。少数宝宝在3个月后偶尔会有溢奶，但总的来说，应该越来越少。溢奶频繁时，稍减少每次喂奶量，即少食多餐减少溢乳。

病理性吐奶，是指吐前有恶心、腹压增高状况，迫使胃内容物从口腔涌出，呈喷射性，吐出的奶量大于喂进量，颜色异常，如间杂黄绿色、咖啡色，有酸臭味。即使是吐奶现象，如果不是很严重，妈妈也不必过分担心。因为宝宝食道和胃还未完全发育的关系，偶尔的吐奶也是正常的。

0694 拍嗝防溢乳

喂完奶后将宝宝直立抱起，用空心掌轻拍其背部，等待宝宝打嗝后再轻轻放下，半小时之内尽量少翻动其体位。对溢奶明显的，还可以垫高床头部位，使床呈约30°~45° 头高足低位，并使宝宝在吃奶后头30分钟到1小时保持右侧卧位。

第1次照顾宝宝

0965 抱宝宝的正确姿势

由于颈部和背部肌肉发育还不完善，1~3个月的宝宝不能较长时间支撑头的重量。因此，抱1~3个月的宝宝关键是要托住头部。

- 1~2个月的宝宝主要是平抱，也可采用角度较小的斜抱。平抱时让宝宝平躺在妈妈的怀里，斜抱时让宝宝斜躺在妈妈的怀里。不论是平抱或斜抱，妈妈的一只前臂均要托住宝宝的头部，另一只手臂则托住宝宝的臀部和腰部。抱起或翻身时，用一只手掌托住宝宝上胸部或背部，手指松开，虎口在宝宝下巴或头部，其他手指扶稳宝宝的下颌或头部，用这只手的手臂托住宝宝的身体，另一只手的帮助很容易就给宝宝抱起、翻身。
- 3个月的宝宝主要采取斜抱或直立抱。斜抱时宝宝向上倾斜的角度可稍大些。采取直立抱时，有两种姿势可供选择。

一种是宝宝背朝妈妈坐在妈妈的一只前臂上，妈妈的另一只手拦住宝宝的胸部，让宝宝的头和背贴靠在妈妈的前胸。另一种直立抱姿势是让宝宝面朝妈妈坐在妈妈的一只前臂上，妈妈的另一只手托住宝宝的头颈、背部，让宝宝的胸部紧贴在妈妈的前胸和肩部。

0966 不要给宝宝挤奶头

刚出生的宝宝，无论男女，在出生后1周左右会出现双侧乳腺肿胀，大的如半个核桃，小的如蚕豆，有的还分泌乳汁，这都是很正常的。这是因为在胎儿时期，胎儿体内存在着来自母体一定量的雌激素、孕激素和生乳素。宝宝出生后，来自母体的雌激素和孕激素被骤然切断，使生乳素作用释放，刺激乳腺增生。一般约2~3周便自行消退。

0967 如何给新生宝宝剪指甲

新生儿期如果宝宝指甲长了，可能会抓伤自己，所以也需要剪指甲。给宝宝剪指甲要选用专为婴儿设计的指甲剪。剪指甲时，可在宝宝熟睡时用一手拇指和食指牢牢地捏着宝宝的要剪指甲的小手指的指甲根部。另一只手握住指甲刀，沿指甲的自然弧度轻轻转动指甲刀，将指甲剪下。剪好后检查一下宝宝指甲的边缘处，如果有方角或尖刺，要修剪成圆滑的弧形，以防宝宝抓伤自己。如果剪好的指甲下方还有污垢，可用水清洗干净。

0968 怎样清洗男宝宝生殖器

清洗时要先轻轻抬起宝宝的阴茎，用一块柔软的纱布轻柔地蘸洗根部。然后清洗宝宝的阴囊，这里褶皱多，较容易藏匿汗污。包括腹股沟的附近，也要着重擦拭。清洗宝宝的包皮时，用你的右手拇指和食指轻轻捏着阴茎的中段，朝他身体的方向轻柔地向后推包皮，然后在清水中轻轻涮洗。向后推宝宝的包皮时，千万不要强力推拉，以免给宝宝带来不适。

清洗男宝宝外生殖器的水，温度应控制在40℃以内，以免烫伤娇嫩的皮肤。最理想的温度是接近宝宝体温的37℃左右。另外，平时给男宝宝选择的纸尿裤和裤子要宽松，不要把会阴部包裹得太紧。如果宝宝没有使用纸尿裤，在他排尿后，最好用干净的无屑纸巾为他擦干尿液，以保持局部干爽。

协和专家告诉你

女宝宝的尿布或纸尿裤要注意经常更换。为女宝宝涂抹爽身粉时，把爽身粉倒在妈妈手指上，再涂抹在大腿根部，不直接倒在宝宝皮肤上，也不要在阴部附近涂抹。

0969 女宝宝外阴怎么护理

首先，每次给女宝宝换尿布时以及每次大小便后，用温水从前向后冲洗，并从前向后仔细擦拭外阴。用柔软无屑的卫生纸巾擦拭干净。擦拭时，方向由前向后，以免不小心让粪便残渣进入宝宝阴部。

其次，帮助女宝宝清洗外阴时，最好每天用温水清洗两次。女宝宝阴部的清洗顺序跟擦拭的方向一样，一定要从前向后。方法如下：

①用一块干净的纱布从中间向两边清洗宝宝的小阴唇外部的部位，再从前往后清洗她的阴部。

②接下来清洗宝宝的肛门。尽量不要在清洗肛门后再擦洗宝宝的阴部，避免交叉感染。

③再把宝宝大腿根缝隙处清洗干净，这里的褶皱容易堆积汗液。最后用干毛巾擦干。

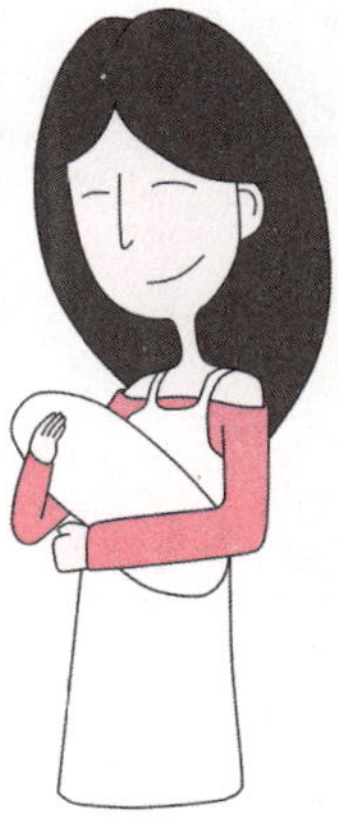

0970 怎样给宝宝洗澡

给新生儿洗澡是个大问题，这完全是个技术活。所以，在宝宝出生后住院期间，一定要跟着护士把这门技术学到家。如果还是有问题，下面再带你温习一遍。

准备工作：

①确认宝宝暂时不会大小便，且吃过奶1小时以后再开始洗澡。

②如果是冬天，开足暖气。如果是夏天，关上空调或电扇。

③准备好洗澡盆、小毛巾2~3条，大浴巾1条，用肘弯内侧试下温度，感觉不冷不热最好。如果用水温计，为37~38℃。

开始洗澡：

①给宝宝脱去衣服，用浴巾包裹起来。用浴霸的家庭注意，防止直射宝宝的眼睛。

②宝宝仰卧，妈妈用左肘部托住宝宝的小屁股，左手托住头。拇指和中指分别按住宝宝的两只耳朵贴到脸上，以防进水。

③先洗脸。用小毛巾蘸水，眼部由内而外，轻拭宝宝的脸颊。再由眉心向两侧轻擦前额。

④接下来洗头。先用水将宝宝的头发弄湿，然后倒少量的婴儿洗发液在手心，搓出泡沫后，轻柔地在头上揉洗。然后用清水冲洗干净，用干毛巾擦干水分。

⑤洗净头后，再分别洗颈下、腋下、前胸、后背、双臂和手。由于这些部位十分娇嫩，清洗时注意动作要轻。

⑥将宝宝倒过来，头顶贴在妈妈左上臂，用左手抓住宝宝的左大腿，右手用浸水的毛巾先洗会阴腹股沟及臀部，最后洗腿和脚。

⑦洗完后把宝宝放在平铺着的干净浴巾上，先把宝宝包裹起来，只露出小屁股，再仔细从头到脚擦干水分，给宝宝身上涂上润肤油，然后做按摩抚触。

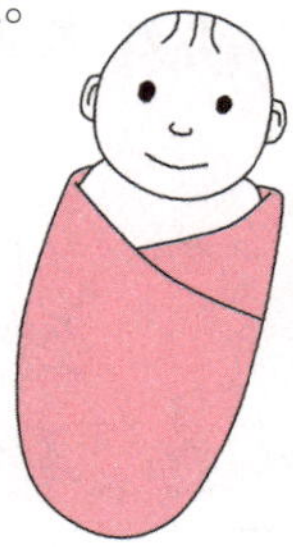

0971 新生宝宝不要抱着睡

抱着宝宝睡不仅会使宝宝睡得不深，身体不能舒展，影响睡眠质量，也不利于宝宝呼吸换气。所以最好是能够让宝宝在吃饱了奶之后，躺在床上自然入睡。新生儿期因为神经系统发育还未成熟，宝宝睡着后有时会出现双臂突然伸展等惊跳样动作，而抱着睡会比较安静。如果这种情况比较严重，可以在宝宝睡觉时，用包布裹紧上臂，注意不要影响到宝宝手和脚的活动，上部一般不超过肩。

0972 维生素D什么时候吃

维生素D是帮助钙吸收的，一般认为，给宝宝添加维生素D应从新生儿期开始，即出生后2周起加服。若是早产儿或患消化系统疾病的新生儿，则应听从医师的建议服用。现在很多维生素制剂中含有一定比例的维生素A，只要是符合国家标准的制剂，正常服用不用担心维生素A中毒。

0973 怎么补钙

纯母乳喂养的宝宝，如果妈妈年纪在30岁以内（含30岁），不挑食，每日奶制品（牛奶、酸奶、奶酪等）进食约400~500毫升，孕后期无腿抽筋等表现；宝宝湿疹不明显，大便正常，可以暂不补钙，待满月后保健检查时再根据宝宝的情况决定是否需要补钙。

0974 早产宝宝的护理

未满37周出生的宝宝被称为早产儿，与足月儿相比，早产儿发育尚未成熟。

①注意给早产儿保温。注意室内温度和湿度，因为早产儿体内调节温度的机制尚未完善，没有较多的皮下脂肪为他保温，失热很快，所以保温十分重要。室温要控制在25~27℃。每4~6 小时测体温一次，保持体温恒定在36~37℃。湿度最好在40%~60%。

②补充各种维生素和矿物质。由于早产儿生长快，要特别注意各种维生素和微量元素的补充，对比较小的早产儿，维生素D需要800~1000IU/每日，知道各项发育指标（身高、体重、头尾）赶上同龄宝宝的中下水平，可改为母乳加普通奶粉喂养。最好喂母乳，初乳中各种人体必需的元素，蛋白质、脂肪酸、抗体的含量都很高，正好适合快速生长的早产儿。如母乳不足，则采用早产儿乳粉。

③谨防感染。早产儿室避免闲杂人员入内。接触早产儿的任何人（包括妈妈和医护人员）须洗净手。接触宝宝时，大人的手应是暖和的，不要随意亲吻、触摸。妈妈或陪护人员若感冒要戴口罩，腹泻则务必勤洗手，或调换人员进行护理。

0975 怎样给宝宝进行抚触

适当的按摩可改善消化系统功能、改善睡眠，平复宝宝急躁的情绪，减少哭泣，促进亲子间的交流，使宝宝感受到爱护与关怀。按摩抚触可分为以下几个方面的运动。按摩时间应选择在宝宝清醒，两顿奶之间，精神饱满时进行。洗完澡是个好时机。

胸膛和躯干：双手自上而下反复轻抚宝宝的身体。然后两手分别从胸部的外下侧，向对侧肩部按摩，可使宝宝呼吸循环更顺畅。

臀部及背部按摩：宝宝呈俯卧位，头侧向一边。妈妈双手四指并拢，与拇指配合，先揉按宝宝的臀部。然后向上，捏按宝宝背部，由下向上，再从上往下，反复5次左右。

上肢按摩：宝宝仰卧躺在有一定硬度的床或垫子上，妈妈正对着宝宝。先从宝宝肩→上臂→前臂→指尖按摩2遍，再用两手分别握住宝宝的小手，让宝宝抓住妈妈的大拇指，妈妈其余四指握住宝宝小手及腕部，抬起宝宝的胳膊在身体两侧打开再在胸前交叉，再向上适当拉伸，使双肢高于头顶。这能使宝宝放松背部，锻炼肺部功能。

下肢按摩：先按捏大腿→小腿→双足→指夹2~3遍，再上下移动宝宝的双腿，模拟走路的样子。这个动作可使左右脑都得到刺激。然后再同时向上推宝宝的小腿。再轻轻拉伸，反复5~6次。

脚部按摩：抬起宝宝一只脚，弹食指，使宝宝的脚部感受弹击力。然后用大拇指按捏宝宝的脚底。

整个过程不超过10分钟，用力适当，宝宝一般表情放松，眼睛明亮。若期间宝宝哭闹、呕吐不适，应该立即停止按摩，观察宝宝的反应。

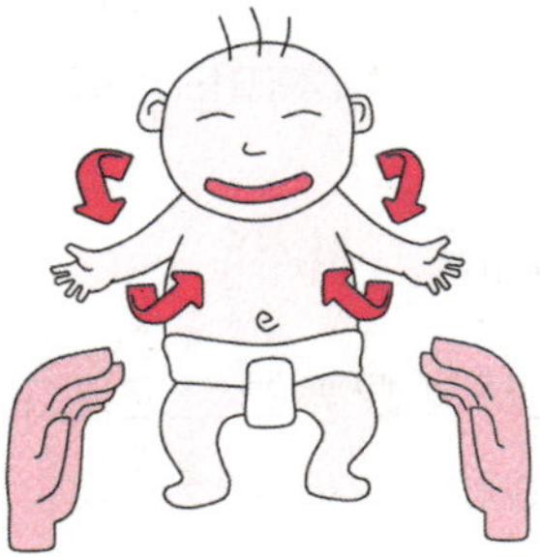

0976 计划内疫苗一览表

计划内免疫所涉及的传染病，不仅各地普遍流行，无论健康宝宝还是体质虚弱的宝宝均易感染，而且传染性极强，致死率、致残率极高。各地计划内疫苗的接种程序，因传染病的流行情况有些不同，以下是北京市的疫苗接种程序，仅供参考。

年龄	卡介苗	乙肝疫苗	脊髓灰质炎疫苗	无细胞百白破疫苗	麻风二联疫苗	甲肝疫苗	麻风腮疫苗	乙脑疫苗	流脑疫苗
出生	●	●							
1月龄		●							
2月龄			●						
3月龄			●	●					
4月龄			●	●					
5月龄				●					
6月龄		●							●
8月龄					●				
9月龄									●
1岁								●	
18月龄				●		●	●		
2岁						●		●	
3岁									
4岁			●						
6岁				●白破			●		
小学四年级（9岁）									
初中一年级（12岁）		●							
初中三年级				●白破					
大一进京学生				●白破					

0977 计划外疫苗

除国家规定宝宝必须接种的疫苗外，其他需要接种的疫苗都属于推荐疫苗，也就是计划外疫苗。这些疫苗都是本着自费自愿的原则，爸爸妈妈可以有选择性地给宝宝接种。

流感疫苗	对于7个月以上，患有哮喘、先天性心脏病、慢性肾炎、糖尿病的宝宝，一旦流感流行，容易患病并诱发旧病发作或加重，爸爸妈妈应考虑接种。
肺炎疫苗	预防部分肺炎链球菌引起的严重感染并不是新宝宝不患肺炎，一般健康的宝宝不主张选用。但体弱多病的宝宝，应该考虑选用。
水痘疫苗	如果宝宝抵抗力差应该选用，对于身体好的宝宝可用可不用。不用的理由是水痘是良性自限性“传染病”，即使宝宝患了水痘，产生的并发症也很少。但幼儿园一般会要求宝宝入园前接种水痘疫苗。
五联疫苗	是预防百日咳、白喉、破伤风、b型流感嗜血杆菌以及脊髓灰质炎五种疾病。价格较高，但安全性好，可减少注射次数，有条件的家长建议选择。

0978 纸尿裤和尿布换着用

尿布大都是棉布材质，质地柔软，不会因为摩擦而使宝宝的小屁屁受伤，环保又省钱。缺点是新生儿尿尿后无法保持表面干爽，必须赶紧更换。刚出生的宝宝一天可尿20次以上。

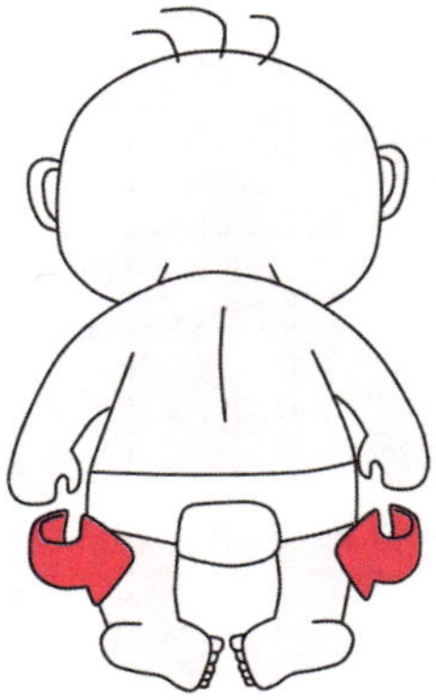

纸尿裤使用方便，减少了妈妈的劳动，并且能使宝宝的小屁屁保持干爽。缺点是透气性差，使用费用高。

对比尿布和纸尿裤，聪明的妈妈可以在自己外出时和夜间使用纸尿裤，白天在家用尿布，既节省费用，又可发挥各自的优点。

0979 新生儿黄疸

生理性黄疸比较容易辨别，具体依据：2~3天出现，4~5天出现高峰，7~10天开始一点一点消退，到第14天基本退完，早产的宝宝多数1个月内会自行消失。若患生理性黄疸的宝宝身体状况非常好，吃得好，睡得正常，这种生理性黄疸就不用特殊处理。但若黄疸出现早，黄染程度发展快，范围大，如扩展到四肢或手脚心，特别同时宝宝精神不好，或伴有大便颜色浅、尿黄等，就有可能是病理性黄疸，必须及早去医院诊治。

0980 怎么知道宝宝吃饱了

听宝宝下咽的声音。宝宝平均每吸吮2~3次可以听到咽下一大口，如此连续约15分钟就可以吃饱。如果宝宝光吸不咽或咽得少，说明奶量不足吃不饱。

看宝宝吃奶的表现。宝宝吃饱后发出微笑或安静入眠，说明吃饱了。如果吃奶后还哭，或咬着乳头不放，说明没吃饱。

看大小便次数。如果宝宝每天尿8次以上，大便4~5次，说明奶量够了。尿量不多，大便少呈绿稀便，则说明奶量不够。

体重增减。宝宝第2个月增加约600克，以后每月增加约500克。如果体重减轻了，则可能是喂养不当，奶水不足或奶水太稀造成的。

0981 宝宝红屁股怎么办

红屁股主要是因为宝宝的小屁屁长时间在潮湿、闷热的环境中不透气而形成的。粪便及尿液中的刺激物质，以及一些含有刺激成分的清洁液也会使小屁股发红。如果宝宝出现红屁股，妈妈除了要给宝宝勤换尿布，勤洗屁股，最好用流动的温水（比如可用1个小水壶）清洗，然后用干净浴巾或毛巾擦拭干净。尽量选择柔软舒适的旧棉布做尿片，大小便后必须将小屁屁擦拭干净。女宝宝还要注意，擦屁股时要从前面往后擦，因为女宝宝尿道短，容易感染细菌，引起尿路感染。湿疹宝宝每次清洗后，最好将小屁屁暴露于空气或阳光下，使局部皮肤自然晾干。

0982 防治新生儿鹅口疮

鹅口疮与吃奶留下的奶斑外观上很难区别。如果用棉签能擦掉则为奶斑，擦不掉则为鹅口疮。为了预防鹅口疮，妈妈喂奶前应该洗手并用温水擦干净自己的乳头，每次用奶瓶前要先用沸水消毒。

治疗鹅口疮的方法主要是用每毫升含制霉菌素5~10万单位的液体涂局部，每天3次即可，涂药时不要吃奶或喝水，最好在吃奶以后涂药，以免冲掉口腔中的药物。看不见白斑后也要继续涂抹3~5天，每天2次。其他辅助方法包括用2%苏打水溶液少许清洗口腔，以及益生菌。用药前最好找医生咨询一下。

早教游戏

0983 看妈妈的脸 认知能力

训练目的：促进宝宝追视的能力，促进其眼肌和周边视力的发展。

训练方法：①照料宝宝时，妈妈要故意把脸在宝宝的左右活动，以促进宝宝的视线适应妈妈的移动。妈妈的脸距离宝宝的脸不要超过20厘米。②妈妈用温和亲切的语调哄宝宝，对宝宝说“你怎么了？妈妈在这儿呢”，并注意观察宝宝的反应。声音要柔和亲切，语调要富于变化。时常与宝宝讲一些“悄悄话”，妈妈饱含情感的声音交流可以让宝宝的大脑变得更活跃。

0984 抓玩具 精细动作能力

训练目的：有效刺激宝宝触觉感官，触觉刺激可涉及大脑皮层的感觉运动区，促进宝宝大脑的发育。

训练方法：①不要给宝宝戴手套，让宝宝平躺在床上，自由挥动拳头，看自己的手、玩手、吸吮手指。②妈妈将带柄的玩具贴近宝宝的手心，促使他抓握。每天进行3~5次。③妈妈也可用自己的手指代替玩具放在宝宝手心。此外，妈妈要经常给宝宝的双手做手部按摩，按摩手指能引起抓握反射，输入刺激信息。

0985 延长发音 语言能力

训练目的：强化宝宝正在形成的语音，促进语言能力的提高。

训练方法：①妈妈做出各种表情，发出各种声音，激起宝宝的反应。②当宝宝发出元音，如啊——，喔——时，妈妈要重复并拉长其发音，以刺激宝宝来模仿自己。③妈妈要多发出声音，引起宝宝的注意。

0986 摸妈妈的脸 社交能力

训练目的：宝宝在与妈妈进行交往时，其观察力、理解力和反馈能力远远超出成人的想象。健康的母婴关系，是宝宝早期教育的基础和保证，并对宝宝未来的人际交往发展有积极的意义。

训练方法：①妈妈将宝宝抱在怀里，一边抚摸宝宝的手和脚，一边对他说：“啊，好可爱的小手，好可爱的小脚丫，妈妈很喜欢。”②握着宝宝的手摸妈妈的脸，也可以用宝宝的小脚丫碰碰妈妈的脸，并对宝宝说：“宝宝摸摸看，这是妈妈的脸。”

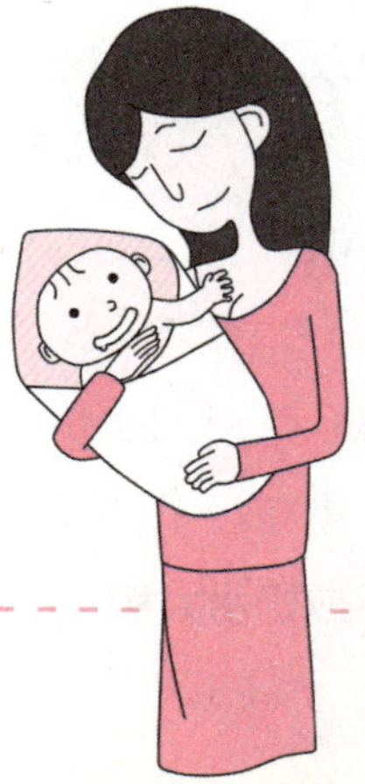

2~4个月宝宝

宝宝更漂亮了，眼睛有神，皮肤细腻有光泽。身体也变得灵活了，可轻而易举地吸吮到自己的小手，还喜欢用嘴巴去品尝这个世界的味道。宝宝不但会主动和人咿咿呀呀地打招呼，也在有意无意地逗着爸爸妈妈开心，俨然成了全家人的小开心果。

宝宝发育特征

0987 4个月宝宝体格发育标准

宝宝的头围和胸围大致相等，比出生时长高10厘米以上，体重为出生时的2倍左右。俯卧时，宝宝前胸部完全抬起，与床垂直；腿能抬高，能踢去衣被及踢吊起的玩具；视线灵活，能从一个物体转移到另外一个物体；开始咿呀学语，用声音回答大人的逗引。

性别	身高	体重	坐高	头围	胸围
男宝宝	61.0~66.4厘米	5.7~7.6千克	42.72厘米	42.30厘米	42.68厘米
女宝宝	59.4~64.5厘米	5.3~6.9千克	41.56厘米	41.20厘米	41.60厘米

0988 后囟已闭合

宝宝现在后囟已经闭合，前囟在1.0~2.5厘米。如果宝宝的前囟大于3.0厘米或小于0.5厘米，应该请医生检查是否有异常情况。

0989 每日睡15~16个小时

这个阶段宝宝每日睡眠时间是15~16个小时，每次间隔2~2.5个小时，夜晚连续睡眠可达5个小时左右，白天睡3次。

0990 会流很多口水

由于这个阶段宝宝的唾液分泌增多，且口腔较浅，加之闭唇和吞咽动作还不协调，宝宝还不能把分泌的唾液及时咽下，所以会流很多口水。

0991 大小便渐渐有规律

宝宝大小便渐渐可以找到规律了，特别是每次大便时会有比较明确的表示。但这个月不必过于强调训练宝宝的大小便，意义并不大。

宝宝喂养

0992 奶粉不适合，如何转奶

确实需要转奶时，新爸妈要做到循序渐进地转，不要过于心急，整个过程可历时一至两个星期，让宝宝有个适应的过程。如果宝宝没有拉肚子、呕吐、便秘、哭闹、过敏等不良反应，才可以增加，如果不能适应，就要缓慢改变。此外，转奶应在宝宝健康情况正常时进行，没有腹泻、发热、感冒等，接种疫苗期间也最好不要转奶。

转奶的方法是“新旧混合”：家长要将预备替换的奶粉和宝宝先前饮用的奶粉在转奶期间掺和饮用，尽可能在原先使用的配方奶粉中适当添加新的配方奶粉，开始可以量少一点，慢慢适量增加比例，直到完全更换。

0993 夜间喂奶安排调整

从营养角度说，白天奶水吃得很足的宝宝，夜间吃奶的需求并不大。如果发现宝宝的体质很好，就可以设法引导宝宝断掉凌晨2点左右的那顿奶。因此，可以将喂奶时间做一下调整，把晚上临睡前9~10 点钟这顿奶，顺延到晚上11~12点。这顿奶后，宝宝起码可以在4~5点以后才会醒来再吃奶。这样，妈妈就不会因为给宝宝半夜喂奶而影响休息了。

0994 进入厌奶期怎么办

一些宝宝在初生头1~2个月吃奶多，长得快，到3个月左右会突然表现为不爱吃奶，但精神仍然很好，大小便正常。这时，要考虑宝宝进入厌奶期。这时，爸爸妈妈不用担心，只要宝宝精神、大小便都正常，可以暂时少吃点奶，适当喝点水就行。

0995 母乳不足添加配方奶

本阶段的宝宝仍主张用母乳喂养，已经和妈妈建立了良好的供需平衡，母乳对宝宝来说就已足够。宝宝的体重如果每周增加100 克以上，说明母乳喂养可以继续，不需添加任何代乳品。但如果妈妈上班不能保证按需哺乳，当需求量不能满足宝宝时，可补充配方奶。这个阶段宝宝吃奶的次数比较规律，有的宝宝夜里不吃奶，一天喂5次；有的宝宝每隔4小时喂1次，夜里还要再吃1次。

协和专家告诉你

给宝宝添加配方奶时，感觉敏锐的宝宝可能不吃。在3个月以内，尽量按需哺乳，若体重增长不满意，比如第个月增加不足750克，则可以给宝宝试试其他品牌或口味稍甜的配方奶，宝宝即会接受。不要因为宝宝不接受配方奶就过早添加辅食。

辅食添加

0996 第4~6个月开始添加辅食

随着宝宝慢慢长大，爸爸妈妈就会惊喜地发现：爸爸妈妈吃饭时，宝宝会专注地盯着看，还直咂嘴，偶尔还会伸手去够妈妈送往嘴里的菜；爸爸妈妈陪宝宝玩的时候，宝宝会时不时把拿在手里的玩具放到嘴巴里，口水把玩具弄得湿湿的。看到宝宝的这些“小信号”，爸爸妈妈既激动又忐忑：是不是该给宝宝添加辅食了？

世界卫生组织的最新婴儿喂养报告，提倡在前6个月宝宝应纯母乳喂养，6个月以后在母乳喂养的基础上可添加辅食。一般来说，无论采取何种喂养方式，均应在满6个月龄时开始给宝宝添加泥糊状食品，不应晚于8个月。但具体何时添加辅食，应根据宝宝的实际发育状况具体实施。人工喂养的宝宝，可在4~5个月龄时先添加菜水、果水。母乳喂养的宝宝，可推迟到6个月龄。

0997 辅食添加的顺序

按照“淀粉（谷物）—蔬菜—水果—动物性食物”的顺序来添加。首先添加谷物（如宝宝营养米粉），其次添加蔬菜汁（蔬菜泥）和水果汁（水果泥），然后才是动物性食物（如蛋羹，鱼，禽畜肉泥、松等）。

动物性食物添加的顺序应为：蛋黄泥—鱼泥—全蛋（蒸鸡蛋羹）—肉末。这个顺序很重要，如果打乱了，会加重宝宝胃肠负担，甚至会影响免疫系统功能的建立。

0998 宝宝能适应辅食吗

给宝宝添加辅食之后，妈妈要密切观察，判断宝宝是否适应辅食。可以看看大便的情况：如果便次和性状都没有特殊变化，就是适应的。还可以观察宝宝的精神状况，有没有呕吐，以及对食物是否有兴趣。如果情况良好，说明宝宝对辅食完全适应。

辅食添加必须循序渐进，开始只喂少量的流质辅食，等宝宝适应之后再逐渐增加种类。刚开始添加辅食，宝宝对辅食的性状、口味不适应，妈妈要耐心地鼓励宝宝去尝试；有的宝宝其实不是对辅食的口味不适应，而是对进食的方式不适应，因为他要由原来的吸吮改为由舌尖向下吞咽。如果宝宝添加辅食的时间过晚，原有的吸吮习惯则会更大地影响宝宝接受新的进食方式。

0999 出现呕吐、腹泻应停止添加

宝宝的消化、免疫功能还在发育中，因此很容易发生过敏现象。爸爸妈妈在给宝宝添加辅食的过程中，每次添加新品种，应该先少量尝试。给宝宝添加新品种后，应该密切观察宝宝食用后的反应，如果宝宝有腹泻、便秘、呕吐、出皮疹等症状，应该立刻停止添加。间隔1~2周后再次尝试，如果仍出现类似的情况，可以暂时不加这种辅食，至少8个月大后再试吃。

经过检测，如果宝宝属于轻度过敏，可以从最小剂量开始慢慢添加，让宝宝慢慢适应。如果宝宝是中度以上过敏，日后应避免添加该食物，同时用营养素相同的食物替代。

1000 吃了辅食不吃奶怎么办

有的宝宝在添加辅食后不吃奶，出现这种情况大概有以下几个方面的原因：

一是添加辅食的时间不恰当，可能过早或过晚。二是添加的辅食不合理。使宝宝味觉发生了改变，不再对淡而无味的奶感兴趣了。三是添加辅食的量太大。没有饥饿感，影响了宝宝对吃奶的食欲。四是宝宝自身的原因。还有的宝宝，本身就有轻微的牛奶蛋白过敏，吃辅食（主要是植物类）后，消化吸收好，身体会舒服，而拒吃奶类。

针对这些情况，妈妈可以在宝宝饥饿时，先喂些奶再喂辅食，也可以在宝宝睡前或刚醒迷迷糊糊的时候喝瓶奶。妈妈还可以适当减少辅食的量，让宝宝能更好地吃奶。

1001 1岁以内的宝宝不吃盐

1周岁以内的宝宝从母乳和配方奶中摄取的天然盐分已经能满足身体的需要，不用再额外加盐。1周岁以后的宝宝辅食也要严格限制盐的添加，可采用“餐时加盐”的方法，也就是在菜肴起锅时少加盐或不加盐，等菜肴做好端到餐桌上再放盐，这样会使盐仅附着在菜肴表面，虽然只放一点盐，但吃起来却会有味道。宝宝夏季出汗较多，在宝宝出现腹泻、呕吐时，盐摄取量可比平时略增加一些。

协和专家告诉你

鸡蛋富含营养，是宝宝成长中不可或缺的食物。一般5~6个月的宝宝从每1~2天吃1/4个蛋黄，逐渐到每天吃1个蛋黄。最好宝宝1岁后再开始吃全蛋。

4个月辅食推荐

1002 青菜水 配方奶宝宝的首选

原料：

青菜50克。

做法：

❶将青菜叶摘洗干净，沥水，切碎。❷取干净的小锅，加入少许清水，待水沸后放入青菜碎末，煮1~2分钟后关火。❸用不锈钢汤勺挤压锅中的青菜碎末，使菜汁流出，取菜水上面一层即可。

功效：

宝宝饮用青菜水，不仅能"下火"，还能促进肠道蠕动，尤其适合配方奶喂养的宝宝。

1003 菠菜汁 改善贫血

原料：

菠菜50克。

做法：

❶将菠菜在淡盐水中浸泡半小时，洗净。❷把菠菜在开水中焯一下，切成小段。❸放入榨汁机中，加入适量的温开水，一起打匀，滤出汁即可。

功效：

菠菜富含铁质，对贫血的宝宝有一定的辅助治疗的作用。

1004 大米汤 补水止泻

原料：

大米50克。

做法：

❶将大米洗净用水浸泡1小时，放入锅中加入适量清水，小火煮至水减半时关火。❷将煮好的米粥过滤，只留米汤，微温时即可喂食。

功效：

尤其是腹泻脱水的宝宝，一般补液无效时，食用米汤往往能起到很好的止泻效果。

1005 甘蔗荸荠水 促进牙齿发育

原料：

甘蔗适量，荸荠适量。

做法：

❶甘蔗削去外皮，洗净，剁成小块。❷荸荠洗净，去皮，挖掉小蒂，切成小块。❸把甘蔗块和荸荠块一起放锅里，加适量的水，大火煮开后撇去浮沫，转小火至荸荠全熟，取汁即可。

功效：

荸荠中含有磷，对牙齿和骨骼的发育也有很大好处，和甘蔗同煮非常适于宝宝食用。

宝宝日常护理

1006 给宝宝挑选合适的枕头

宝宝3~4个月的时候可以枕枕头了。宝宝的枕头不宜过大，要轻便，透气吸湿，可用灯芯草、蒲绒等来做枕芯。也可把泡过的茶叶收集起来晒干，做枕芯材料。枕头高度以3厘米左右最为适宜。爸爸妈妈要注意，应避免让宝宝使用大人使用的枕头。

1007 呼吸暂停别害怕

宝宝在睡觉时，呼吸深度和节奏特别不规则，甚至会出现呼吸暂停的现象（几秒钟内），心律也会随之减慢，不过马上又会恢复正常。这种呼吸暂停现象是正常的。随着宝宝大脑功能的逐步健全，这种现象会逐渐减少，直到宝宝能够完全控制自己的呼吸。

1008 为宝宝挑选玩具

由于宝宝每个阶段的心智发展不同，玩具对宝宝的适用及启发程度亦有所差异，因此如何适龄、适性、适当地为宝宝准备各类玩具是一门相当重要的功课。

年龄段	身体特征	推荐玩具
新生儿	感知世界	摇铃、摇床、摇椅等。
3~6个月宝宝	活泼好动	软性玩具，如毛绒积木、毛绒公仔；戏水、玩水、浮水玩具适合在洗澡时玩；颜色鲜艳、图片可爱的布书。
6~9个月宝宝	爬来爬去	各种拖拉玩具、音乐拉绳拉铃、锤鼓、积木、布书等，学步车也可使用了。
9~12个月宝宝	蹒跚学步	套塔、串珠、学步车、小球。另外，玩具琴、套叠玩具也可满足此阶段宝宝的玩耍需求。
1~2岁宝宝	活动自如	玩具电话、皮球、画板、写字板等；稍接近2岁的宝宝可玩智力积木、小动物、交通工具、图书等。
2~3岁宝宝	智力增长	拼接、拼搭等智力玩具；字母、单词、写字板同样适用。
3岁及以上宝宝	独立自主	智力玩具，另外，体育运动类的玩具，如保龄球、三轮车、溜冰鞋、各种球类玩具、绳套、汽车等都适合。
8岁以上儿童	自主学习	科学用具或装置，要求精确组装的复杂的模型和工艺套具，含加热元件的电动玩具等都是不错的选择。

早教游戏

1009 拍击吊球 精细动作能力

训练目的：训练宝宝的手眼协调能力，提高手的技巧。

辅助训练法：①先让宝宝用小手摸吊球，然后把吊球推出，宝宝再伸手去拍击晃动的吊球。②经过多次练习，最终可以用两只手将球抱住，宝宝会兴奋得“咯咯”大笑。妈妈可以把气球系在宝宝的脚上，他会很高兴地手舞足蹈起来。

1010 发辅音 语言能力

训练目的：训练宝宝模仿唇形，学习发辅音。

训练方法：①拿一个带响的玩具，一边逗宝宝玩，一边喊：“宝宝拿住”，或是在宝宝床上悬挂一个较大的、能发声的娃娃，宝宝仰卧在床上，他的手脚都能碰到。②要逗他抓、蹬和发声，训练一段时间后，注意宝宝能否发出“ma”“na”等的近似音。妈妈在教发音时，要放慢速度，声音拖长，一次只教一个辅音，宝宝学会后再学新的。

1011 亲子共舞 社交能力

训练目的：增进母子交流，通过运动刺激宝宝的感官发育和脑部发育。

训练方法：①选择一些轻柔而节奏舒缓的音乐，如古典音乐、华尔兹，自己哼唱或用CD 机播放。②把宝宝温柔地抱在怀里迈着舞步，合着音乐的节拍转身或旋转。如果妈妈随着音乐哼唱，宝宝还会受到来自妈妈身体震动的刺激，这样妈妈就会和宝宝一起度过令人神往的“舞蹈时间”。

1012 宝宝坐起来 大动作能力

训练目的：锻炼宝宝颈部和腰部的肌肉，为头部平衡做准备。

训练方法：宝宝在仰卧位时，爸爸或妈妈握住宝宝的手，然后喊“宝宝坐起来喽”，将其拉坐起来。注意让宝宝自己用力，爸爸妈妈仅用很小的力，以后逐渐减小力量，直到宝宝能够自己用力。

5~8个月宝宝

宝宝喜欢被亲吻、搂抱，妈妈抱着时，表现得安静和愉快，喜欢跟人玩藏猫猫、摇铃铛，还学会了用东西敲桌子。爸爸妈妈有时间要带宝宝到公园里面逛一逛，给宝宝介绍一下外面的世界，如树上的小鸟会飞，水塘的荷花多么漂亮……

宝宝发育特征

1013 宝宝体格发育标准

8个月宝宝逐渐向儿童期过渡，这时的营养很重要，如果跟不上就会影响成年后的身高。另外，现在宝宝一般都能爬行并能变换方向。

性别	身高	体重	坐高	头围	胸围
男宝宝	68.3~73.6厘米	7.8~9.8千克	45.28厘米	45.74厘米	45.13厘米
女宝宝	66.4~71.8厘米	7.2~9.1千克	43.98厘米	45.20厘米	45.46厘米

1014 头能直立

5个月的宝宝所做的各种动作较以前更加熟练了，而且能够呈对称性。抱在怀里时，宝宝的头能稳稳地直立起来。俯卧位时，可用手撑直上半身，能把头抬起并和肩胛成90°。拿东西时，拇指较以前灵活了。扶立时，两腿能支撑着身体。

1015 喜欢重复一个动作

6个月的宝宝会用一只手够自己想要的玩具，并能抓住玩具，但准确度还不够，往往一个动作需要反复好几次。宝宝经常故意把手中的东西扔在地上，捡起来又扔，可反复多次。还常常把一件物体拉到身边，推开，再拉回，反复做，这是宝宝在显示自己的能力呢。

1016 6个月开始出牙

宝宝大概在4~10个月大的时候会长出第1颗牙，一般是先从下颌中切牙开始萌出，直到2岁半乳牙全部萌出。有个别宝宝长牙顺序不对，但最终并不影响牙齿的排列，则无需处理。爸爸妈妈一定要注意宝宝的口腔清洁。

宝宝喂养

1017 坚持母乳喂养防患于未然

母乳是宝宝最好的免疫物质，这时候的母乳，虽然不像初乳有那么强的免疫作用，但同样富含活性免疫球蛋白，能很好地给宝宝补充免疫物质。而且它的成分也是根据宝宝的成长不断变化的。

1018 添加补铁辅食，预防贫血

4~6个月以后的宝宝，必须有规律地添加辅食来补铁，摄取一些含铁的食物。蛋黄中的铁易于被宝宝吸收利用，所以蛋黄必不可少；也可给宝宝添加碎肉、肉松、动物血、肝泥等；另外，绿色蔬菜泥和新鲜水果汁也需要及时补充，其中丰富的维生素C有利于促进宝宝对铁的吸收。

1019 自制磨牙棒

把新鲜红薯洗净，去皮，切成粗条状，蒸熟晒干就可以了。宝宝长时间啃咬，也只会从表面掉下一点点糊糊，而且甜滋滋的很有营养，也不必担心噎到宝宝。现在市面上有“咬咬袋”卖，就是可以把条状食物，如水果、蒸熟的胡萝卜等放在有网格的袋子里，宝宝自己拿着吃，又能通过啃咬，吃到甜甜的果汁，还不会噎到发生危险，还能提高宝宝的自信，值得推荐！

1020 准备座椅和餐具

这个时候应该给宝宝准备专门的儿童座椅，座椅要与饭桌同高。餐具最好是无毒无刺激的，勺子主要是充当玩具的作用，防止他的小手到餐桌上乱抓一气，但不要给他筷子之类的细长硬物，以确保安全。

协和专家告诉你

从保证宝宝的营养和健康角度来考虑，母乳喂养最起码坚持1年。尽管这个时候宝宝已经开始吃辅食，但母乳中的营养成分仍是宝宝需要的。

5个月辅食推荐

1021 蛋黄玉米泥 提高免疫力

原料：

生鸡蛋黄1个，鲜玉米粒40克。

做法：

❶用搅拌器将玉米粒打成蓉；生鸡蛋黄打散备用。❷将玉米蓉放入锅中，加清水，大火煮沸后，转小火煮5分钟。❸鸡蛋黄液慢慢倒入锅中，转大火并不停地搅拌，直至煮沸。

功效：

玉米中所含的谷氨酸，能提高宝宝的免疫力。玉米须还有很好的止泻和胃功能。

1022 小米玉米渣汤 主治贫血

原料：

小米、细玉米各适量。

做法：

❶将小米淘净，细玉米渣在制作过程中已经去掉外皮，所以不用淘洗。❷取干净的小锅，加入适量清水同煮成粥，晾温后取上面的汤即可。

功效：

小米熬粥营养丰富，素来有“代参汤”的美称。小米中含有多种维生素，尤其胡萝卜素含量丰富。

1023 青菜泥 补充营养素

原料：

青菜50克。

做法：

❶将青菜叶摘洗干净，沥水，切碎。❷取干净的小锅，加入少许清水，待水沸后放入青菜碎末，煮15分钟捞出放碗里。❸用不锈钢汤勺将碗中的青菜碎末捣成菜泥，用牙签挑出粗纤维。

功效：

青菜水可补充B族维生素、维生素C、钙、磷、铁等物质。

1024 苹果泥 预防缺铁性贫血

原料：

苹果1个。

做法：

❶将苹果洗净，去皮；勺子洗净。❷用勺子把苹果慢慢刮起成泥状，即可。

功效：

苹果既含锌较多，可增强记忆力，健脑益智；又富含多种维生素及可溶性膳食纤维，为宝宝提供营养的同时，有利宝宝排便。

6个月辅食推荐

1025 鱼肉泥 补充蛋白质

原料：

鱼肉50克。

做法：

❶鱼肉洗净后去皮，去刺。❷鱼肉放入盘内，上锅蒸熟，将鱼肉捣烂即可。

功效：

鱼类蛋白质含有人体所需8种必需氨基酸，约有87%~98%皆可被吸收，尤其适合宝宝食用。

1026 土豆泥 缓解宝宝便秘

原料：

土豆50克。

做法：

❶土豆洗净去泥，上锅蒸熟，放凉后装入保鲜袋，压成泥状。❷加入米汤或温开水拌匀，再上锅蒸10分钟。

功效：

土豆含有特殊的黏蛋白，有润肠作用，有利于配方奶喂养的宝宝缓解便秘。

1027 南瓜羹 增强免疫力

原料：

南瓜50克，高汤适量。

做法：

❶南瓜去皮，洗净，切成小块。❷将南瓜放入锅中，倒入高汤，边煮边将南瓜捣碎，煮至稀软即可。

功效：

南瓜含多种营养成分，纤维较软，维生素C含量也比较多，宝宝食用可增强机体免疫力。

1028 蛋黄鱼泥羹 补铁佳品

原料：

鱼肉30克，熟蛋黄半个。

做法：

❶鱼肉洗净后去皮，去刺，放入盘内，上锅蒸熟。❷取出鱼肉，拌入熟蛋黄，用小勺弄成泥状。❸兑入少量凉开水，再用小火煮1分钟即可。

功效：

鱼泥中富含的DHA可使脑神经细胞间的讯息传达顺畅，提高宝宝的脑细胞活力，增强记忆、反应与学习能力。

7个月辅食推荐

1029 鸡毛菜面 提高免疫力

原料：

宝宝面条20克，鸡毛菜适量。

做法：

❶鸡毛菜择洗干净后，放入热水锅中烫熟，捞出晾凉后，切碎并捣成泥。❷龙须面掰成短小的段，放入沸水中煮熟软。❸起锅后加入适量鸡毛菜泥即可。

功效：

鸡毛菜含有非常丰富的钙、磷、铁，而且维生素含量也很丰富，不但有利于宝宝的生长发育，而且能提高宝宝的免疫力。

1030 鱼肉粥汤 促进视力发育

原料：

大米30克，鱼肉50克。

做法：

❶鱼肉洗净去刺，剁成泥；大米淘净。❷将大米入锅煮成粥，煮熟时下入鱼泥煮沸即可。

功效：

鱼肉中的牛璜酸可抑制胆固醇合成，促进宝宝视力的发育；鱼肉中的DHA对宝宝智力发育和视力发育至关重要。因此，宝宝宜常吃鱼肉，每周2~3次为佳。

1031 疙瘩汤 促进大脑发育

原料：

面粉50克，生鸡蛋黄1个，鱼汤1碗。

做法：

❶将面粉中加入适量水，用筷子搅成细小的面疙瘩。❷将鱼汤倒入锅中，烧开后放入面疙瘩煮熟，淋入生鸡蛋黄搅匀即可。

功效：

使用鱼汤做成的疙瘩汤，富含DHA、蛋白质、B族维生素，口感细腻、易于消化吸收。宝宝在添加辅食的初期经常食用，能促进大脑发育。

1032 山药羹 补充营养

原料：

山药30克，大米50克。

做法：

❶大米淘洗干净，入水浸泡1小时；山药去皮洗净，切成小块。❷将大米和山药块一起放入搅拌机中打成汁。❸锅上火，倒入山药大米汁搅拌，用小火煮至羹状即可。

功效：

山药作为高营养食品，非常适合腹泻的宝宝补充营养素。

8个月辅食推荐

1033 芋头丸子汤 增强免疫力

原料：

芋头50克，牛肉50克。

做法：

❶芋头削去皮，洗净，切成丁。❷将牛肉洗净，切成碎末，切好的肉末加一点点水沿着一个方向搅上劲，做成丸子。❸锅内加水，煮沸后，下入牛肉丸子和芋头丁，煮沸后再小火煮熟即可。

功效：

芋头丸子汤富含蛋白质、钙、磷、铁等营养物质，还含有丰富的低聚糖，低聚糖能增强宝宝身体的免疫力。

1034 土豆肉末羹 保护视力

原料：

土豆1个，胡萝卜半根，肉末适量。

做法：

❶将土豆洗净去皮，切成小块；胡萝卜洗净，切成小块；将土豆块、胡萝卜块放入搅拌机，加适量水打成泥。❷把胡萝卜泥、土豆泥与肉末放在碗中拌匀，上锅蒸熟即可。

功效：

胡萝卜含有胡萝卜素、蛋白质、钙、磷、铁、核黄素、烟酸、维生素C等多种营养成分，与土豆、肉末搭配食用，有保护视力，促进生长发育，提高免疫力的功效。

1035 山药排骨汤 促进骨骼发育

原料：

排骨100克，山药50克，胡萝卜半根。

做法：

❶将排骨洗净，汆水；山药去皮，洗净，切块；胡萝卜洗净，切块。❷将排骨放入锅中，加适量水，大火煮开后转小火煮30分钟左右，放山药块、胡萝卜块煮至排骨和山药软烂即可。

功效：

此汤有增强宝宝免疫力的作用，尤其是丰富的钙质可促进宝宝骨骼的生长。

1036 栗子粥 预防感冒

原料：

栗子5个，大米50克。

做法：

❶将栗子去壳、洗净，煮熟之后去皮，切碎。❷大米淘洗干净，用水浸泡30分钟。❸锅中放入适量水，将大米倒入，小火煮成粥，再放入切碎的栗子同煮5分钟即可。

功效：

栗子含有蛋白质、B族维生素等营养成分。鲜栗子所含的维生素C比西红柿还要多，能够维持宝宝牙齿、骨骼、血管和肌肉的正常功用。多食栗子粥，可增强宝宝免疫力，预防感冒等疾病及促进钙、铁的吸收。

宝宝日常护理

1037 宝宝多汗很正常

宝宝生长发育特别快，代谢旺盛，加上活泼好动，体内产生的热量多，自然出汗也多。如果宝宝只是单纯出汗，平时还是爱活动、饮食正常，生长发育良好，没有其他不适的症状，说明宝宝就是健康的。

1038 搓搓背满足宝宝皮肤饥饿

无论宝宝长到几岁，依然存在皮肤接触的需要，触摸肌肤就是给宝宝的神经增加营养，还可以促进宝宝大脑发育，提高心智。宝宝睡觉前，如果哼哼唧唧地撒娇，大概就是皮肤"饥饿"发作了。这时，妈妈可以轻轻搓搓宝宝的后背，帮助宝宝缓解肌肤的饥渴状态，使宝宝身心愉悦，很快他就会舒服地睡着的。

1039 出牙期的呵护

多数宝宝会在6月左右长出乳牙。牙齿萌出会导致宝宝脾气变坏：①易怒。这是因为齿尖逼近牙床顶端，发炎造成的疼痛使宝宝变得易怒和烦躁。②不吃奶。长牙的宝宝在喂奶时会变得烦躁不安。因为很想把东西塞进嘴巴而显得急欲吸奶，一旦开始吸奶又会因为吸吮而使牙床疼痛，于是拒绝进食。③不睡觉。宝宝常会因牙齿不舒服而夜里睡不踏实甚至不睡，这种情况多发生在长第一颗牙时。所以，爸爸妈妈对于这个阶段宝宝的各种表现要了解和观察，多加呵护，在情绪上安抚好宝宝。

1040 睡床护栏助宝宝安睡

宝宝现在可以熟练地翻身了，最常见的"危险事故"就是从床上掉下来，让大人们防不胜防。宝宝的睡床要有护栏，床架适当调低，床边还要摆放小地毯。绝对不能放尖锐、易碎的物品。因为宝宝从床上摔到地上时，如果碰到这些物品，很可能就形成疤痕，影响外观甚至功能。

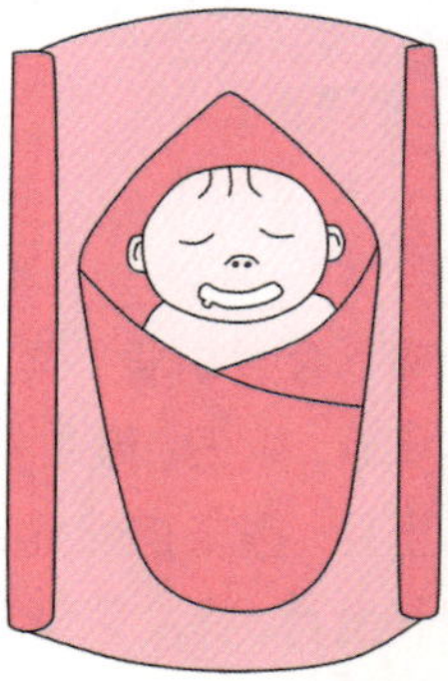

早教游戏

1041 认识新部位 认知能力

训练目的： 增强宝宝的认知能力。

训练方法： 爸爸妈妈抱着宝宝站在镜子前面，教他指认身体的3~5处部位，通过镜子来做游戏；或与爸爸妈妈面对面地学习，宝宝可以认识脸上器官、手、脚、肚子等部位。

1042 捏豆子装瓶 精细动作能力

训练目的： 提高宝宝手指动作的精确度和灵活性。

训练方法： ①准备各种各样的豆子，如绿豆、黄豆、红豆等，再拿来一个大口径的瓶子。让宝宝练习往瓶子里捡豆子，宝宝会对此乐此不疲。②等到宝宝练习熟练了，就可以换一个小口径的瓶子了。可以锻炼宝宝小手的灵巧程度，而且也可以让宝宝安静地坐下来玩好长时间。妈妈要陪同宝宝一起玩，以免宝宝将豆子吞入口中。

1043 亲近妈妈 社交能力

训练目的： 提高宝宝的观察能力和社交行为能力。

训练方法： ①妈妈坐在床上或地毯上，两腿伸直，扶住宝宝的腋下，让宝宝站或坐在自己的膝盖上。②妈妈屈膝时，宝宝会上升；放平膝盖时，宝宝就会下降。妈妈边做边说："妈妈的脸在下面，妈妈的脸在上面。"反复几次，宝宝可以从上上下下不同角度观察妈妈的脸。

1044 小花猫钻山洞 大动作能力

训练目的： 促进宝宝大脑的开发。

训练方法： ①爸爸膝盖着地，手撑地，搭成一个"山洞"。②鼓励宝宝钻过"山洞"，向前爬，拿回玩具，宝宝拿到玩具后鼓励宝宝爬回去交给妈妈。③宝宝钻过"山洞"时，爸爸妈妈为宝宝欢呼。宝宝为妈妈拿回玩具，妈妈要及时给予鼓励并计数。

9~12个月宝宝

当宝宝专心地上下移动玩具，移近又移远，那是他在探索世界。此时，宝宝开始有了自己的主意，想拒绝的时候，他可能说“不”。宝宝行动能力越来越大，他已经在跃跃欲试想要迈步了。作为父母，一定在期盼着宝宝独立迈出他人生第一步的那个光辉时刻吧！

宝宝发育特征

1045 12个月宝宝体格发育标准

12个月的宝宝进入了幼儿期。宝宝无论在体格、神经发育，还是在心理和智能发育上，都出现了新的发展。宝宝正处于迅速成长的阶段，随着年龄增长，宝宝的牙齿逐渐出齐了，但胃肠消化能力还相对较弱。饮食方面要特别注意！

性别	身高	体重	坐高	头围	胸围
男宝宝	73.4~78.8厘米	9.1~11.3千克	48.46厘米	46.5厘米	46.8厘米
女宝宝	71.5~77.1厘米	8.5~10.6千克	47.41厘米	45.4厘米	45.8厘米

1046 迈出人生第一步

经过几个月的“摸爬滚打”，宝宝已经能从熟练的手膝爬行，过渡到扶物行走、蹲站自如了，此时的宝宝腿部有了较强的支撑能力，全身的肌肉也有了一定的配合、协调和控制能力，他可能会在爸爸妈妈还没注意的时候就迈出了人生中的第一步。大多数宝宝初学走路时胳膊弯着向身体两侧张开，迈着外八字步，挺着肚子、撅着屁股，看起来活像一只小鸭子。

1047 个性越来越明显

10个月以后的宝宝个性越来越明显，有的活泼，有的文静，有的外向，有的内向。面对一件自己喜爱的东西，有的宝宝显得很霸道，别人碰一下就会哭闹，而有的宝宝却很乐意和别人分享；到了陌生的环境、看到陌生人，有的宝宝不会拘束害怕，而有的则会因恐惧而啼哭；同样友好的逗弄，有的宝宝会开心地大笑，有的宝宝则面无表情。总之每个宝宝都会有与众不同的个性特征。

宝宝喂养

1048 吃奶和辅食的时间要科学

喂养的方法并不是一成不变的，只要每天规律进行。这时宝宝每次奶量在一般180~240毫升，每天至少应该又600毫升以上。可以逐渐增加每次辅食的量，而不是次数，向正常进餐过度。不过，每个宝宝的情况不同，基本要求就是到1岁至少每天吃1顿饭，有的宝宝能吃三餐，但只要奶量够（600毫升），体重正常，也是可以的。两次喂奶间隔和两次辅食间隔都不要短于4个小时，奶与辅食间隔不要短于2个小时，点心、水果与奶或辅食间隔不要短于1个小时。应该是奶、辅食在前，点心、水果在后，就是说吃奶或辅食1个小时后才可吃水果、点心。

1049 宝宝不是吃得越多越好

宝宝喂养要讲求一个度。有的妈妈希望宝宝吃得越多越好，认为只有吃得多营养才会好，才会更聪明。其实吃的太越会造成婴儿肥胖，婴幼儿时期肥胖是成年肥胖的重要原因。肥胖不仅会使宝宝动作笨拙，限制了活动量，更会加重身体及脏器的负担，神经系统发育也会受到影响。吃得过量还会引起小儿积食，降低免疫力，从而引起发热等各种相关疾病。

1050 不要喂宝宝嚼过的食物

很多家长，总怕有些食物宝宝嚼不烂，而是自己嚼过以后再给宝宝吃，这样的做法极不可取。成人的口腔中存在着很多细菌，即使是刷牙，也不能把它们全清除掉。这些细菌对成人没有影响，但宝宝抵抗力低，一旦食入成人嚼过的食物，就可能引起病症的发生。另外，由于食物经成人咀嚼后，混入唾液，使食物变成糊状，宝宝不必进一步咀嚼，这样极不利于孩子颌骨、牙齿以及唾液腺发育，长期下去会造成消化功能低下，影响食欲。

1051 断奶

一般在9~12月时可以给宝宝断奶。从决定断奶起每天先给宝宝减掉一顿奶，辅食量相应加大，1周左右如果妈妈感觉乳房不太胀，宝宝的消化吸收也很好，可以再减掉一顿奶，同时继续加大辅食量。刚开始减奶最好从白天那顿奶开始，因为白天会有很多吸引宝宝的事情，可帮助减轻他心理上的不适应。

断奶最好在春秋进行，避开寒冷的冬天和炎热的夏天。因为冬季呼吸道传染病高发，夏天则胃肠道疾病盛行，此时断奶，改变饮食习惯，宝宝容易生病。而春秋季气候宜人，各种蔬果供应也较为丰富，有利于宝宝断奶。

9个月辅食推荐

1052 虾仁豆腐 促进牙齿发育

原料：

豆腐1块，虾仁5个，植物油适量。

做法：

❶豆腐洗净、切丁；虾仁切丁。❷炒锅烧热，加适量油，放虾仁炒熟，再放豆腐丁同炒，翻炒均匀即可。

功效：

虾含有丰富的蛋白质，营养价值很高，还含有丰富的矿物质，如钙、磷、铁等。虾中所含的磷、钙可以促进宝宝骨骼和牙齿的顺利生长，增强体质。

1053 鱼泥馄饨 促进智力发育

原料：

鱼肉50克，馄饨皮10张，青菜2棵。

做法：

❶将鱼肉洗净去刺，剁成泥；青菜洗净切碎。❷将鱼泥、青菜末混合做馅，包入馄饨皮中。❸锅内加水，煮沸后放入馄饨煮熟即可。

功效：

鱼泥馄饨还含有丰富的DHA、ARA，是宝宝大脑和视网膜的重要构成成分，可以促进宝宝的智力发育。

1054 鲜虾粥 提高免疫力

原料：

鲜虾3只，大米50克，芹菜30克。

做法：

❶鲜虾洗净，去头，去壳，去虾线，剁成小丁；芹菜洗净，切碎。❷大米淘洗干净，加水煮成粥，加芹菜末、鲜虾丁，搅拌均匀，煮3分钟即可。

功效：

鲜虾含有多种维生素及人体必需的微量元素，是高蛋白营养水产品，不但可以促进宝宝的生长发育，还能提高宝宝的免疫力。

1055 土豆粥 补充各类营养素

原料：

大米50克，青菜2棵，土豆半个，肉末30克。

做法：

❶将青菜洗净，切碎；土豆洗净，去皮，切成小块，煮烂，捣成泥；大米淘洗干净，浸泡30分钟。❷锅内加适量水，放入大米煮粥，粥将熟时，放入土豆泥、肉末，煮至粥熟放青菜末略煮即可。

功效：

土豆富含蛋白质、维生素、钙、镁、钾等各种营养素。

10个月辅食推荐

1056 黑白粥 提供充足营养

原料：

大米20克，黑米20克，山药20克，干百合10克。

做法：

❶将大米、黑米淘洗干净；山药去皮，洗净，切丁；干百合洗净，泡发。❷锅内加入适量水，煮开后放入大米、黑米，熬煮成粥，再放入山药丁、百合，转小火熬煮至熟即可。

功效：

黑白粥食材种类多，营养均衡，能提供宝宝身体正常运转的大部分能量。

1057 栗子粥 预防感冒

原料：

栗子5个，大米50克。

做法：

❶将栗子去壳、洗净，煮熟之后去皮，切碎。❷大米淘洗干净，用水浸泡30分钟。❸锅中放入适量水，将大米倒入，小火煮成粥，再放入切碎的栗子同煮5分钟即可。

功效：

多食栗子粥，可增强宝宝免疫力，预防感冒等疾病，还能促进钙、铁的吸收。

1058 鳗鱼蛋黄青菜粥 增强记忆力

原料：

熟鳗鱼肉30克，大米50克，熟鸡蛋黄1个，青菜2棵。

做法：

❶熟鳗鱼肉去刺，切片；青菜洗净，切碎；熟鸡蛋黄磨碎；大米淘洗干净，浸泡1小时。❷将大米放入锅中，加水煮粥，快熟时加入熟鸡蛋黄、青菜末和熟鳗鱼片，稍煮即可。

功效：

经常食用鳗鱼，可以促进宝宝大脑发育，增强记忆力。

1059 青菜土豆汤 补充维生素

原料：

青菜3棵，土豆半个，肉末20克，植物油适量。

做法：

❶青菜洗净切段；土豆去皮，洗净，切小丁。❷油锅下肉末炒散，下土豆丁，炒5分钟。❸倒入适量水，煮开后，转小火煮10分钟，然后放青菜段略煮即可。

功效：

青菜土豆汤含有丰富的营养成分，尤其是土豆中钾的含量，在蔬菜类里排第1位，对调节宝宝身体的酸碱平衡有重要意义。

11个月辅食推荐

1060 肉松饭 预防贫血

原料：

米饭1碗，肉松、海苔适量。

做法：

❶将肉松包入米饭中，将米饭揉搓成圆饭团。❷将海苔搓碎，撒在饭团上即可。

功效：

肉松含有丰富的蛋白质、维生素 B_1、维生素 B_2、烟酸、维生素 E 及铁、钙、磷、钠、钾等营养素，脂肪含量低，和米饭同食，营养更加全面，不但能促进宝宝生长发育，而且能预防宝宝贫血。

1061 肉末炒木耳 预防贫血

原料：

肉末50克，黑木耳20克。

做法：

❶黑木耳泡发后，择洗干净，切碎。❷油锅烧热，下肉末炒至变色，下黑木耳，炒熟即可。

功效：

肉末炒黑木耳口味鲜美、质感可口，非常适合咀嚼和消化功能不太强的宝宝食用，常吃可以防治宝宝的缺铁性贫血。

1062 香橙烩蔬菜 预防便秘

原料：

橙汁100毫升，青菜30克，香菇2朵，金针菇20克，高汤、植物油适量。

做法：

❶青菜择洗干净，切小段；香菇、金针菇洗净，切成丁，焯熟。❷油锅烧热，将青菜、香菇丁、金针菇丁放入炒一下，加入高汤稍煮，倒入橙汁即可。

功效：

香橙烩蔬菜能增强宝宝免疫力，还能补充膳食纤维，帮助宝宝排便。

1063 牛腩面 补铁

原料：

牛腩50克，猪棒骨100克，面条50克。

做法：

❶将整块牛腩与猪棒骨汆水；锅中放水，加入牛腩与棒骨，小火炖2小时。❷取出牛腩切小块，放回肉汤中继续炖20分钟。❸将面条煮熟，加入肉汤、牛腩，撒上香菜即可。

功效：

牛腩富含蛋白质，氨基酸组成比猪肉更接近人体需要，能提高宝宝抵抗疾病的能力。

12个月辅食推荐

1064 虾仁蛋炒饭 提高食欲

原料：

米饭半碗，鸡蛋1个，香菇2朵，虾仁5个，胡萝卜半根，植物油适量。

做法：

❶鸡蛋打散后倒入米饭搅匀。❷胡萝卜洗净、切丁，焯熟；香菇洗净，切丁。

功效：

虾仁蛋炒饭可以提供宝宝所需的营养、热量，容易消化吸收，而且颜色丰富，最能引起宝宝的食欲。

1065 肉丁西蓝花 补充各种营养

原料：

猪瘦肉50克，西蓝花100克，盐、植物油适量。

做法：

❶猪瘦肉切丁；西蓝花洗净，掰成小朵，焯烫后捞出。❷油锅置火上，五成热时放入肉丁，快炒熟时，下西蓝花略炒，加盐调味即可。

功效：

西蓝花嫩茎纤维烹炒后柔嫩可口，尤其适宜于脾胃虚弱、消化功能不强的宝宝食用。

1066 三味蒸蛋 促进骨骼发育

原料：

鸡蛋1个，豆腐50克，胡萝卜半个，西红柿半个，盐适量。

做法：

❶豆腐略煮，捞出压成碎末；西红柿、胡萝卜分别洗净榨成汁；鸡蛋打散。❷将西红柿汁、豆腐末、胡萝卜汁、盐倒入蛋液碗中搅匀。❸放入蒸锅内蒸10~15分钟即可。

功效：

三味蒸蛋可以促进宝宝骨骼和牙齿生长，是宝宝补钙的理想食物。

1067 淡菜瘦肉粥 保证营养

原料：

淡菜10克，猪瘦肉50克，大米100克，干贝、盐适量。

做法：

❶淡菜、干贝浸泡12小时；猪瘦肉切末；大米淘洗干净，浸泡1小时。❷锅置火上，加适量水煮沸，放入大米、淡菜、干贝、猪瘦肉末同煮，煮至粥熟后加盐调味即可。

功效：

淡菜被称为“海中鸡蛋”，其营养价值高于一般的贝类和鱼、虾、肉等，对促进新陈代谢，保证大脑和身体活动的营养供给具有积极的作用。

宝宝日常护理

1068 宝宝腹泻要及时就医

这个阶段宝宝几乎没有生理性腹泻了，如果发生大便异常，稀水样，次数多，就需要及时就医，但不要盲目上抗菌素，除非确诊是细菌性腹泻。另外，如果宝宝除了腹泻没有别的异常，就不要带宝宝去医院，只带上大便去化验就可以了，防止交叉感染。家中可备有非处方药（OTC）的益生菌，宝宝出现大便异样，而不伴有呕吐、发热时可以先给宝宝服用2~3天。

1069 防止宝宝从床上摔下来

从这月开始更要防意外了，不要把危险的东西放在宝宝能够得到的地方；不要让宝宝自己在床上玩耍；宝宝在没有栏杆的床上睡觉，妈妈一定要在身边，防止宝宝醒后掉到床下。切记不要把能够堵住婴儿呼吸道的物品放在宝宝能够拿到的地方，尤其是塑料薄膜。

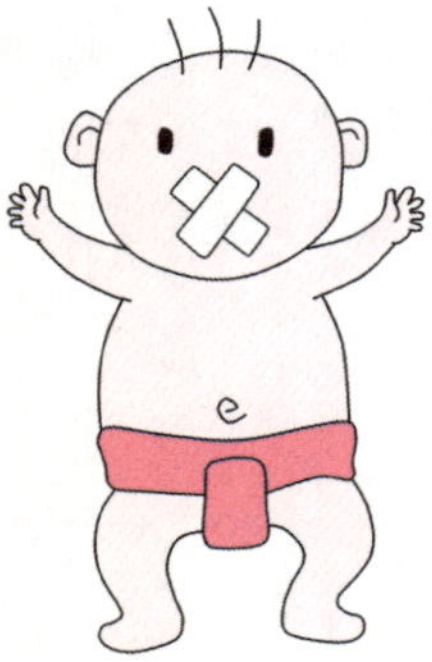

1070 当心宝宝恋物

有吸吮手指习惯的宝宝，到了这个月龄，可能不再吸吮手指，而开始寻找安抚物了。婴儿用的枕巾、小毛巾被、布娃娃、绒毛小狗，都可能成为宝宝的安抚物。

爸爸妈妈可以尽量避免宝宝寻找安抚物。发现有这种倾向时，不能加以鼓励。如果宝宝很喜欢绒毛小狗，就要有意把小狗拿走，换上其他玩具。不断更换宝宝的用物，就可避免宝宝寻找到安抚物。

1071 告别安抚奶嘴

如果宝宝还在使用安抚奶嘴，现在是时候停掉了。要拿走宝宝的安抚奶嘴可能很困难，不要紧，慢慢来：先在白天让他尽量少用奶嘴，然后，再设法帮他练习不叼着奶嘴睡觉。你也可以试着用毛绒动物或其他玩具来代替橡皮奶嘴。

协和专家告诉你

宝宝如果总歪着头看人，斜着脸看人，或仰头眯眼看电视，见光容易流泪等，就需要请眼科医生检查一下了。

早教游戏

1072 找玩具 认知能力

训练目的：让宝宝在寻找物体的基础上，训练宝宝的记忆力。

训练方法：①把球、积木、布娃娃等很多玩具放在桌子上，让宝宝坐在旁边。②当宝宝伸手要拿某个玩具的时候，妈妈先挡住他的眼睛，然后把玩具换个地方，并对宝宝说："玩具跑到哪里了呢？宝宝仔细找找。"再让宝宝去拿这个玩具。

1073 码积木 精细动作能力

训练目的：锻炼宝宝眼睛和手的协调能力。

训练方法：①妈妈和宝宝一起把积木收拾起来，码放整齐放到盒子里，宝宝看到了自然会模仿爸爸妈妈的动作，逐渐学会并码放整齐。②妈妈还可以把积木取出来码放两层，告诉宝宝"这是两层的楼房。"并让宝宝在上面多放一块说："楼房有三层了！"这时妈妈要马上表扬宝宝能干，这会激励宝宝的兴趣和自信心。③推荐不同大小的套环成套杯，宝宝会逐渐区分大小和开始感受顺序。

1074 "谢谢"和"再见" 语言能力

训练目的：训练宝宝语言和动作的联系，为日后使用语言与人交流做准备。

训练方法：①爸爸给宝宝玩具或东西吃时，妈妈在一旁要讲"谢谢"，并要求（万不可强求）宝宝模仿点头或鞠躬的动作以表示"谢谢"。②当家里有人出门，一面挥动宝宝的小手，一面说"再见"，向要走的人表示"再见"。③逐渐训练，使宝宝一听到"谢谢"就鞠躬或点头，一听到"再见"就挥手。

1075 你来我往推球球 大动作能力

训练目的：这个游戏需要眼睛与手的配合，一方面锻炼了宝宝手部动作的准确性，另一方面也发展了宝宝视觉追踪以及与手部运动的和谐配合能力。

训练方法：①妈妈和宝宝距离1米以上，面对面坐着。②妈妈对宝宝说："妈妈把球推过去，宝宝再把球推过来。"然后，妈妈轻轻把球推到宝宝面前。③通过"宝宝真能干！""宝宝真棒！"等语言鼓励宝宝把球推给妈妈。

宝宝常见问题与疾病

常见问题家庭护理

1076 宝宝好像有点斗鸡眼

宝宝在出生最初几个月内，调节眼球活动的一些肌肉发育不完善，双眼的共同协调运动能力较差。再加上婴幼儿时期宝宝的鼻骨不发育，两眼距离较近，爸爸妈妈在与宝宝对视时总觉得宝宝好像是对眼。其实，这对于大多数宝宝来说，属于暂时的正常生理现象，一般1岁以后宝宝双眼的共同注视能力就可以发育良好。如果发育过程中，觉得宝宝斜视越来越明显，则应及早就医。

1077 生理性贫血不需补铁剂

生理性贫血是指产后1~2个月间，宝宝的血红蛋白（俗称血色素）逐渐下降，甚至低于正常值的现象，这是自然状况，如同生理性黄疸一样。随着宝宝生长发育，宝宝骨髓造血细胞的功能会渐渐活跃起来，红细胞数和血色素就会缓慢增加，至6个月时就可恢复到正常值范围内。

如果要给宝宝补血的话，也要以食补为主。哺乳妈妈可以多吃一些含铁食物，或者给6个月以后的宝宝添加一些枣泥、肝泥等，或者用含铁丰富的食物做辅食，还有吃蛋黄，也是一种补铁的好方法。

1078 如何知道宝宝对食物过敏

宝宝对食物过敏通常发生迅速且是局部的，但偶尔也会在几小时甚至几天后出现，叫作缓慢性过敏反应。宝宝过敏的典型症状是出疹、呼吸困难或腹泻，个别敏感宝宝还会出现心脏和神经系统的症状，比如引起喉水肿而造成窒息、急性哮喘大发作、过敏性休克等。为了预防过敏，添加辅食时先添加单一食品。如果怀疑某种食物过敏，就不要接着再喂，过敏现象可能会自动消失，隔一段时间之后，可再少量尝试。

1079 为什么宝宝经常放屁

宝宝的肠道在建立正常菌群的过程中，尤其是当肠道内分解食物而产生气体的细菌比较多时，就会频繁放屁。另外，食物在肠道中进行消化分解，必然会因为发酵产生气体。如果宝宝放屁时并无异常表现，甚至表情愉悦，屁放得很多、很响也无需担心，等宝宝满6个月后，屁就会少很多。如果宝宝臭屁伴随腹泻和哭闹，很可能是腹部受凉，或积食，应及时就医。

1080 预防乳蛀牙

造成宝宝乳蛀牙的最主要原因就是没有做好乳牙的清洁，还有一些不好的饮食习惯。预防乳蛀牙，饮食上要定时定量，不要让宝宝吃太多零食；睡觉前不要吃糖果；吃完食物后要喝些白开水漱口；出牙后要养成早晚刷牙的习惯。

1081 秋季腹泻

病时多数宝宝会有一些类似感冒的表现，如流鼻涕、发热、体温多在37~38℃，有的还会有呕吐，然后多在24小时内开始腹泻，平均一天5~6次以上，多的可大十几次。水样便或蛋花汤样便，或许有少量黏液，无脓血，无腥臭味。宝宝多在病后4~7天自愈，少数宝宝腹泻可持续20多天。急性期主要是防治脱水，可以补充益生菌、蒙脱石散可以减少腹泻次数。服用时注意按照说明书要求单独空腹服用。

1082 改善宝宝便秘

宝宝已经在吃辅食了，与未添加辅食相比，他的大便颜色和气味都会发生变化，这些都是很正常的现象。如果宝宝的大便看起来很硬，这时候就需要给宝宝改喂一些不同的水果和蔬菜，或者燕麦粥、大麦粥等。这些食物比较容易消化，不会刺激宝宝柔软的肠胃，并且也有助于改善宝宝的便秘状况。

1082 发热低于38℃如何处理

当宝宝发热低于38℃时，可以先在家中给宝宝进行物理降温。物理性降温至发热时，用温水（婴儿不用酒精）擦头、颈、全身，利用水蒸发带走部分皮肤的热量，达到降温的目的。发热时，用毛巾擦宝宝可能会不抗拒，这时妈妈用手蘸水再抚摸宝宝，宝宝会安静下来，也达到了降温的目的。在夏天，还可以给宝宝快速洗个澡（不建议泡澡），也是物理降温的方法。

如果宝宝四肢冰凉又猛打寒颤，要特别小心，因为意味着宝宝会很快高热，这时要加强对头部的物理降温。如果宝宝四肢及手脚温热且全身出汗，表示需要散热，可以给宝宝脱掉些衣服；多给宝宝喂水，并用温水擦拭宝宝身体，都会帮助宝宝尽快降温。如果发热超过38.5℃，应考虑服退热药，再考虑就医。

如果爸爸妈妈小时候有高热惊厥，或孩子是早产儿或有其他疾病。发热时精神不好，面色苍白，咳嗽、呕吐、腹泻，需及时就医。

协和专家告诉你

宝宝进入了语言学习阶段，如果舌系带过短，会影响宝宝的发音，要及时发现，及时处理。舌系带过短，即宝宝把舌头伸出来时，不能走出牙龈，就需看口腔科医生。

常见疾病家庭护理

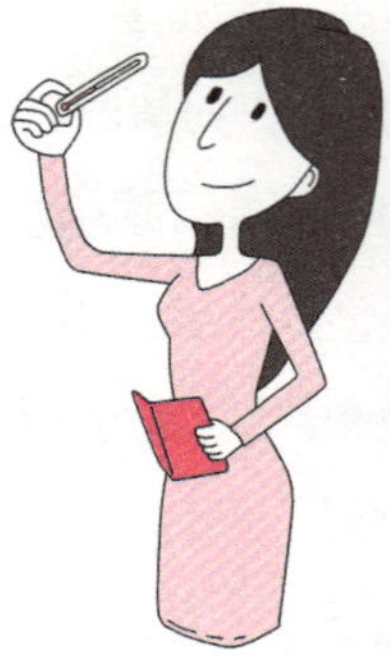

1084 发热应用体温计测量

有的宝宝即使体温很高，精神也比较好。但发热是消耗体能的，要让宝宝多睡觉，多喝水，少活动。室内空气新鲜，通风好，室温不能过高。不要给宝宝穿得过多。宝宝对发热有更大的耐受性。所以爸爸妈妈不能根据宝宝的表现揣测是否发热，也不能用手摸来测试，应该用体温计进行测量。

1085 只流鼻涕暂时不用去医院

宝宝感冒，大多表现为流清水样鼻涕、打喷嚏、鼻塞、咳嗽。有些小宝宝因鼻子不通气而张嘴呼吸，或者阵阵烦躁、哭闹，大一些的宝宝会诉说咽部疼痛。宝宝感冒常伴有发热，体温可高达39~40℃，个别宝宝还会因发热而引起抽风，或出现腹泻、腹痛、呕吐等症状。一般来讲，如果治疗及时并护理得当，3~5天即可痊愈。

如果宝宝只是流鼻涕，没有其他症状，可以暂时不用去医院。如果有大量清水鼻涕，可以使用吸鼻器，减轻窒息不适。

1086 肺炎与感冒不同

小儿肺炎症状多数表现为发热、咳嗽、气急，有时有鼻翼翕动、口唇青紫等现象。严重的肺炎可由于呼吸困难而造成严重缺氧，出现心跳加快、面色苍白或青紫、烦躁不安、嗜睡等症状，甚至出现高热抽搐、吐咖啡色物体、腹胀，这就非常危险了。所以小婴儿的精神状态和脸色、尿量最重要。如果精神差或非常烦躁，面色苍白发灰，尿少（清醒状态4~6小时不尿，或24小时尿少于6次），需要急诊。

1087 婴儿喉喘鸣

宝宝喉喘在出生后即出现，但多数是在出生后数周后逐渐出现的，表现为吸气时伴随特别的声音。单纯喉喘鸣可以自行消失，不需要治疗，一般可持续到半岁至一岁半。如果喘鸣比较严重，甚至呼气时也很明显，就要考虑及时看五官科医生，排除喉、气管发育异常。是否由于先天佝偻病所致，是否需要给予治疗量的鱼肝油和钙剂，要看医生，不要自行决定。

1088 感冒诱发的咳嗽

宝宝早上起床有几声咳嗽，是一种正常现象，只是清理晚上寄存在呼吸道的黏液。秋冬季节宝宝呼吸道干燥，容易引起咳嗽，建议多喝温开水。感冒引起的咳嗽一般不需特殊治疗，婴儿感冒一般早期流鼻涕，发低热1~2天可出现咳嗽。尽量少用感冒药，不宜喂止咳糖浆、止咳片等止咳药，更不要滥用抗生素。但咳嗽剧烈，咳时还有高热则要及时就医。

1089 腹泻可食疗

宝宝腹泻，最重要的是分析原因。是辅食添加不当，肚子着凉，吃了不干净的东西，还是病毒感染的胃肠表现（如秋季腹泻）等。最好能及时化验大便：用尿不湿的宝宝可以在尿不湿上放一张食品用的保鲜膜，拉后连水带便一起尽快（1小时内）送到医院化验。如没有红细胞、白细胞和潜血，可以在家护理观察。若化验有问题，则要咨询医生，若3天不好，也要就医。其次是防止脱水。此外，腹泻时宝宝稍瘦也没不要着急，补回去需要待胃功能恢复后再慢慢正常饮食，否则反而延长腹泻时间。除了日常护理外，爸爸妈妈还可以从饮食入手，通过食疗来减轻宝宝拉肚子的状况。宝宝腹泻时，可以多给宝宝吃一些有止泻作用的食物，例如苹果、胡萝卜等，还可以多给宝宝吃容易消化的食物。

1090 高热惊厥要预防

宝宝神经系统发育尚不完善，一旦突然高热超过39℃，就容易出现双眼上翻、紧咬牙关、全身痉挛，甚至丧失意识的症状，有个医学名词叫“小儿高热惊厥”。一旦发生此种现象，爸爸妈妈不要慌张，要掌握一定的急救方法。

第一步：立即使宝宝侧卧，防止口水或呕吐物吸入气管。

第二步：保持呼吸道通畅。解开衣领，用软布或手帕包裹压舌板或筷子，放在上下牙之间，防止咬伤舌头。同时用手绢或纱布及时清除患儿口鼻的分泌物。

第三步：控制惊厥。用手指捏、按、压宝宝的人中、合谷、内关等穴位2~3分钟，不主张家长把手指放进宝宝口中，若咬破出血，反而对宝宝不利。

第四步：降温。在宝宝前额、手心、大腿根处放置冷毛巾，并常更换。在热水袋中盛装冰水或冰袋，外用毛巾包裹后放置宝宝的额部、颈部、腹股沟处。或使用退热贴，或用温水擦浴。

第五步：及时就医。一般情况下，小儿高热惊厥3~5分钟即能缓解。

1091 幼儿急疹

幼儿急疹是由病毒引起的急性发疹性传染病，多见于6个月至2岁的宝宝，尤以1周岁以下宝宝更多见。冬春季最常见，传染性不大。其特点是在高热3~5天后，体温恢复正常，同时从颈部、躯干开始，1天内可遍布全身的淡红色皮疹压之褪色，可以稍高出皮面，脸和四肢皮疹较少，不痒。皮疹1~2天内消失，不留痕迹。患幼儿急疹的宝宝一般很少有并发症，高热时可服退热药，以防发生惊厥。注意多饮水和休息，不需特殊治疗。

1092 疱疹性咽峡炎

6月份前后是疱疹性咽峡炎的高发季节。疱疹性咽峡炎是由肠道病毒引起的自限性疾病，与手足口属于不同病毒亚型。患儿初期会表现出发热等症状，与感冒症状相似，另外，口腔咽峡会出现疱疹，疱疹破溃期会有咽炎，婴幼儿不会说，表现为哭闹，特别是进食时加重，甚至拒食，或吃两口又哭，哭几声又吃，如此反复。还有的宝宝会用手抠嘴。这期间注意多饮水，食物温度稍凉些会好些，一般1~2天后疼痛会减轻。部分患儿也会合并出现细菌感染，这时需要抗生素治疗。单纯的疱疹性咽峡炎很少有并发症，主要是对症治疗，在5~7天后基本都能够痊愈，愈后情况都比较理想。

1093 过敏性鼻炎

宝宝患过敏性鼻炎最为明显的就是打喷嚏、流鼻涕，特别是早晨和晚上。而且一打起喷嚏来，就像正在扫射的机关枪，突然而剧烈，轻易停止不了，随后就清水鼻涕流不停，宝宝喜欢揉搓鼻子也是特征之一。

如果宝宝对毛皮或螨虫过敏，把羽绒枕头、羽绒被子等统统撤掉；如果过敏非常厉害，可以用抗过敏的药，有局部用的，也有全身用的，2岁左右的宝宝可以用局部喷鼻剂。如果是季节性过敏，可以用药度过这段时期，以后逐渐不用。

如果是感冒后诱发的过敏性鼻炎，主要是要锻炼体质，减少感冒，也能起到预防的作用。如果宝宝每年到了9~10月份都会出现过敏性症状的话，就要早一些用药以预防。那么到时即使出现了过敏性鼻炎的话，也会减轻这种症状。

1094 警惕泪囊炎

很多宝宝眼周动不动就有眼屎出现。有些粗心的爸爸妈妈不以为然，以为宝宝刚出生都这样，过阵子就好了。其实不然，如果宝宝持续出现眼屎，有可能患上了小儿泪囊炎。小儿泪囊炎是一种先天性眼病，多见于刚出生1个月左右的宝宝，出生后的4~5个月是症状出现的高发期。

1095 蛲虫病

蛲虫病表现为夜惊咬指、烦躁不安、精神萎靡、食欲不佳、消瘦等。蛲虫的寿命较短，一般在肠道内只能生存1~2月。若能杜绝重复感染，注意个人卫生，不经特殊治疗即可自愈。

1096 夜啼

夜啼是婴儿时期常见的一种睡眠障碍。不少宝宝白天好好的，可是一到晚上就烦躁不安，哭闹不止。如果是1个月左右的小婴儿，有时候因为婴儿肠痉挛。如果排除其他原因，治疗宝宝是母亲避免食鱼虾、坚果、牛奶、鸡蛋1周，如果有好转也说明是这个原因。过1~2周妈妈可以慢慢恢复饮食。还可以添加益生菌。按摩宝宝腹部促进排气。不可用西甲硅油缓解肠胀气。治疗小儿夜啼首先应注意养成宝宝日醒夜睡的习惯，白天尽量不要让宝宝睡得太多。临睡前让宝宝解净小便，夜间少喂奶。另外，宝宝晚上睡觉要养成熄灯的习惯。

1097 荨麻疹

小儿荨麻疹多发病急，最初表现为烦躁、皮肤瘙痒，随后几分钟内就发生形状不定、大小不一的红色扁疙瘩，形态不规则，有时融合成大片，好像地图似的。短的十几分钟自行消退，长的1~2天自行消退，不留痕迹。

宝宝出现荨麻疹之后，应先找出原因，停服停用引起过敏的药品和食物。母乳喂养的妈妈要避免食用辛辣食物和海鲜，避免用太烫的水洗澡，避免搔抓，以免加重皮损面积扩大，或引起继发感染。如不见好转，建议立即就医。

1098 探查宝宝是否缺钙

宝宝从出生到1岁生长发育特别快，如果户外活动少，晒太阳又少，就会引起钙吸收不足而导致缺钙的症状出现。宝宝是不是缺钙看看以下几个方面：

- 不易入睡，入睡后容易出现盗汗。夜间常突然惊醒，啼哭不止。会显得烦躁不安。
- 1岁以后的宝宝会表现为出牙晚，有的宝宝1岁半仍未出牙，或是牙齿排列参差不齐，这种情况需要引起爸爸妈妈的注意。

协和专家告诉你

除了要经常晒太阳，还要为宝宝搭配好合理的饮食，通过食补来补充钙质。不过对于年幼的宝宝来说，出门晒太阳时间不宜过长，否则容易使宝宝皮肤晒伤，而入秋后天气转凉，宝宝不适宜经常外出活动。

意外与急救

1099 割伤、划伤或擦伤

用适当的力度摁住受伤部位，通常会在几分钟内止血。如果是四肢受伤，可稍挤出少许血后，按压受伤部位的近端（靠近肩或骨宽的一侧），以减少出血。出血停止后不要再碰伤口，以免再次出血。用纱布包扎伤口，伤口更小时也可用创可贴贴上。如果伤口出血不止，摁住伤口并及时求助医生。如果是被刺伤，应借助工具先拔出刺，再进行消毒处理。

1100 被猫抓伤

很多家庭喜欢把猫作为宠物，认为它们乖巧听话。但是，猫的牙齿和爪尖异常锋利，加之猫喜欢同宝宝玩耍，易导致宝宝被猫抓伤。

一旦被猫猫抓伤，首先应先挤压伤口排污血。用肥皂水彻底清洗伤口至少15分钟，肥皂冲洗完后再用大量清水冲洗。猫抓伤后只要不是大出血，可不急于止血。如果伤口很深，流血较多，应马上用纱布压住流血处，尽快把血止住。可用碘酒或酒精局部消毒。

无论能否确认猫是否感染狂犬病，被猫抓伤后都必须尽快就医。

1101 被狗咬伤

现在养狗的人越来越多，宝宝被狗咬伤的现象也时有发生。被狗咬伤是一件非常危险的事情，一旦宝宝被狗咬伤，爸爸妈妈一定要采取正确的处理方式。

被狗咬伤后，应在伤口上下5厘米处用布带勒紧，或将宝宝的伤口放在低于心脏水平的位置，将伤口上端用力掐住。及时将污血挤压出或吸出。用肥皂水冲洗伤口20分钟，然后用大量清水冲洗伤口，尽快就医。

1102 宝宝误食异物

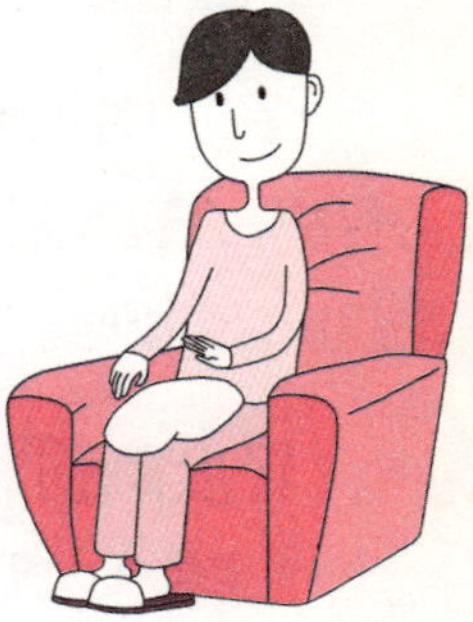

当家长发现宝宝已经把异物吞下去后，只要没有出现呛咳、呼吸困难、青紫等情况，就需要判断宝宝吞下的东西是什么。一般不主张轻易刺激咽部让宝宝呕吐。如硬币、纽扣、小珠子等都可以随着肠蠕动，在1~3天内随着大便排出。家长只需检查宝宝每次大便就行。但是如果吞下的是一些特殊物品或药品，则要带上药盒，尽快去医院。面对这样的情况，爸爸妈妈不可慌张，应该沉着镇静地采取有效措施，帮宝宝渡过危关。

先观察宝宝能否发声，如果还能发声，说明硬物还在食道内，或部分阻塞气管，应直接送医院治疗。如果不能发声，则可能完全阻塞气管，应立即采用急救措施。

1岁内的宝宝应采取拍背法急救。具体方法：大人坐下，将宝宝背部朝上，平放于双腿，头部位置略低，胸部紧贴于大人膝部，以适当力量，用掌根拍击宝宝背部，将异物拍出。

1103 鱼刺卡喉

宝宝卡鱼刺，有些爸爸妈妈会采取让宝宝吞咽饭团和喝醋的方式来处理，但是这两种处理方法是不正确的。如果根本看不到宝宝咽喉中有鱼刺，但宝宝出现吞咽困难及疼痛；或是能看到鱼刺，但位置较深不易夹出的，一定要尽快带宝宝去医院请医生做处理。

1104 收起厨房的尖锐物品

对于宝宝来说，厨房里也会有很多隐藏的危险。然而要把宝宝完全挡在厨房之外似乎不太可能，所以有了宝宝后更要关注厨房的安全问题。

- 把剪刀、菜刀、开瓶器等尖锐的物品放在宝宝够不着的地方，或者锁进抽屉。
- 把洗洁精等其他危险物品放到宝宝够不着的地方，并且遵循这样一个原则，在具有相同去污、消毒功效下，选择毒性小的清洁用品。
- 及时拔掉电饭煲、微波炉等电器插头，不要把电线垂在宝宝可以拉到的地方。
- 不要铺设台布，以免宝宝拉扯台布，将上面的易碎物品砸伤自己。

协和专家告诉你

活动范围越来越大。除了以上提及的方面外，生活中诸如浴室、车内等都是存在安全隐患的地方。爸爸妈妈要做好宝宝成长的守卫者，保护他健康长大。

1105 夏季晒伤

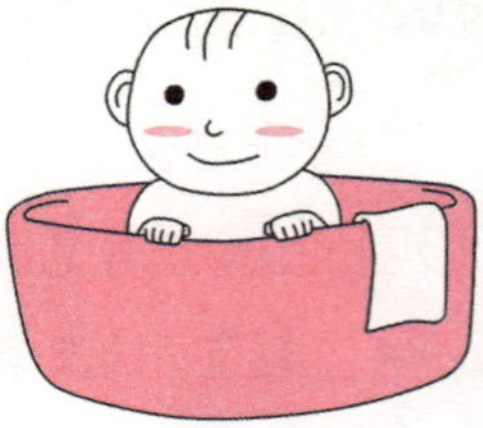

1岁以下的宝宝皮肤真是太稚嫩了，所以即使有防晒霜的保护，在夏季阳光足的午后，也尽量不要带宝宝在户外活动超过3个小时。

轻度晒伤

- 宝宝在太阳晒过后的3~5小时内被晒部位出现边界清楚的红斑。
- 鼻尖、额头、双颊可能有脱皮现象。
- 红斑有稍稍的灼烧、刺痛感。
- 晒伤症状一般会在日晒12~24小时内达到高峰。

重度晒伤

- 晒伤部位的红斑颜色加深。
- 出现水肿、水疱，疼痛非常明显。
- 如晒伤脚部，则脚部皮肤可能会出现水肿。
- 晒伤面积较大时可能出现畏寒、发热、头痛、乏力、恶心、呕吐等全身症状。

1106 晒伤护理小窍门

发现宝宝晒伤，应立即带宝宝离开日晒的地方，并尽快给宝宝的皮肤补充水分。用冰块或冰水敷在红斑处，以减轻皮肤的灼热感。也可以回家让宝宝洗一个温水澡，但不要用肥皂，以免刺激伤口。如果宝宝有明显发热、恶心、头晕等症状应及时就医。

晒伤护理小窍门

- 西瓜皮敷肌肤。西瓜皮含有维生素C，把西瓜皮用刮刀刮成薄片，敷在晒伤的胳膊上，西瓜皮的汁液就会被缺水的皮肤所吸。皮肤的晒伤症状会减轻不少。
- 水肿用冰牛奶湿敷。被晒伤的红斑处如果有明显水肿，可以用冰的牛奶敷，每隔2~3小时湿敷20分钟，能起到明显的缓解作用。

协和专家告诉你

不足6个月的宝宝千万不要带去海滩晒太阳，因为沙子和海水可以反射紫外线，很容易伤害宝宝的肌肤。带宝宝出去游玩时应带上遮阳伞，或给宝宝准备一顶遮阳帽。

1107 被蚊子叮咬

宝宝在户外活动的时候很容易被昆虫叮咬，特别是在春夏季，宝宝皮肤娇嫩，昆虫更是特别“青睐”。被蚊虫叮咬了一般都奇痒无比，宝宝非常难受，爸爸妈妈也非常心疼。爸爸妈妈不但要掌握宝宝被叮咬后的处理技巧，更要做好预防措施，让宝宝舒舒服服过好每一天。

被蚊子叮咬一般症状表现为：宝宝感觉奇痒，有烧灼或痛感，宝宝会觉得烦躁，会哭闹。皮肤裸露部位出现丘疹小鼓包或水疱。由于抓挠或过敏引起局部大疱、出血性坏死等严重反应。

1108 被蜜蜂蜇伤

被蜜蜂蜇到的皮肤上会出现红色肿块，有剧烈的疼痛感。肿块的中心会有突出的黑刺。被黄蜂或其他毒蜂蜇伤后还可能会出现头痛、恶心、发热、昏迷等症状，更严重者还可能导致死亡。

一旦发现宝宝被蜜蜂蛰伤，千万不要挤压毒囊，以免毒素进入体内。应该用指甲、镊子等工具把刺取出。用氨水、苏打水涂抹被蜇伤的地方，以中和毒性。再用凉毛巾或冰袋敷在肿起的皮肤上，减轻疼痛。观察宝宝是否有其他任何不适症状，如果有应立即送往医院。

1109 如何避免被蚊虫叮咬

除了以上所提及的蚊子叮咬，爸爸妈妈还要注意，以防宝宝被蚂蚁或毛毛虫叮咬。宝宝在一天天长大，探索世界、感知世界是他的天性。为了避免宝宝在玩的时候被蚊虫叮咬，爸爸妈妈要做到：

- 宝宝的身体、衣物要清爽干净，经常给宝宝洗澡。
- 带宝宝出去时，尽量少去潮湿、草杂的地方。
- 带宝宝散步，在宝宝裸露的头部、胳膊、腿上涂驱蚊的药水。
- 检查家里地板上是否有蚂蚁，不要让宝宝在草地上久坐。
- 夏天让宝宝在蚊帐里睡觉。
- 远离蜜蜂。如果看到蜜蜂飞来，要尽快带宝宝离开，不要用手挥舞去赶走它。
- 告诉宝宝不要用手逗毛毛虫、捏蚂蚁。
- 家里搞好清洁卫生，必要时要选择安全、刺激气味无或小的杀虫剂。但注意防止宝宝接触到，使用时应带宝宝暂时离开。

宝宝小药箱

1110 常用工具

每个家庭通常都会有一个急救箱，以便应对常见疾病和跌打损伤的紧急处理。那么，家庭急救工具箱应该准备些什么呢？

- 体温计。几乎每个家庭都会准备体温计，特别是水银温度计和耳温枪。注意要遵守各种体温计的正确使用方法。
- 小型手电筒。主要用来查看比较深的伤口或眼睛、喉咙、外耳道之类的问题，有时也可以用来检查瞳孔的大小、对光的反射等。
- 圆头剪刀。比较安全，可用来剪开胶布或绷带，必要时也可用来剪开衣物，也要相应地配齐。

1111 外用物品

物品	用途
酒精棉	急救前用来给双手或钳子等工具消毒。
手套、口罩	可以防止施救者被感染。
消毒纱布	用来覆盖伤口。
绷带	绷带具有弹性，用来包扎伤口，不妨碍血液循环。2寸的适合手部，3寸的适合脚部。
三角巾	可承托受伤的上肢，固定敷料或骨折处等。
棉花棒	用来清洗面积小的出血伤口。
冰袋	令微血管收缩，帮助减少肿胀。流鼻血时，置于伤者额部，能帮助止血。
安全扣针	固定三角巾或绷带。
胶布	固定纱布。
创可贴	覆盖小伤口时用。
保鲜纸	利用它不会紧贴伤口的特性，在送医院前包裹烧伤、烫伤部位。
袋装面罩或人工呼吸面膜	施以人工呼吸时防止感染。

1112 家庭常备药箱

宝宝的抵抗力比成人要弱很多，成长过程中生病在所难免，所以这个时候家里有个小药箱是必须的。

病症	药品
消毒外用药品	消毒棉签、2.5%碘酒、75%酒精、碘伏、双氧水。
防臀红或皮肤皱褶糜烂外用药	鞣酸软膏、氧化锌软膏。
烫伤外用药	绿药膏、烫伤膏。
退热药	含有扑热息痛(乙酰氨基酚)的退热糖浆或药片、小儿退热栓、布洛芬糖浆、退热贴。
治疗腹泻药物	蒙脱石散、口服补盐液。
微生态制剂	整肠生、乳酶生、妈咪爱。
维生素	鱼肝油、复合维生素。
抗过敏药	仙特明、开喘坦(为有过敏及的宝宝准备)。
钙剂	各种钙片。
其他	宝宝口罩等。

附录：怀孕40周大事记

	孕2月 （5~8周）	孕3月 （9~12周）	孕4月 （13~16周）	孕5月 （17~20周）
胎宝宝指标	身长 0.4~1.66厘米	身长 6.7~11.9厘米 体重 8.5~45.4克	身长 13.2~21.2厘米 体重 92.6~145.7克	身长 24.3~27.4厘米 体重 231.9~243.3克
胎宝宝发育	胎盘、身体器官开始形成。	身体、手脚发育； 手指形成； 四肢可以活动； 脸部清晰； 外生殖器已发育。	通过脐带吸收营养； 骨骼、肌肉发育； 长出毛发； 出现呼吸运动。	骨骼肌、心脏、听觉、视觉、味觉发育； 开始“手舞足蹈”。
准妈妈变化	确认怀孕； 身体发热，感到疲倦； 情绪易波动； 早孕反应	妊娠反应高潮期； 常感到心绪不适； 乳房发胀； 乳头和乳晕变黑。	胎盘完全形成； 腹部隆起； 阴道分泌变多； 皮肤出现雀斑、黄褐斑； 妊娠反应减轻。	大部分妊娠反应停止； 食欲恢复； 胸部变大； 腹部明显凸出； 容易贫血； 感觉到胎动。
本月备忘	去妇产科确认是否正常怀孕； 注意孕妇用药的禁忌； 禁烟禁酒，调整饮食。	确定孕检医院；4周1次体检； 领取《孕妇健康手册》； 避免激烈运动； 预防便秘； 避免拿重物。	科学管理体重； 预防和护理妊娠纹； 准备孕妇装。	摄取铁质； 处理一系列疾病，包括牙病等； 参加孕妇课堂。

	孕6月 （21~24周）	孕7月 （25~28周）	孕8月 （29~32周）	孕9月 （33~36周）	孕10月 （37~40周）
	身长 29.7~32.5厘米 体重 519.2~689.9克	身长 35~38厘米 体重 919~1150克	身长 40~42厘米 体重 1438~1733克	身长 44~47厘米 体重 2007~2303克	身长 49.6~50.5厘米 体重 2950~3132克
	开始长出眉毛、睫毛； 眼睛可以自由开合； 出现皱纹。	大脑、听觉发育完成； 手可以握起、放开； 能听到外面的响动。	胎动更加活跃； 听觉发育完成； 胎头下降，为分娩做准备。	内脏器官基本发育完成； 肺部具备呼吸功能。	胎动减少； 胎头进入骨盆。
	感觉腰痛； 夜间容易抽筋； 心跳和气息变得剧烈。	下肢容易水肿； 容易出现妊娠纹； 可能会出现便秘、痔疮； 胎动越来越强，影响睡眠。	容易水肿、尿频； 有患妊娠高血压的风险； 有时会感觉腹痛。	适量减少； 腰背酸痛； 容易漏尿； 阴道分娩物增多； 夜间难以入眠。	食欲好转； 脚跟及趾骨有痛感； 阴道分泌物更多； 腹痛次数增加。
	检查乳房； 经常散步； 避免旅行、受凉。	注意盐和水分的摄入； 调整饮食预防便秘。	产检每周1次； 给宝宝起个好名； 商量谁来照顾月子； 准备好待产包。	了解宝宝出生后要办理的手续； 确认产假事宜，请产假； 回老家生产的准妈妈要启程了。	确认去医院的交通方式； 随时准备生产。

图书在版编目（CIP）数据

怀孕分娩育儿早教：协和专家特惠版 / 史宏晖、沈菁、李宁主编 . -- 南京：江苏凤凰科学技术出版社，2015.1
（汉竹•亲亲乐读系列）
ISBN 978-7-5537-1238-3

Ⅰ. ①怀… Ⅱ. ①史… ②沈… ③李… Ⅲ. ①妊娠期－妇幼保健－基本知识②分娩－基本知识③婴幼儿－哺育－基本知识④婴幼儿－早期教育 Ⅳ. ① R715.3 ② R714.3 ③ R174 ④ G61

中国版本图书馆 CIP 数据核字 (2014) 第257873号

凤凰汉竹
中国健康生活图书实力品牌

怀孕分娩育儿早教：协和专家特惠版

主　　编　史宏晖　沈　菁　李　宁
编　　著　汉　竹
责任编辑　刘玉锋　姚　远　张晓凤
特邀编辑　李　静　卢丛珊
责任校对　郝慧华
责任监制　曹叶平　方　晨

出版发行　凤凰出版传媒股份有限公司
　　　　　江苏凤凰科学技术出版社
出版社地址　南京市湖南路1号A楼，邮编：210009
出版社网址　http://www.pspress.cn
经　　销　凤凰出版传媒股份有限公司
印　　刷　南京新世纪联盟印务有限公司

开　　本　720mm×1000mm　1/16
印　　张　27
字　　数　250千字
版　　次　2015年1月第1版
印　　次　2015年1月第1次印刷

标准书号　ISBN 978-7-5537-1238-3
定　　价　39.80元（附赠网络在线下载胎教音乐100首）